地域完結型看護を めざした看護教育

地域包括ケア時代の実習指導

編著
牛久保美津子

メヂカルフレンド社

●編　集

牛久保美津子　群馬大学大学院保健学研究科

●執　筆（執筆順）

牛久保美津子　群馬大学大学院保健学研究科
神田　清子　高崎健康福祉大学保健医療学部
恩幣　宏美　群馬大学大学院保健学研究科
内田　陽子　群馬大学大学院保健学研究科
常盤　洋子　群馬大学大学院保健学研究科
箱崎　友美　前群馬大学大学院保健学研究科
飯田　苗恵　群馬県立県民健康科学大学看護学部
上山　真美　群馬県立県民健康科学大学看護学部
柳　奈津子　群馬大学大学院保健学研究科
岡　美智代　群馬大学大学院保健学研究科
冨田千恵子　群馬大学医学部附属病院看護部
坂口知恵美　群馬県看護協会訪問看護ステーション前橋南
高橋さつき　群馬大学大学院保健学研究科
近藤　浩子　群馬大学大学院保健学研究科
國清　恭子　群馬大学大学院保健学研究科
金泉志保美　群馬大学大学院保健学研究科
辻村　弘美　群馬大学大学院保健学研究科
坂入　和也　群馬大学大学院保健学研究科
中村　美香　群馬大学大学院保健学研究科
久保　仁美　群馬大学大学院保健学研究科
菊地　沙織　前群馬大学大学院保健学研究科
塚越　徳子　群馬大学大学院保健学研究科
京田亜由美　群馬大学大学院保健学研究科
井手段幸樹　群馬大学大学院保健学研究科
牧野　孝俊　群馬大学大学院保健学研究科
深澤　友子　群馬大学大学院保健学研究科
小松由利絵　前群馬大学大学院保健学研究科
小山　晶子　群馬大学大学院保健学研究科
松井　理恵　群馬大学大学院保健学研究科
石川　麻衣　群馬大学大学院保健学研究科
二渡　玉江　群馬大学大学院保健学研究科
近藤　由香　群馬大学大学院保健学研究科
森　淑江　群馬大学大学院保健学研究科

序　文

「地域完結型医療やケアを広めなくてはならない」―― 筆者らはその一心で日々がんばっている。これまで，退院した人の「入院中に自宅でやりやすい（ケア）方法を教えてもらいたかった」という声や，訪問看護側からの病院看護に対する要望などを数多く耳にしてきた。現に，医療管理やケアを必要としながら退院する人への支援が綻びだらけであることは認めざるを得ない。いまだに退院カンファレンスさえも行わない病院があるとも聞く。切れ目のない医療やケアの実現には，退院支援だけでなく入院支援にも目を向け，患者を送る側と受け手側の支援者同士がつながり，地域が１つになって支援を提供する必要がある。

これまでの看護教育は，病院志向の教育を臨床系の全看護学領域で行ってきた。地域志向型医療にシフトしている今日では，全看護学領域において地域志向の教育を行うのが当然であるといえる。しかし，専門分化の功罪なのか，特に臨床看護系の教員に，その考えはなかなか浸透してこなかった。

群馬大学（以下，本学）では，2014年度に文部科学省に採択された課題解決型高度医療人材養成プログラム「群馬一丸で育てる地域完結型看護リーダー」事業をきっかけに，地域包括ケアに根差した看護人材の養成を目指し，看護学の全分野の教員が，分野横断的に地域完結型看護を基軸にした看護教育へと舵を切り，５年が経過した。この事業において，教員や看護師，学生の意識改革を強化し，次いで地域完結型看護を基軸にした実習の指導方法の開発に着手してきた。全国の看護教育機関は今後，病院完結型から地域完結型看護へと転換を進める使命があるなかで，教員や臨床実習指導者が参考にできるものがなく，暗中模索の状態といえる。そこで，本学の取り組みを参考にして，さらに効果的な教育方法を検討するための材料にしてもらえたらという思いを形にしたのが本書である。本書は，地域完結型看護を基軸に据えた臨床看護実習指導を扱った初の書籍になったと思う。

第Ⅰ章は，地域完結型看護がなぜ必要なのか，わが国が置かれている状況を視野に，看護職の一人ひとりに地域完結型看護の実践が求められていることを概説した。第Ⅱ章は，本学が進めてきた地域完結型看護を基軸にした看護基礎教育の概要を，第Ⅲ章は，看護教育の方法について，一般的に必要なことと地域完結型看護の考え方を基軸にするにあたって必要なことを記した。第Ⅳ章は，地域完結型看護の実習指導要素を，第Ⅴ章は，第Ⅳ章の実習指導要素を理解するために実習指導のプロセスに沿った指導事例を紹介し，指導意図も含めて臨場感あふれるように記述した。この第Ⅳ章と第Ⅴ章が本書の目玉といえる。第Ⅵ章は，地域完結型看護を基軸にした実習の課題をあげ，Q&Aも付した。

現在，看護職の約７割は病院に勤務しており，卒業生の就職先としても病院が多くを占めている。本書は，病院看護に地域・在宅看護の視点を取り入れることを目指しており，臨床実習指導者を含め臨床看護師や教員の参考になるものと思う。教えることはもう一度学ぶことであるといわれる。教員や臨床看護師は，自身が質の高い看護実践を追求するだ

けでなく，新人ナースや学生に指導しながら，自身のスキルをさらに磨いてほしいと願っている。自身の看護実践を地域完結型看護にシフトさせ，そして後輩の育成のために本書を役立てていただき，切れ目のない医療やケアの実現に尽力してくださることを願っている。

　末筆ではあるが，本書の刊行にあたっては，多くの先生方からご協力をいただいた。本学医学部学務課をはじめとする関係者の皆様からもお力添えをいただいた。また，メヂカルフレンド社編集部の佐々木満氏から，たくさんのサポートをいただいた。心より感謝申し上げる。

2019年5月
牛久保美津子

目　次

第Ⅰ章　病院完結型看護から地域完結型看護教育へのシフト ————— 1

1　地域完結型看護とは　（牛久保美津子） ················· 2
Ⅰ　地域完結型医療・ケアとは　2
Ⅱ　病院完結型から地域完結型医療・ケアを必要とする社会の変化　3
Ⅲ　ケアサイクル　6
Ⅳ　小刻み化する医療（在院日数の短縮化）への対応　9

2　医療システムの改革に伴って求められる医療者の意識のトランジション　（牛久保美津子）　…　10
Ⅰ　退院後の生活を見据えた退院指導　10
Ⅱ　医療者に必要な意識のトランジション　11

3　地域包括ケア時代に必要な看護とスキル　（牛久保美津子）··········· 12
Ⅰ　これから求められる看護教育　12
Ⅱ　ケアを創造する力の育成　12
　1．看護師のクリニカルラダー　12
　2．ケアを創造する力：イメージ力，アセスメント力，アレンジ力　13
Ⅲ　「つなぐ力」の育成　14
　1．連携の種類を意識する　14
　2．連携の秘訣「のりしろをつくる」　15

第Ⅱ章　地域完結型看護をベースにした看護教育への転換 ————— 17

1　1年次から養成する在宅ケアマインド教育の開発　（神田清子・恩幣宏美） ················· 18
Ⅰ　在宅ケアマインドを主軸に据えた地域完結型看護教育　18
　1．在宅ケアマインドを看護基礎教育の主軸に据えるまでの経過　18
　2．在宅ケアマインドとは　20
　3．看護基礎教育における在宅ケアマインドの養成　20
　4．在宅ケアマインドを実践に生かすための学年別教育目標の設定　22
Ⅱ　臨床看護がもつべき視点　23

2　1年次から養成する在宅ケアマインド教育の実際　（恩幣宏美・神田清子） ················· 25
Ⅰ　在宅ケアマインドを展開する基本としての生活スキルの向上　25
　1．生活スキルとは　25
　2．生活スキルを高める動機づけ　25
Ⅱ　在宅ケアマインドを養成するための講義・演習のポイント　26
　1．対象者を「生活者」としてとらえる　26
　2．学生自身の生活をイメージする　27
Ⅲ　積み上げ方式による在宅ケアマインド教育の展開例　27
　1．基礎看護学　27
　2．成人看護学　28
Ⅳ　地域志向型医療・看護の理解：ボランティア活動　30
　1．学生保健サポーターとまちなか交流サロン　30
　2．リレー・フォー・ライフ・ジャパン　ぐんま　31

3　地域完結型看護をベースとした看護教育の評価　（恩幣宏美・神田清子） ················· 33
Ⅰ　学生による評価　33
　1．理解度と実践度　33
　2．興味・関心　33
　3．実習事例　34
Ⅱ　教員による評価　34
Ⅲ　対象者による評価　35

iii

目 次

④ 切れ目のない看護のための看護過程の考え方 （内田陽子） ……………………………… 36

　Ⅰ　問題志向型システム（POS）から国際生活機能分類（ICF）の考え方へ　36
　　1．問題解決型思考に基づく看護過程の限界　36
　　2．ICFの考え方への転換　37
　　3．ICFの視点を生かしたケアプラン・看護過程教育　41
　Ⅱ　強みを生かす　45
　　1．ストレングスモデル　45
　　2．ストレングスを生かしたマイケアプラン演習　46
　Ⅲ　QOL（生活の質）の視点　49
　　1．看護理論におけるニーズ，生活の重要性　49
　　2．切れ目のない看護アプローチ　49
　　3．QOL（生活の質）の重要性　49
　Ⅳ　地域完結型看護教育のなかでの看護過程の工夫　51

⑤ 人々の多様な生活・地域の理解 （牛久保美津子） ……………………………… 52

　Ⅰ　人々を支える地域の力　53
　　1．事例1：筋萎縮性側索硬化症患者の在宅療養支援　53
　　2．事例2：がん患者の在宅療養支援　54
　Ⅱ　多様な生活，地域の理解　54
　　1．生活スキルチェック表　54
　　2．多様な生活の理解　54
　　3．地域の理解　55
　Ⅲ　病院看護師に必要な地域のアセスメント　56

⑥ 実習施設の理解 ……………………………………………………………………… 58

　Ⅰ　実習指導者の意識改革 （常盤洋子）　58
　　1．臨床実習の充実を目指した指導体制　58
　　2．看護師への協働型現任教育　59
　　3．実習指導者の育成　61
　Ⅱ　実習施設の特徴の把握（病院，病棟の特徴） （常盤洋子）　61
　Ⅲ　診療報酬改定による病院の動き （箱崎友美）　61
　　1．入退院支援を円滑に進めることが評価された項目　63
　　2．病院が実施する在宅療養支援が評価された項目　66

第Ⅲ章　地域完結型看護をベースにした臨地実習指導方法 ──────── 69

① 地域完結型看護をベースにした実習指導案の作成 （飯田苗恵） ……………………… 70

　Ⅰ　看護基礎教育における臨地実習の場の構造　70
　Ⅱ　実習指導案作成の意義　71
　Ⅲ　実習指導案の作成過程の概要　71
　Ⅳ　実習指導案の主な構成要素　72
　Ⅴ　実習の考察　73
　　1．教材観　74
　　2．学生観　74
　　3．指導観　74
　Ⅵ　実習の指導目標　74
　　1．目標の表現方法（目標表現）の種類　76
　　2．行動目標の設定　76
　　3．教育目標の分類　77
　Ⅶ　指導計画の立案　78
　　1．学習の順序性の検討　78
　　2．指導方法の種類と特徴　78

2 退院・在宅・地域を意識した教材化とカンファレンスの運営 （上山真美） ……………… 80

  I 退院・在宅・地域を意識した教材化　80
    1．服薬管理についての教材化　81
    2．食事についての教材化　81
    3．移動についての教材化　82
  II 退院・在宅・地域を意識したカンファレンスの運営　83
    1．学生カンファレンスの目的　83
    2．カンファレンスにおけるリフレクションの活用　83

3 情報収集のポイントとアセスメント （柳　奈津子・岡　美智代） ………………………… 87

  I 退院後の生活を見据えた臨床実習における情報収集のポイント　87
    1．身体面に関する情報　87
    2．精神・心理面に関する情報　89
    3．生活に関する情報　89
    4．家族に関する情報　89
    5．経済・社会面に関する情報　89
  II 退院後の生活を見据えた臨床実習におけるアセスメント　90
    1．アセスメントのポイント　90
    2．各情報の統合的アセスメントの例　90

4 対象者に必要な医療・ケアと対象者の思いをつなぐための方法 （冨田千恵子） ……………… 93

  I 退院後の生活を見据えるということ　93
  II 入院前と退院後の状況の変化を見極めること　93
    1．急性期病院における入院前からの退院支援　94
    2．急性期病院における入院後の退院支援　97
  III 療養の場の意思決定支援　101
    1．アセスメントのポイント　101
    2．意思決定支援のポイント　102
  IV 医療モデルから生活モデルへ：医療情報をどう生活に結びつけて考えるか　102
    1．退院指導　102
    2．介護者への指導　103
    3．退院前・退院後訪問指導　103
  V 地域の社会資源に目を向ける　103
    1．地域包括ケアシステムを支える自助，互助，共助，公助　103
    2．様々なサポートを組み合わせた切れ目のない支援　103
  VI 他分野・多職種の連携　104
    1．支援チームの役割　104
    2．ケアマネジャーとの連携　104
    3．訪問診療との連携　105

5 病院と地域をつなぐ看護サマリーの活用 （坂口知恵美・高橋さつき） ……………… 106

  I 引き継ぎ先に合わせた看護サマリーの記載　106
    1．引き継ぎ先が必要とする情報　107
    2．引き継ぎ先が理解しやすい表現での記載　108
  II 対象者の暮らしをサポートするための情報を大切にした看護サマリー　108
  III 看護サマリー活用事例の紹介　108

6 最近の学生の特徴を踏まえた指導方法 （近藤浩子） ……………………………… 112

  I 青年期の特徴と発達課題　112
    1．アイデンティティの確立　112
    2．アイデンティティの拡散　113
    3．親密性の獲得と孤立　113
  II 「いまどきの若者」の理解　114
    1．「いまどきの若者」の背景　114
    2．臨地実習に対する学生の意見　115

目 次

  Ⅲ 生活スキルが不足している学生　116
   1．「生活者」としての対象理解　116
   2．小中高生の生活スキル　116
   3．看護系大学4年生の生活スキル　117
   4．「社会人基礎力」を育む　119
  Ⅳ 見本型指導：見本を示しシナプスを広げる　119
   1．見本型指導とは　119
   2．模倣学習の原理　119
   3．見本型指導のポイント　120
   4．見本型学習の活用例　121
  Ⅴ 自助・互助を意識したスキルアップ　122

第Ⅳ章　地域完結型看護の実習指導モデルの提示　125

1　実習指導モデルの抽出作業の全容　（國清恭子・牛久保美津子）　126

  Ⅰ 実習指導事例の記述　127
  Ⅱ 事例検討会の開催　128
  Ⅲ 分析対象とした実習指導事例記述シート　128
   1．分析手順　129
   2．分析結果　131

2　実習指導モデル　（國清恭子・金泉志保美・辻村弘美・坂入和也・神田清子・牛久保美津子）　132

  Ⅰ 生活者としての対象理解　132
   1．対象者の生活を見据えた情報収集に向けた具体的な視点の提示　133
   2．対象者を生活者としてとらえてアセスメントするための解説や助言　136
   3．退院後の生活につなぐための看護の必要性の説明　138
   4．対象者の生活を見据えた看護としての意味づけの共有　139
  Ⅱ 在宅生活の情報把握　139
   1．対象者の希望や意向の把握の促し　140
   2．入院前の生活状況の把握の促し　141
   3．居住環境や自宅の構造（物理的環境）の把握の促し　142
   4．セルフケア力，家族介護力，必要な支援に関するアセスメントに向けた助言　142
   5．退院後の生活をイメージできるような具体的な視点の提示　143
   6．チームで対象者や家族の意向を共有する機会の設定　145
  Ⅲ 退院に向けた調整・指導　145
   1．退院後の生活を想定した入院中の生活・環境調整やリハビリテーションを支援するための助言　146
   2．セルフケア力の維持・向上を支援するための助言　147
   3．早期からの退院後を見据えたかかわりの必要性の説明　148
   4．新たに導入された医療処置や服薬管理の退院後の継続を支援するための助言　149
   5．一人ひとりを尊重した個別性のある支援を創造するための助言　150
  Ⅳ 多職種協働　152
   1．対象者に関する協働場面の学習機会の提供　152
   2．看護サマリーの活用による切れ目のない医療やケアの実現についての理解の促し　154
   3．多職種協働に関する一般論的知識の提供　154
   4．連携の重要性とその実際の説明　155
  Ⅴ 社会資源の活用　155
   1．対象者の退院を見据えた社会資源についての情報収集や学習の促し　156
   2．対象者の居住地域で利用できる社会資源や制度の把握　156
  Ⅵ 地域完結型看護の実習指導効果の促進　157
   1．生活を見据えた看護展開に向けた学生への事前学習の促しと教員-実習指導者間の指導方針の共有　157
   2．対象者の生活を見据えた看護実践の評価・承認による学習の動機づけ　158
   3．対象者の生活を見据えた看護実践についてのリフレクション　159

第V章　看護学領域別における地域完結型看護実習の指導事例 ————— 161

1　基礎看護学実習の指導事例 （中村美香・久保仁美）··········· 162
- 1．指導事例の概要　162
- 2．学生が受け持った対象者の特徴　162
- 3．学生の特徴　163
- 4．実習指導のプロセス　163
- 5．考察・評価　165
- 6．指導ポイント（解説）　166

2　急性期看護実習の指導事例 （菊地沙織・塚越徳子）··········· 168
- 1．指導事例の概要　168
- 2．学生が受け持った対象者の特徴　168
- 3．学生の特徴　168
- 4．実習指導のプロセス　169
- 5．考察・評価　171
- 6．指導ポイント（解説）　172

3　慢性期・終末期看護実習の指導事例 （京田亜由美・井手段幸樹）··········· 174
- 1．指導事例の概要　174
- 2．学生が受け持った対象者の特徴　174
- 3．学生の特徴　175
- 4．実習指導のプロセス　175
- 5．考察・評価　177
- 6．指導ポイント（解説）　178

4　小児看護学実習の指導事例 （金泉志保美・牧野孝俊）··········· 180
- 1．指導事例の概要　180
- 2．学生が受け持った対象者の特徴　180
- 3．学生の特徴　181
- 4．実習指導のプロセス　181
- 5．考察・評価　183
- 6．指導ポイント（解説）　184

5　母性看護学実習の指導事例 （深澤友子・小松由利絵）··········· 185
- 1．指導事例の概要　185
- 2．学生が受け持った対象者の特徴　185
- 3．学生の特徴　186
- 4．実習指導のプロセス　186
- 5．考察・評価　189
- 6．指導ポイント（解説）　189

6　精神看護学実習の指導事例 （坂入和也）··········· 190
- 1．指導事例の概要　190
- 2．学生が受け持った対象者の特徴　190
- 3．学生の特徴　191
- 4．実習指導のプロセス　191
- 5．考察・評価　193
- 6．指導ポイント（解説）　193

7　老人保健施設実習の指導事例 （小山晶子・内田陽子）··········· 195
- 1．指導事例の概要　195
- 2．学生が受け持った対象者の特徴　195
- 3．学生の特徴　196
- 4．実習指導のプロセス　196

vii

目　次

　　　5．考察・評価　198
　　　6．指導ポイント（解説）　198

8 訪問看護同行実習の指導事例　（高橋さつき・松井理恵）‥‥‥‥‥‥‥‥‥‥‥‥‥‥‥ 200

　　　1．指導事例の概要　200
　　　2．学生が受け持った対象者の特徴　200
　　　3．学生の特徴　201
　　　4．実習指導のプロセス　201
　　　5．考察・評価　203
　　　6．指導ポイント（解説）　203

9 地域看護学実習の指導事例　（石川麻衣）‥‥‥‥‥‥‥‥‥‥‥‥‥‥‥‥‥‥‥‥‥‥‥ 205

　　　1．指導事例の概要　205
　　　2．学生が受け持った対象（地域）の特徴　205
　　　3．学生の特徴　205
　　　4．実習指導のプロセス　206
　　　5．考察・評価　210
　　　6．指導ポイント（解説）　211

10 指導事例の総括　（牛久保美津子）‥‥‥‥‥‥‥‥‥‥‥‥‥‥‥‥‥‥‥‥‥‥‥‥‥ 213

　Ⅰ　指導事例の内訳と内容　213
　Ⅱ　指導の特徴　215
　　　1．生活場面を把握するための情報収集に関する指導　215
　　　2．医学モデルから生活モデルへと支援の重点を移行するタイミングを見きわめた指導　215
　Ⅲ　課題は「つなぐ看護」の実践　215

第Ⅵ章　地域完結型看護実習の課題と対策 ───────────── 217

1 地域完結型看護を基軸にした実習の課題　（二渡玉江）‥‥‥‥‥‥‥‥‥‥‥‥‥‥‥ 218

　Ⅰ　地域完結型看護への意識改革と実践　218
　　　1．学生の変化　218
　　　2．教員の変化　219
　　　3．看護師の在宅を見据えた看護活動の変化　219
　Ⅱ　在宅ケアマインドの育成を実践につなげる　220
　　　1．生活スキルを上げ実践することで生活者としての対象理解を促す　220
　　　2．対象者を時間軸でとらえ生活者としてのイメージ化を促す　220
　　　3．在宅ケアマインドに即した看護実践を可視化し共有する　221

2 地域完結型看護を基軸にした実習の対策Q＆A　（近藤由香・森　淑江・牛久保美津子）‥‥‥‥‥ 222

　Q1　学生が実習中に受け持ち患者の家族に会う機会が少ないのですが，どうしたらよいでしょうか？　222
　Q2　独居者や家族介護力が低い患者さんには，どう対応したらよいですか？　223
　Q3　退院後の生活をイメージする必要性はわかるのですが，学生は現場での緊張が強く，目の前のケアで手いっぱいでそこまで余裕がありません。　224
　Q4　訪問看護実習の前に病院実習がある場合，退院後の生活をイメージして病院実習するのが難しいです。臨地実習の順番はどうしたらよいですか？　225
　Q5　学生は，退院支援カンファレンスに参加したほうがよいでしょうか？　226
　Q6　外来での実習を組み込んだほうがいいですか？　226
　Q7　退院調整室での実習を組み込んだほうがいいですか？　227
　Q8　地域のサービス担当者会議に，学生を参加させるほうがよいですか？　228
　Q9　地域包括支援センターでの実習は必要ですか？　228
　Q10　多様な実習場所として，具体的にはどんな場を開拓するとよいですか？　229

第 I 章
病院完結型看護から地域完結型看護教育へのシフト

1 地域完結型看護とは

現在のわが国は「超高齢・少子・多死社会」に突入し，高齢化および人口減少に対応するため，医療システムは病院完結型医療から地域完結型医療へとパラダイムシフトをした。医療機能の再編が行われ，看護の対象者は１つの病院に長期間入院するのではなく，病状に合わせて適切な療養の場へと移りながら，そして住み慣れた地域や在宅へ帰ることを目指している。また，在院日数の短縮化が進められた結果，入院期間は人生のほんの通過点であるととらえられるようになってきた。治療一辺倒の医療から，病気や障害を抱えながら地域や在宅での療養生活，さらには暮らしの場での看取りまでを支援する医療やケアを展開していかなければならない。

これまで，現役の看護師や看護教員のほとんどは病院志向の教育を受け，病院完結型看護を実践してきた。しかし，これからは，病院のなかで完結する医療ではなく，地域という大きな枠組みで治し支える医療およびケアの実現へと意識を変えることが求められている。

I 地域完結型医療・ケアとは

図1-1に示すように，病院完結型医療・ケアが「医療は病院のなかで完結するもの」という考え方であるのに対して，地域完結型医療・ケアは，病院は地域のなかの１つの機関であり，病気や障害を抱えて生活する人にとっては，地域全体があたかも１つの医療機関として機能すると考える。地域完結型医療では，重症者の手術などは，病院でいう手術室やICU的存在である高度急性期病院が対応する。病院では急性期を脱すると一般病棟へと移るように，地域完結型医療・ケアでは回復期リハビリテーション病院や療養型病院へと転院する。さらにその先は老人保健施設やグループホーム，あるいは自宅へと療養場所を変える。地域の道路は，あたかも病院の廊下のように訪問診療医や訪問看護師が行き交う。

地域完結型医療・ケアでは，「時々（まれに）入院，ほぼ在宅」を目指し，入院は病院でしか受けられない手術や検査，治療の場合のみで，それ以外は，地域や自宅での生活を拠点にして，必要なときに適切な場所で適切な医療が受けられるように

1 ● 地域完結型看護とは

病院完結型医療・ケア

1つの病院が急性期医療から回復期，安定期，終末期医療など，様々な病状レベルに対応する

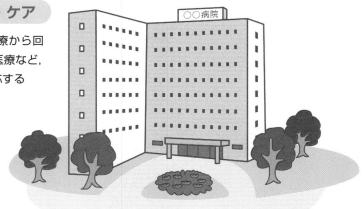

病院完結型医療・ケア	地域完結型医療・ケア
ICU	高度急性期・急性期病床機能
回復期病棟	回復期リハビリ病院
一般病棟	慢性期病床機能 在宅医療など
廊下	道路

地域完結型医療・ケア

地域を1つの病院と考え，地域で治し支える

「時々（まれに）入院，ほぼ在宅」を目指し，地域や自宅での生活を拠点にして，必要なときに適切な場所で適切な医療・ケアが受けられる

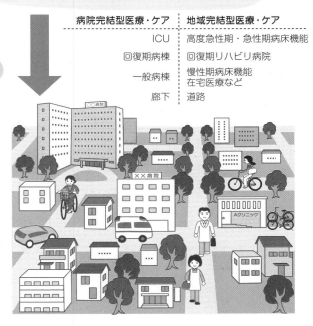

図1-1 病院完結型医療・ケアから地域完結型医療・ケアへのイメージ

整備する。医師や看護師などが自宅での療養を支えるため，訪問診療や訪問看護などを提供する。看護師は，病院勤務であっても診療所勤務であっても訪問看護ステーション勤務であっても，あたかも1つの看護部に属しているかのように連携し，切れ目のない医療やケアを提供する。

II 病院完結型から地域完結型医療・ケアを必要とする社会の変化

図1-2では，下図に社会的変化を，そのためのケアサイクルを上図に示している。なぜ，1つの病院に長期的に入院できないのか考えてみたい。

わが国は，未曾有のスピードで高齢化が進み，人生50年，80年といわれた時代は

3

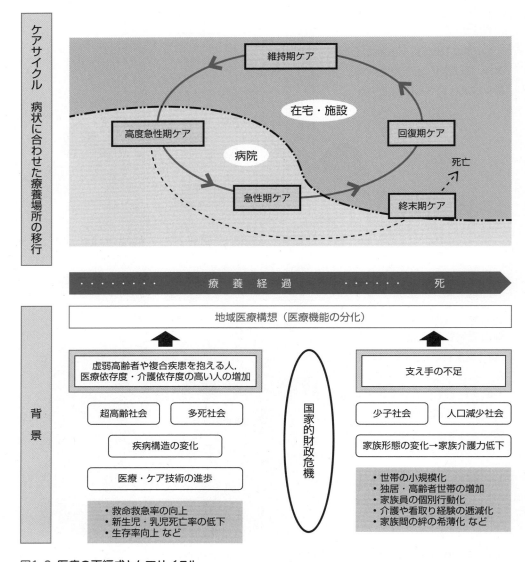

図1-2 医療の再編成とケアサイクル

　去り，100歳以上の高齢者（百寿者：センテナリアン）が約7万人となるなど[1]，人生100年時代とよばれるようになった。年をとればだれでも身体機能が低下し，日常生活に介護が必要となる。認知症やがんに罹患する割合も増える。日本では，平均寿命の延伸はあっても，健康寿命との差が大きく，亡くなるまでに介護を必要とする期間は，約10年（男性は約9年，女性は約12年間）と長い（図1-3）[2]。

　子どもの人口は減ってきているが，周産期医療のめざましい発展により救命率が向上し，障害を有する子どもや医療的ケアを必要とする子どもが増えてきている。欧米の食生活の影響など生活スタイルの変化から，疾病構造が急性疾患から慢性疾患へと変化し（図1-4）[3]，生活習慣病を抱えながら生きる人が増えてきた。子どもだけでなく，成人も高齢者も，医療技術のめざましい進歩により，昔であれば救命

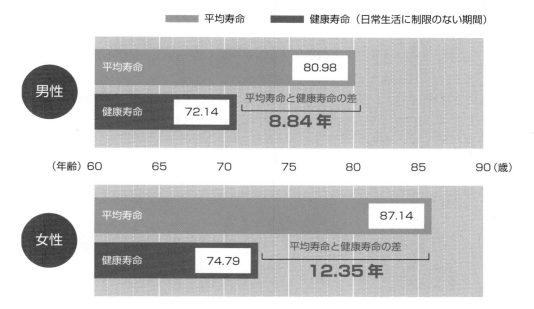

図1-3 健康寿命と平均寿命の差（2016年）
健康寿命，男女ともに延びる　男性72歳・女性74歳．日本経済新聞，2016年3月9日．より引用

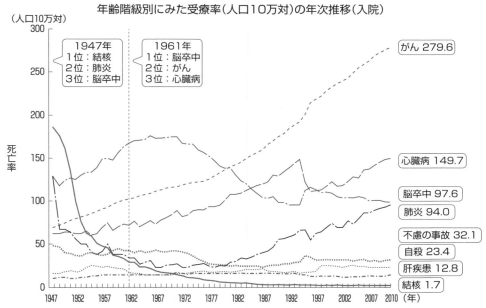

図1-4 疾病構造の変化（死因でみた死亡率の推移）
医療の進歩により，結核等の感染症による死亡が減少．がん等の生活習慣病が増加．
厚生労働省．疾病構造等の変化．平成23年版厚生労働白書．健康づくりをめぐる日本の社会経済，人口構造等の状況．第1回次期国民健康づくり運動プラン策定専門委員会資料．より引用

第Ⅰ章　病院完結型看護から地域完結型看護教育へのシフト

できなかった人が，病気や障害をもちながら生活している。3人に1人はがんで死亡するが，がんサバイバーとして日常生活を送っている人は大勢いる。

　こうした病気や障害を抱えて生きる人が増加してきたのは1970年以降である。しかし，その頃は，まだ女性の社会進出率が低く，また兄弟の数が多く，家族や親戚など血族の凝集力も高かったため，家族の高い介護力に頼ることができていた。もしくは弱者救済という考え方で，病人や障害者を「入院」や「入所」という形で保護し，「地域で普通の生活を送る」ことを支援するものではなかった。精神障害者のケアに代表されるように，社会の偏見もあり，地域で隔離されるがごとく，国立療養所や施設が終身にわたって面倒をみてきたという歴史がある。

　近年の人口ピラミッド（図1-5）[4]をみてみると，全体的にスリムになり（人口減少），富士山型からつぼ型（高齢者が多く，子どもが少ない）へと変形してきている。増え続ける高齢者を支える若い年齢層が減り，財政状況が厳しくなってきている。持続可能なサービスを提供するために，医療機能の分化が行われている。

Ⅲ　ケアサイクル

　現在，地域完結型医療構想のもと，医療機能の分化が行われており，対象者は長期療養経過のなか，図1-2の上部に示したケアサイクル[5]のように，病状に合わせて適切な療養場所へと移行する。超急性期病院から自宅に帰るまでの道のりも多様である。急性期病院，介護医療院，介護老人保健施設，グループホーム，サービス付き高齢者住宅，特別養護老人ホーム，有料老人ホーム，宅老所，障害者施設など様々な施設が選択できる。在宅療養中は，在宅療養生活の継続のためにレスパイト入院や，ショートステイで療養場所を変える必要性が生じる。また，図1-6[6]が示すように，慢性疾患の病の軌跡は多様であり，いつ入院治療が必要になるかわからない。変化する病状や本人・家族の気持ちに対し，関係する支援者が長期的視点をもって適切にかかわるためには，病院と地域との有機的連携が不可欠となる。

　退院後の生活は，医療だけでは支えられないため，全国各地で，地域包括ケアシステムの構築が進められている。地域包括ケアシステムは，団塊世代が75歳以上となる2025年を目途に，重度の要介護状態となっても住み慣れた地域で自分らしい暮らしを人生の最期まで続けることができるよう，住まい・医療・介護・予防・生活支援が一体的に提供されるシステムである[3]。その深化版が，「『我が事・丸ごと』地域共生社会」の実現である。2016年，厚生労働省は，どのような病気や障害であっても，どの年齢の対象者であっても（妊婦から高齢者まで），そして，どのような療養経過（予防から看取りまで）であっても，住み慣れた地域で安心して安全に過ごせる社会の実現を目指し，「我が事・丸ごと」地域共生社会実現本部を設置した。地

＊**介護医療院**：2018年4月に創設。長期的な医療と介護のニーズを併せもつ高齢者を対象とし，「日常的な医学管理」や「看取りやターミナルケア」などの医療機能と「生活施設」としての機能とを兼ね備えた施設のこと。

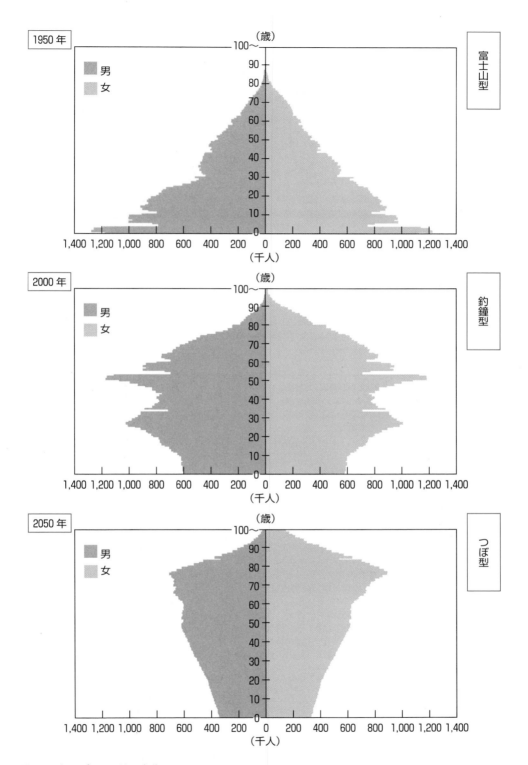

図1-5 人口ピラミッドの変化
国立社会保障・人口問題研究所．人口ピラミッド．より引用

第Ⅰ章　病院完結型看護から地域完結型看護教育へのシフト

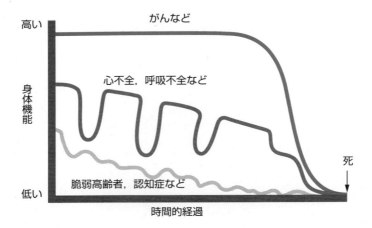

図1-6　慢性疾患の終末期の軌跡
Lynn J, Adamson DM (2003). Living well at the end of life : Adapting health care to serious chronic illness in old age. Santa Monica, CA : RAND Corporation, p.8. より引用

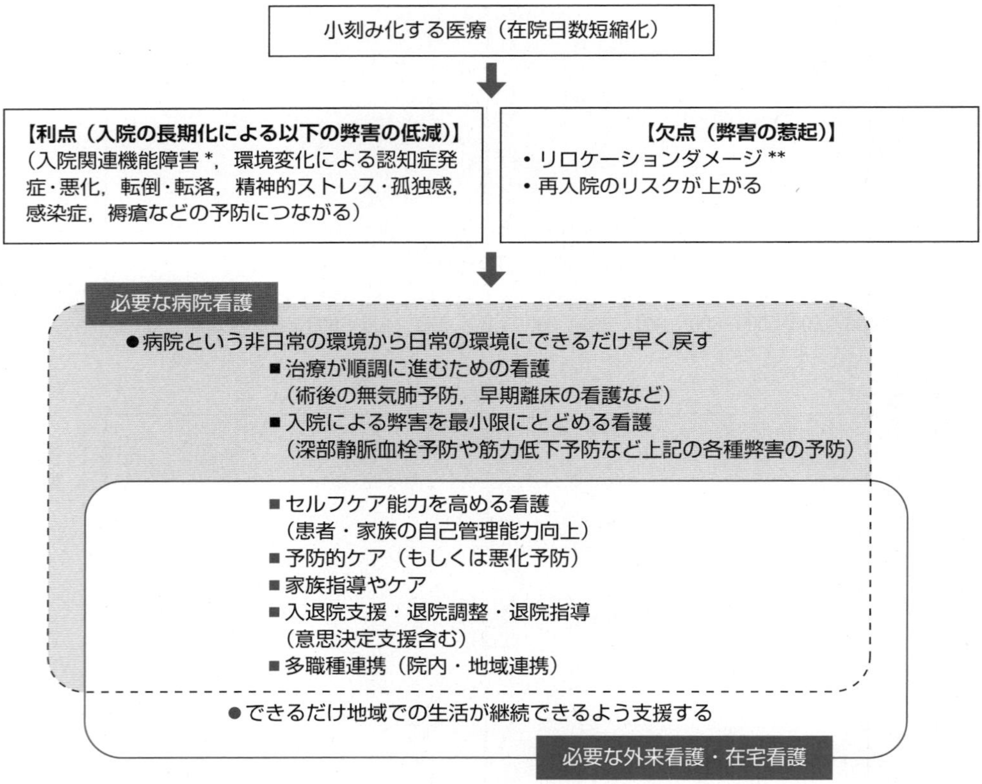

```
         小刻み化する医療（在院日数短縮化）
                      ↓
┌─────────────────────────┐  ┌─────────────────────────┐
│【利点（入院の長期化による以下の弊害の低減）】│  │【欠点（弊害の惹起）】           │
│（入院関連機能障害＊，環境変化による認知症発 │  │・リロケーションダメージ＊＊      │
│症・悪化，転倒・転落，精神的ストレス・孤独感，│  │・再入院のリスクが上がる         │
│感染症，褥瘡などの予防につながる）           │  │                                 │
└─────────────────────────┘  └─────────────────────────┘
                                         ↓
```

必要な病院看護
- 病院という非日常の環境から日常の環境にできるだけ早く戻す
  - 治療が順調に進むための看護
    （術後の無気肺予防，早期離床の看護など）
  - 入院による弊害を最小限にとどめる看護
    （深部静脈血栓予防や筋力低下予防など上記の各種弊害の予防）
  - セルフケア能力を高める看護
    （患者・家族の自己管理能力向上）
  - 予防的ケア（もしくは悪化予防）
  - 家族指導やケア
  - 入退院支援・退院調整・退院指導
    （意思決定支援含む）
  - 多職種連携（院内・地域連携）
- できるだけ地域での生活が継続できるよう支援する

必要な外来看護・在宅看護

図1-7　医療の小刻み化により求められる看護のスキル
＊：入院中の安静臥床が原因による日常生活動作（ADL）の低下。
＊＊：生活環境の変化がストレスとなり，不安や混乱が生じることで，身体・精神面への悪影響が起きること。

域の主体性や自主性に基づき，公的な福祉サービスとの協働により，医療機能の分化と退院後の受け皿の整備が車の両輪のごとく進められている。

Ⅳ 小刻み化する医療（在院日数の短縮化）への対応

病院での生活は非日常であり，できるだけ短いほうがよい。在院日数の短縮化は，医療費の削減だけでなく，入院による身体機能低下（不使用症候群），環境の変化による認知症の発症や悪化，転倒・転落，精神的ストレスや孤独感，メチシリン耐性黄色ブドウ球菌（methicillin-resistant *Staphylococcus aureus*：MRSA）などの院内感染，褥瘡などの様々な弊害の予防につながる。また，療養場所を短期間に変えることは，特に高齢者は新しい環境に順応しにくいため，リロケーションダメージや再入院のリスクが高まることになる。そのため，病院看護においては，病院という非日常の環境からできるだけ早く日常の生活に戻せるようかかわる必要がある。具体的には図1-7に示したように，治療が順調に進むための看護，入院による弊害を最小限にとどめる看護，セルフケア能力を高める看護，予防的ケア，家族指導やケア，意思決定支援などの提供に高いスキルが求められる。地域の支援者は，できるだけ地域での生活が長く継続できるように支援する。療養場所の移行において，病院看護と外来看護と在宅看護で切れ目なく協働することが必須である。

文献

1) 100歳以上の高齢者，6万9785人に　48年連続で最多更新．産経新聞，2018年9月14日．
　　<https://www.sankei.com/life/news/180914/lif1809140019-n1.html> [2018. October 31]
2) 健康寿命，男女ともに延びる　男性72歳・女性74歳．日本経済新聞，2016年3月9日．
　　<https://www.nikkei.com/article/DGXMZO27899950Z00C18A3CR0000/> [2018. November 3]
3) 厚生労働省．疾病構造等の変化．平成23年版厚生労働白書．健康づくりをめぐる日本の社会経済，人口構造等の状況．第1回次期国民健康づくり運動プラン策定専門委員会資料．
　　<https://www.mhlw.go.jp/stf/shingi/2r9852000001yxlj-att/2r9852000001yy8j.pdf#search='%E7%96%BE%E7%97%85%E6%A7%8B%E9%80%A0%E3%81%AE%E5%A4%89%E5%8C%96'> [2018. October 10]
4) 国立社会保障・人口問題研究所．人口ピラミッド．
　　<http://www.ipss.go.jp/site-ad/TopPageData/PopPyramid2017_J.html> [2018. October 31]
5) 長谷川敏彦（2016）．ケアサイクル論—21世紀の予防・医療・介護統合ケアの基礎理論．社会保障研究，1(1)：57-75.
6) Lynn J, Adamson DM (2003). Living well at the end of life : Adapting health care to serious chronic illness in old age. Santa Monica, CA : RAND Corporation, p.8.
7) 厚生労働省．地域包括ケアシステム．
　　<https://www.mhlw.go.jp/stf/seisakunitsuite/bunya/hukushi_kaigo/kaigo_koureisha/chiiki-houkatsu/> [2018. November 3]
8) 小松美砂，濱畑章子（2013）．高齢者施設へのリロケーション時の適応課題と対処行動．日本保健医療行動科学会誌．28(1)：82-92.
　　<http://www.jahbs.info/journal/pdf/vol28_1/vol28_1_4_3.pdf> [2018. November 3]

第Ⅰ章　病院完結型看護から地域完結型看護教育へのシフト

2 医療システムの改革に伴って求められる医療者の意識のトランジション

Ⅰ　退院後の生活を見据えた退院指導

　看護教員も看護師も，これまでの看護教育や勤務経験により，「病院完結型医療・ケア」の考え方がしみついてしまっている。看護の対象者（以下，対象者）が病院に入院するのは，地域や自宅に戻って普通に暮らせるようになるためである。しかし，病院でケアを提供する看護師は，地域完結型医療やケアの必要性はわかっていても，なかなか実践には結びつけられず，入院中のケアのみに終始し，退院後の生活を見据えた看護をしてこなかった。入院中に行われる，いわばその場しのぎといった看護では，対象者は地域に帰ることができても安心して過ごすことができないばかりか，再入院するリスクが高くなる。

　また，地域完結型看護を意識して実践しているつもりでも，無意識のうちに病院完結型看護に陥っている場合も多く見受けられる。看護師の意識改革は重要であるが，難しいうえに，実践にまでたどりつくのは容易ではない。看護基礎教育や現任教育において，一体的に地域完結型医療・ケアが当然と思えるような土壌を早急につくっていく必要があり，そのうえで一人ひとりの看護師の心がけと組織および地域全体での取り組みが求められる。

　地域支援者は病院側に「対象者や家族にきちんと退院指導をしてください」と求め，病院側は「退院指導はきちんとやっています」と答える。しかし，どんなに一生懸命に対象者に退院指導を行っても，対象者の退院後の生活を見据えたものでなければ，その人の生活にはなじまない。マニュアルどおりの標準的な方法を指導しても効果は現れない。結果，知らないうちに，ケアが途切れてしまうのである。

　現在の療養場所と次の療養場所をつなぎ，その人らしい生活を支えるためには，入院前の生活と入院中の生活をつなぎ合わせる努力をし，かつ地域支援者と連携して次の療養の場を意識した看護を組み立てていかなければならない。

II 医療者に必要な意識のトランジション

　看護師の提供するケアの一つに服薬管理の指導があるが，病院ではリスクマネジメントの観点から正確に服薬できることを目標にするため，自己管理を指導しない場合が多々ある。しかし，看護師は，医療職が常駐しない退院後の生活を見据えて，看護師管理から対象者の自己管理へと切り替えられるように，対象者のセルフケア能力を確認し，自己管理ができるよう能力を高めていかなければならない。

　気管吸引についても，看護師は対象者や家族が吸引手技を完全にマスターするまで指導を繰り返し，その結果，入院期間を長引かせている。医療者として責任感を強くもつことはよいことであるが，病院での看護の限界を知ろうとせず，病院側だけで何とかしなければと思い込むあまり，地域の医療職と役割を分担できず，抱え込みやすい。これらが病院完結型看護の典型例である。

　次の療養場所に，安全に安心して移行できるよう，対象者を送り出す病院側と受ける側の地域の医療職が互いに連携しなければならない。病院完結型医療・ケアから脱却し，地域完結型医療・ケアを実践するために，医療者に求められる意識改革のポイントを表2-1に示す。

　看護師も看護教員もこうした意識改革に努めることで，看護師となる学生に対して病院完結型看護ではなく，地域完結型看護を指導することが求められている。

表2-1　医療システムの改革に伴う医療者に必要な意識のトランジション

- 患者ではなく，地域の生活者ととらえる
- 病院は治療する場であり，看護の対象者を地域に帰すための場所である
- 病院も地域の1機関である
- 病院で完結する医療ではなく，「地域で治し，生活を支える医療」へ
- 急性期ケアモデルから，長期的療養経過のなかに急性増悪があるという長期的ケアモデルへ
- 医療モデルから生活モデルへ
- 問題解決思考のみならず，目標志向型や対象者の強みを生かす思考へ
- 看護の対象者を入院前，入院中，退院後という連続した線で理解する
- 関係する多職種は，上下関係ではなくフラットな関係で協働する
- 行政・専門職主導から当事者主導へ
- パターン化したケアから脱却し，オーダーメイドのケアを創造する

文献

1) 牛久保美津子（2015）．在宅ケアマインドを育てる地域完結型看護リーダー育成．日本看護科学学会学術集会講演集，35th-suppl：175．

第Ⅰ章　病院完結型看護から地域完結型看護教育へのシフト

3　地域包括ケア時代に必要な看護とスキル

Ⅰ　これから求められる看護教育

　　これまで医療人材養成は，医学モデル＊で行われてきた。看護教育も，最初に病気の知識を得ることから始まり，病院での看護を中心に据えて行われてきた。地域包括ケアシステムに根差した人材養成が求められるなかで，これからの看護基礎教育は，1年次から地域志向を基軸に据え，かつ「病気」という視点からではなく「健康」について知ることから入る必要がある[1]。

　　具体的には，①看護の対象者を患者ではなく，「地域の生活者」としてとらえること，②長い療養経過のなかで，「入院前」「入院中」「退院後」の生活を考え，日常生活がなるべく分断されないようにすること，③多職種連携を駆使して，医療やケア，対象者の生き方や思いをつないでいくこと，④臨床看護学と地域看護学を融合した力を養成することが求められる。

　　また，高齢者は複数の疾患を抱えており，健康問題の解決にあたっては単独の専門分野の知識や技術では対応できないことが多々ある。そうしたことからも，これからは，地域完結型看護の考え方を基軸にして，看護専門分野が縦割りではなく，分野横断的に機能する必要がある。看護基礎教育カリキュラムの約4割を占める実習については，上記①〜④の学びができるよう，指導体制や方法を考える必要がある。

Ⅱ　ケアを創造する力の育成

1. 看護師のクリニカルラダー

　　日本看護協会は，2025年に向けて，あらゆる場におけるすべての看護師に共通す

＊医学モデル：病気や病気の治癒に焦点を当てた支援。

る看護実践能力の指標として，看護師のクリニカルラダー*を開発した[2]。看護の核となる実践能力*として，ニーズをとらえる力，ケアする力，協働する力，意思決定を支える力の4つをあげている。これらを地域完結型看護の実践の観点から解釈する。

1）ニーズをとらえる力

地域完結型看護の実践においては，病気や障害を抱える人が地域で生活を送るうえでの生活面のニーズを時空間を含めて多面的に把握する力が求められる。

2）ケアする力

地域包括ケアシステムは，自助，互助，共助，公助の視点が盛り込まれている（第Ⅲ章の図6-6，p.122参照）。自助は，いわゆるセルフケアである。支援者がやってあげるのではなく，自分で自分のことができるように，できないことはできるように，そしてできなくなることをなるべく予防できるようにかかわる。対象者のセルフケアを高める力のみならず，家族をもケア力が求められる。ケアは対象者や家族の強みを生かす力が求められる。

3）協働する力

看-看連携はもちろんのこと，医療・保健・福祉分野間という多職種で連携できる力が求められる。

4）意思決定を支える力

対象者がその人らしい生活を送るためには，他人任せにしないで，自分のことは自分で決めるということが必須条件である。それゆえ，意思決定支援が重要となる。長い療養経過においては，医療処置の選択だけでなく，療養場所の選択，最期のあり方など様々な局面で意思決定が求められる。多様な施設で働いているすべての看護師が，対象者の意思決定を支援する力を養う必要がある。

2. ケアを創造する力：イメージ力，アセスメント力，アレンジ力

病院で行われる退院支援において，切れ目のない医療やケアを提供するためには，イメージ力とアセスメント力，アレンジ力を磨く必要がある。入院中の治療による病状の回復などを踏まえて退院後の生活をイメージする力，早期に退院支援に関するアセスメントを行う力，そして医療処置やケア方法を対象者の力やその家族の介護力など，個別性に合わせてアレンジできる力が求められる。これらはケアを創造する力といえる。

---

*看護師のクリニカルラダー：日本看護協会は，2014年度から重点事業として標準化を目指して「看護師のクリニカルラダー」の開発に取り組み，2015年度に意見収集やパブリックコメントを実施，2016年に「看護師のクリニカルラダー（日本看護協会版）」（JNAラダー）を公表した。あらゆる場におけるすべての看護師に共通する看護実践能力の指標であり，看護の質向上に活用することを目指している[2]。

*看護の核となる実践能力：看護師が論理的な思考と正確な看護技術を基盤に，ケアの受け手のニーズに応じた看護を臨地で実践する能力をいう[2]。

第Ⅰ章　病院完結型看護から地域完結型看護教育へのシフト

Ⅲ 「つなぐ力」の育成

　前述してきたように，地域完結型医療やケアの実現に向けては，看護師には，こ
れまで以上の，あるいは従来あまり着目されていなかったスキルが求められる。ま
た，切れ目のない医療やケアという点においては，「つなぐ力」の養成が必要不可欠
である。

　専門職者のなかには，自分の専門性だけで対象者の生活のすべてを把握すること
ができ，生活を支えることができると思っている人が少なからず見受けられる。し
かし，それぞれが個別性をもつ対象者の多様な生活を理解するには，多角的な視点
が必要であり，特に地域での生活においては医療職と介護職との連携をいっそう強
化しなければならない。

　専門職のスキルとは，いわばスポットライトであり，ある一部分をはっきりと明る
く照らすことができるが，それは限られた狭い一部分でしかない。そしてライトが
当たっていない部分にライトを当てることができるのが他の職種である。すなわち，
他の職種と連携しなければ，対象者の全体像はつかめないということである。違う
職種同士が力を合わせることにより，大きな支援力をも生み出すことができる。

　他の職種との連携について患者教育の場面で考えてみると，対象者の自己管理能
力が高ければ本人を教育・指導し，対象者の自己管理能力の不足や病状進行により
管理能力が不足になると見込まれる場合は，家族指導に切り替え，必要時には地域
の社会資源につなぐ。そこで退院調整室やケアマネジャーと相談しながら，どんな
サービスが必要なのかを考え，対象者・家族に紹介していく。連携には，同一職種
間の連携と多職種間の連携がある。

1. 連携の種類を意識する

1）同一職種間の連携

　同一職種間の連携とは，看護-看護（看-看）連携である。看護師の活躍の場は多
様であり，病院看護師，診療所看護師，訪問看護師，保健所保健師，市町村保健師，
地域包括支援センターの看護師・保健師，通所介護（デイサービス）や老人ホーム
などの施設看護師，医療機器会社に勤務する看護師，難病やがんの相談支援センター
相談支援員などがある。同じ看護職でありながら，看護師や保健師，助産師が，互
いの役割を理解できていないのが現状である。

2）多職種間の連携

　医療職としては，病院医師や診療所医師，歯科医師，歯科衛生士，リハビリテー
ション職，薬剤師，栄養士などがある。福祉職としては，ケアマネジャーや介護福
祉士，訪問介護員（ヘルパー），医療ソーシャルワーカー，福祉用具専門相談員など，
多種多様である。対象者が地域での療養生活を維持していくうえで，こうした多機
関で働く多様な職種との連携は不可欠である。

3）垂直連携と水平連携

　超急性期病院から急性期病院へ，急性期病院から回復期リハビリテーション病院といった療養場所が移る際には「垂直連携」が求められる。また，病診連携（病院と診療所との連携）もそうである。在宅療養支援においては，関係機関による「水平連携」が求められる。両方の連携を意識する必要がある。職種間の連携が強化されれば，対象者を支えるセーフティネットの網の目が細かくなり，対象者や家族は安心感を得ることができ，より質の高い支援の提供に結びつく。

2. 連携の秘訣「のりしろをつくる」

　多くの職種が連携していくうえでは，役割分担と情報共有をどうするかがポイントとなる。そのためには，他の職種を尊重するとともに，自分の限界を知る必要がある。そして自分のもつ専門性は自分の活動に使うだけでなく，他の職種が活動しやすいように自分の専門性を利用してもらうようにする。役割分担の際は，相手側とダブらせて役割を分担することで，切れ目のないようにする。つまり，「のりしろ」をつくりながら連携を図る必要がある。連携する相手をよくみて，のりしろが多過ぎず，また少な過ぎないように柔軟に対応することも大切である。

文　献

1）1年次からの地域看護学教育. 野村陽子氏に聞く. 医学界新聞, 第3233号, 2017年7月24日.
　　<http://www.igaku-shoin.co.jp/paperDetail.do?id=PA03233_02> [2018. November 24]
2）日本看護協会. 看護職の役割拡大の推進と人材育成.
　　<https://www.nurse.or.jp/nursing/jissen/index.html> [2018. November 24]

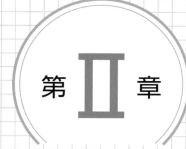

第Ⅱ章 地域完結型看護をベースにした看護教育への転換

第Ⅱ章　地域完結型看護をベースにした看護教育への転換

1 1年次から養成する 在宅ケアマインド教育の開発

　現在，地域包括ケアシステムとして，医療だけでなく，介護や住まい，病気の予防，生活支援サービスを身近な地域で包括的に確保し提供していく体制づくりが進められている。医療では，病気をもった人が住み慣れた自宅で最期まで過ごせるように，在宅医療と在宅看護を重点化した人材の育成が不可欠となっている。

　次世代の人材育成においては，健康ニーズや社会情勢の変化に対応し，組織的にビジョンをもって進めることが肝要になる。看護基礎教育においても，病院完結型看護から脱却し，地域完結型看護をベースにした看護教育への転換が急務になっている。

　群馬大学（以下，本学）では，2014年度に文部科学省が公募した「課題解決型高度医療人材養成プログラム　地域での暮らしや看取りまでを見据えた看護が提供できる看護師の養成プログラム」（第Ⅵ章1，p.218参照）に採択された。それを契機に，本学が独自に創出した「在宅ケアマインド」[1]の考え方を主軸に据えて，地域完結型看護をベースにした看護教育への転換を進めている。

Ⅰ 在宅ケアマインドを主軸に据えた 地域完結型看護教育

1. 在宅ケアマインドを看護基礎教育の主軸に据えるまでの経過

　「在宅ケアマインド」（p.20参照）は，本学の看護教員が話し合いを繰り返し，合意のもと創出した考え方である。地域での暮らしを見据えた看護師を養成するには，地域志向教育として一部の科目（在宅看護学，地域看護学，老年看護学）を一部の教員が教育するのではなく，1年次から4年次までのすべての科目において全看護教員が一貫して取り組むことが不可欠と考えた。その理由を大きく分けると以下の3つがあげられるが，これらは全国の看護基礎教育においても共通であると考える。

1）主軸に据えた理由

①2012年度のカリキュラム改正により，保健師教育課程が選択制（本学40人）になり，地域志向教育の機会が減少したこと[2]。

②本学の実習を含む教育展開が病院完結型看護志向であり，地域完結型看護志向に

はなっていない現状があること。

　看護学の知識と技術を統合していく実習は90％が施設内で行われており，その基盤となる座学の講義や演習にも地域志向型教育を取り入れていく必然性がある。また，入院期間の短縮や医療機関の機能分化の結果，在宅医療・看護が進展し，対象者は地域の生活の場で療養することが増えている。そこで，対象者がたとえ疾病を抱えていても地域で自分らしく生きられる支援や，看護職として地域包括ケアを展開する知識・技術を教授することが次世代の看護を担う教育として必須である。
③将来の地域包括ケアの中心となる訪問看護師の量と質の育成に課題があること[3]，また看護師の退院支援の取り組みへの意識が高くないこと。

　1996年のカリキュラム改正によって「在宅看護論」が新設されたが，必ずしも在宅看護を担う看護職の増加に貢献していないことが指摘されている[3]。

2）地域完結型看護に対する学生の意識

　本学は，看護基礎教育の改革を進めるのに先立ち，2014年に，本学（69人）と県内2大学（145人）の4年次学生を対象として，卒業前の「地域での暮らしを見据えた看護」について調査した。

　訪問看護について，本学学生の興味・関心は「かなり高い」21.7％，「少し高い」40.6％であり，全体の62.3％が「高い」に回答した。県内2大学の傾向も同様であった。

　また，退院支援について，本学学生の興味・関心は「かなり高い」34.8％，「少し高い」49.3％であり，「あまり高くない」15.9％，「まったくない」0％であった。県内2大学においても「あまり高くない」13.8％であった。退院支援は，施設内看護にも関係することであるが学生の関心が高いとはいえず，課題の一つであった。

　退院支援に興味・関心がない理由として，「実習をこなすことに精いっぱいであり，患者の退院支援まで考えられない」や「患者の退院後の生活もイメージできない」が報告されている[4]。

3）在宅ケアマインドを主軸に据えた変革の必要性

　近い将来，地域完結型看護の担い手として実践できる看護実践能力を育成するには，看護基礎教育においてその素地を形成していくことが求められる。そのためには，地域完結型看護をベースにした新たな科目設定や，構成として全面的なカリキュラム改正をすることが最善かもしれない。しかし，本学は単科の看護大学ではないため，他専攻，医学部，本学全体の規定改正と文部科学省の承認が必要であり，かなりの時間を要することが予想された。そこで，基礎看護学や成人看護学などすべての専門科目において，対象者を患者ではなく地域で暮らす生活者としてとらえることや多職種との連携などを重視し，在宅看護論とは区別したうえで，全科目に共通する理念として「在宅ケアマインド」を主軸に据え，変革に取り組むことにした。

　この過程においては，学部教育改革班を設置し，素案の提示，看護学FD（faculty development）＊やグループ討議を重ね全看護教員の合意のもと進めていった。

＊FD（faculty development）：大学教員の教育能力や技能などの向上を目指した取り組み，実践的方法。

2. 在宅ケアマインドとは

1）定義

「地域完結型医療・ケアの考え方に立脚し，すべての人々が適切なときに適切な場所で，適切な医療やケアを受けながら，自分らしい生活が送れるよう，地域での暮らしや看取りまでを見据えた看護を実践する姿勢や意識のこと」[1),5)]である。

2）教育目的

地域完結型医療・ケアの考え方に立脚し，すべての人が，適切なときに適切な場所で適切な医療やケアを受けながら，自分らしい療養生活を送れるよう，地域での暮らしや看取りまでを見据えた看護を実践できる能力を修得する[1),5)]。

3）教育目標

本学の看護学では，教育目標（カリキュラム・ポリシー）として7項目を掲げている。すなわち「①保健医療の担い手として，将来に向け自らを向上させていく意欲と自己開発力を身につける，②地域的視点と国際的視野の両方をもち保健医療の諸課題に広く対応できる能力を身につける」などである。②の具現化として，「在宅ケアマインド」が含まれ，その具体的教育目標は以下の6項目である（表1-1）[5)]。

①看護の対象者を「患者」ではなく，地域での「生活者」としてとらえ，施設内看護，外来看護，地域看護，在宅看護を実践できる。

②一人一人の暮らしや生き方を尊重・理解し，個別性の高い支援を創造し実践できる。

③対象者が適切な医療やケアを適切な場所で受けながら，自分らしい療養生活が送れるように，情報提供，意思決定の支援，退院調整，退院支援，在宅療養支援および支援体制整備について理解し，指導を受けながら実践できる。

④課題解決のために多職種と協働し，地域を基盤にした医療保健福祉の人的・物的・制度的資源を活用する知識をもち，指導を受けながら実践できる。

⑤将来，療養生活支援の専門家として，支援チームの発展に貢献する方法を理解できる。

⑥自己の生活スキルを確立することができる。

3. 看護基礎教育における在宅ケアマインドの養成

図1-1に在宅ケアマインドの養成における科目進度例[6)]を示す。本学学部生は，全学部教育の方針として2年次まで教養教育科目が入っている。そのため，1年次の専門科目としては，基礎看護学に関する科目が中心となる。初めて看護学という学問に接し，在宅ケアマインドのスタートとなる1年次から，看護を発展・統合していく4年次の看護学総合実習などの科目まで，一貫して「在宅ケアマインド」を養成するための教育をしていく。

2年次と3年次は，対象者や場に応じた看護学を学ぶ各看護学分野（成人看護学や精神看護学などの総論，方法論，演習，実習）の科目および看護を統合・発展さ

表1-1 在宅ケアマインドを実践に生かすための学年別教育目標の設定

学年	目標	必修（選択）実習科目
4年次	1. 看護の対象者を「患者」ではなく，地域での「生活者」としてとらえ，施設内看護，外来看護，地域看護，在宅看護を実践できる 2. 一人一人の暮らしや生き方を尊重・理解し，個別性の高い支援を創造し実践できる 3. 対象者が適切な医療やケアを適切な場所で受けながら，自分らしい療養生活が送れるように，情報提供，意思決定の支援，退院調整，退院支援，在宅療養支援および支援体制整備について理解し，指導を受けながら実践できる 4. 課題解決のために多職種と協働し，地域を基盤にした医療保健福祉の人的・物的・制度的資源を活用する知識をもち，指導を受けながら実践できる 5. 将来，療養生活支援の専門家として，支援チームの発展に貢献する方法を理解できる 6. 自己の生活スキルを確立することができる	• 看護学総合実習 〔助産・助産管理学実習〕 〔地域看護学実習〕
3年次	1. 看護の対象者を「患者」ではなく，地域での「生活者」としてとらえ，施設内看護，外来看護，在宅看護を実践できる 2. 一人一人の暮らしや生き方を尊重・理解し，個別性の高い支援を創造し，指導を受けながら実践できる 3. 対象者が適切な医療やケアを適切な場所で受けながら，自分らしい療養生活が送れるように，情報提供，意思決定の支援，退院調整，退院支援，在宅療養支援および支援体制整備について理解し，指導を受けながら実践できる 4. 課題解決のために多職種と協働し，地域を基盤にした医療保健福祉の人的・物的・制度的資源を活用する知識をもち，指導を受けながら実践できる 5. 将来，療養生活支援の専門家として，多職種間の連携・協働のあり方を理解できる 6. 自己の生活スキルを確立することができる	• 臨地実習 成人，老年，精神，母性，小児，在宅 • チームワーク実習：看護教員担当グループは，患者は地域での生活者であるという視点を含む
2年次	1. 看護の対象者を「患者」ではなく，地域での「生活者」としてとらえ，施設内看護，外来看護，地域看護，在宅看護の特徴について理解できる 2. 一人一人の暮らしや生き方を尊重・理解し，個別性の高い支援を創造できる 3. 対象者が適切な医療やケアを適切な場所で受けながら，自分らしい療養生活が送れるように，情報提供，意思決定の支援，退院調整，退院支援，在宅療養支援および支援体制整備について理解できる 4. 課題解決のために多職種と協働し，地域を基盤にした医療保健福祉の人的・物的・制度的資源を活用する必要性を理解できる 5. 将来，療養生活支援の専門家として，支援チームを構成する多職種の役割について理解できる 6. 自己の生活スキルを確立することができる	• 基礎看護学実習 看護過程 • 生活援助技術実習Ⅱ演習 採血，浣腸，吸引，注射など
1年次	1. 看護の対象者を「患者」ではなく，地域での「生活者」としてとらえることができる 2. 一人一人の暮らしや生き方を尊重・理解できる 3. 自己の生活スキルを確立するために努力できる	• 看護早期体験実習 • 生活援助技術実習Ⅰ演習 安楽尿器，ポータブルトイレ，口腔ケア，清拭，洗髪など

牛久保美津子，神田清子（2017）．全ての領域の教員が一丸となって取り組む学部教育改革と在宅ケアマインドの養成．清水準一，柏木聖代，川村佐和子（編）．在宅看護の実習ガイド．日本看護協会出版会，p.176. より引用改変

第Ⅱ章　地域完結型看護をベースにした看護教育への転換

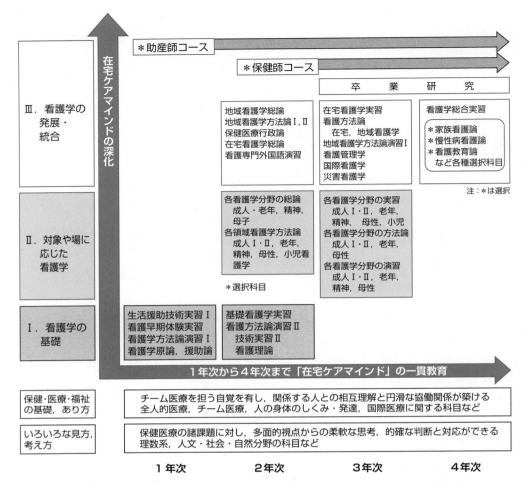

図1-1　地域完結型看護をベースにした看護基礎教育・在宅ケアマインドの養成（科目進度例）

せる科目である在宅看護学や地域看護に関連する科目，国際看護学，災害看護学の教育が展開される。4年次には，看護学総合実習や卒業研究が必修科目として位置づけられている。1年次から4年次へと学年が進行するに従い，在宅ケアマインドも深化していくように教育カリキュラムが進行する。

4. 在宅ケアマインドを実践に生かすための学年別教育目標の設定
（表1-1）[5]

　本教育において大切な考え方として，看護対象論を学ぶときに，対象者を一人の人格をもち地域で生活を営んでいる「生活者」として接することを掲げている。そのため，1年次の目標として，「看護の対象者を『患者』ではなく，地域での『生活者』としてとらえることができる」や「一人一人の暮らしや生き方を尊重・理解できる」「自己の生活スキルを確立するために努力できる」をあげている。

　現在の学生は，生活感覚が不足しがちである。核家族化が進み，高齢者に接して

いない学生もおり，年代を超えた交流を実践することで生活者としてのイメージ化を促進する。1年次の早期に地域に関心をもち，地域の特徴や生活資源および医療資源を知ることは，看護学としての知識や役割の拡大，健康管理など生活スキルを身につけることにも役立つ。いくつかの大学でも，すでにこの取り組みがなされている[7]。将来，学生が様々な地域や現場で働く際に，社会人として，また地域包括ケアを担う人材として「生活すること」「看護の対象者の生活をイメージすること」の意識の拡大につながっている。

各教員は，各講義や演習，実習において，在宅ケアマインドを強化する内容を毎年学生に示すことも提案している。

Ⅱ 臨床看護がもつべき視点

看護は，これまでも対象者の健康・不健康，性，年齢，人種にかかわらず健康的に生きることを支え，疾病の予防から看取りまで，それぞれの段階の発達課題を踏まえたうえでより健康的な生活が送れるよう支援してきた。しかし現在，医療・介護体制は待ったなしの状況で大きく変化している。地域における効率的かつ効果的な医療提供体制を確保するために，各都道府県では医療計画の再編成および地域包括ケアシステムの構築が進められ，この変化に対応できる臨床看護力の養成が急務となっている。

在宅ケアマインドを展開するために強調したい視点は，医療や介護が必要な対象者の「暮らし，生活を支える」という視点である。人が医療を受けるのは，今ある自分の生活を維持することや，夢や希望を実現するためであり，その支障となる不調や障害を治すためである。医療の主体は対象者であり，生活の一部として医療があることを忘れてはならない。

この視点を実現するために，具体的には，①生活や暮らしのなかで継続可能な方法・技術の提案であること，②看護がシームレスにつながること，③地域の特性や社会資源を知り，多職種と連携することがあげられる。以下に詳細を述べる。
①生活や暮らしのなかで継続可能な方法・技術の提案であること

対象者の入院前の生活を把握し，健康に与える影響を判断し，教育・指導する。たとえば，対象が高齢者で，買い物ができるスーパーがなく食材が手に入らない場合，宅配サービスの有無など地域の特性を考慮して提案する。個人の生活スタイルや地域の特性，支援者を視野に入れ，実現可能性や継続性も考慮する。そのため，入院前，入院中，退院後の生活を連続性のなかで考えることが必要である。
②看護がシームレスにつながること

対象者が必要とする支援をつなげていくには，調整力が必要となる。医学的な視野をもち生活を支援できるのは看護職である。まずは看護職同士が連携を深め，対象者や家族を支援する。また，地域の診療所や訪問看護ステーションとの連携では，医師の説明に対する対象者の理解力，治療の副作用や生活上での注意点など，対象

者を全人的にとらえたうえでの連携が必要となる。

③地域の特性や社会資源を知り，多職種と連携すること

　たとえば，入院前からケアマネジャーが入り，介護認定を受けており，デイサービスを利用している場合もある。前述したように，どのような社会資源があるのかを知り，医療者以外の多職種と連携して暮らしを支援する能力が必要である。

文　献

1）神田清子，牛久保美津子，堀越政孝，他（2016）．在宅ケアマインドを育てる看護基礎教育―課題解決型高度医療人材育成プログラム事業「群馬一丸で育てる地域完結型看護リーダー」．群馬保健学紀要，37：121-126.
2）叶谷由香（2016）．地域包括ケアシステムを見据えた看護教育に必要なこと．看護展望，41（10）：12-18.
3）竹生礼子，小林正伸，平典子（2016）．住みよいまちづくりを実践するための地域包括ケアセンターの活用．看護展望，41（10）：31-35.
4）松崎奈々子，近藤浩子，堀越政孝，他（2015）．地域での暮らしを見据えた看護に関する看護系大学4年生の興味・関心．群馬保健学紀要，36：31-37.
5）牛久保美津子，神田清子（2017）．全ての領域の教員が一丸となって取り組む学部教育改革と在宅ケアマインドの養成．清水準一，柏木聖代，川村佐和子（編）．在宅看護の実習ガイド．日本看護協会出版会，p.174-178.

2 1年次から養成する 在宅ケアマインド教育の実際

I 在宅ケアマインドを展開する基本としての 生活スキルの向上

　看護では，人と人との相互作用のなかでケアを提供していく。すなわち，「生活者」である対象者に看護を提供するには，医療・看護を展開する医療関係者，介護や福祉，行政部門で働く関係者など多職種と協働することが重要となる。そのためには，看護師自身がコミュニケーションをはじめとする生活のスキルを磨く必要があり，何よりも自分自身の生活が自律・自立していることが不可欠である。

　これまでの群馬大学（以下，本学）学生の問題点について，関連大学の教員を含めFD（faculty development）においてディスカッションし，看護学生として必要な生活スキルを明確にしたので，以下に紹介する。

1. 生活スキルとは

　学生の生活スキル（生活力）は，「コミュニケーションスキル」「礼儀・マナースキル」「家事・暮らしスキル」「健康管理スキル」「問題解決スキル」の5つのスキルから構成される[1]（第Ⅱ章の**表5-1**，p.55参照）。本学では，教員が毎年4月の学期始めのオリエンテーションで「学生の生活スキル自己評価票」を提示し，それをもとに学生が生活をとおして達成するように説明している。教員は，提出された自己評価票で学生の生活スキルの変化を確認し，指導に生かしている。

2. 生活スキルを高める動機づけ

　2016年度に内閣府が発表した「若者の生活に関する調査報告書」[2]で，ふだんの生活態度について「はい，どちらかといえばはい」と答えた人の割合は「身の回りのことは親にしてもらっている」は37.3％，「食事や掃除は親まかせである」は43.5％，「朝，決まった時間に起きられる」は77.3％，「深夜まで起きていることが多い」は57.5％と報告している。この報告でも，学生の生活力の低さが懸念されており，学生自身の生活スキルをまず上げないと，看護の専門知識を積み上げても実践に生か

すことは難しいことが推測される。そこで，本学では生活スキルを高める意識づけを行いながら，積み上げ方式による地域完結型看護をベースにした教育を実施している。

たとえば，生活スキルの「家事・暮らしスキル」には，①1日3食バランスよく食べている，②食材の種類や知識，季節感を取り入れた調理をしているという項目がある。栄養学の講義では，管理栄養士の非常勤講師と協働して，①と②のスキル向上のため授業方法を工夫している。

また，栄養学の最初の講義では，看護教員が「臨地実習に生かす栄養学の知識を理解するために，日々の生活でまず学生の皆さんが①どの食品をどの基準で選択し，②どのように調理し，③それを食べ，④その食事をどう評価するかを考えられることが重要です。そのスキルを応用して臨地で患者さんの栄養を考えることに生かしてほしい」と述べて，栄養学を学生の生活スキル向上へとつなげる動機づけを行う。その後の授業で，管理栄養士が具体的に①～④を教授する。仕上げとして，学生自身が①～④を生かし，自分の食事メニューを考えるという演習を取り入れる。こうして，生活スキル向上を講義・演習につなげている。

教員は，学生がふだん考えることなく自動的に行っている生活をクローズアップし，それを可視化，言語化するように指導する。これを続けることが，学生の生活スキル向上の取り組みとなっている。この取り組みは，今後，学生が看護を実施するうえで，対象者の生活上のささいな行動に気づくという感性のアップにつながるものと考えている。

Ⅱ 在宅ケアマインドを養成するための講義・演習のポイント

積み上げ方式による地域完結型看護をベースにした教育は，在宅ケアマインドの教育目標（第Ⅱ章1，p.21参照）と，学生による進度をもとに開発されている。各領域の教員がそれぞれの領域において，学年別にどのように知識とスキルを積み上げながら各年の目標と卒業目標を達成させていくのかを検討し，その検討結果をもとに，具体的にそれぞれの教科の目標，授業概要に落とし込んでいく。

1. 対象者を「生活者」としてとらえる

以前の病院完結型看護の考えに立脚した講義や演習では，入院から退院までの看護ケアを実践できる知識と実践を教授していた。一方で，地域完結型看護をベースにした教育では，対象者を「生活者」としてとらえ，入院はあくまでも生活の場所が一時的に移動しただけのことと説明している。対象者は本来，地域で生活すべきであり，一時的に入院というイベントに伴い病院にいるのである。対象者を入院前，入院中，退院後という継続する1本の線上でとらえ，入院により身体・精神・社会的状態に変化があっても，対象者が望む生活が継続できるために何が必要かを考えることができるように教授している。

たとえば，実習で胃全摘術後の患者を受け持った学生が，教科書を参考にして，食後はダンピング症候群が起こるから「高たんぱく，低脂肪，低炭水化物の食事を勧める」と看護計画に記載してくる。もちろん，この記載は間違いではないが，地域完結型看護をベースにした教育を受けた学生は，「この患者さんは入院前にどんな食事を摂っていたのか。患者さんは退院後も同じ生活をしたいと話していたから，患者さんの好みを考えるとどのような食事がよいか，一緒に考えていこう」と発想する。また，教科書どおりの指導では，入院中に必要な退院指導を考えるだけであるが，地域完結型看護をベースにした教育では，対象者を入院前，入院中，退院後の継続する1本の線上で考えるため，退院後の生活を見据えて指導する。そのため，学生は入院前と退院後をイメージして，今何が必要かを考えることができる。

2. 学生自身の生活をイメージする

　積み上げ方式による地域完結型看護をベースにした教育では，対象者の入院前と退院後をイメージできるように，すなわち，対象者を「生活者」としてとらえるために，基礎看護学において学生自身の生活をイメージするという教育からスタートする。これにより，看護学領域別実習で受け持った対象者の入院前と退院後の生活のイメージをとらえることができるようになる。
　以下，積み上げ方式による地域完結型看護をベースにした基礎看護学および成人看護学の教育の展開例を一部紹介する。

III 積み上げ方式による在宅ケアマインド教育の展開例

1. 基礎看護学（図2-1）[3]

　基礎看護学は，主に1年次から2年次にかけて履修する科目であるが，特に1年次では高校を卒業したばかりの学生に対して，初めて「看護とは」を教授するため工夫が必要である。

1) 講義

　入学してすぐに学ぶ看護学原論では，たとえば「保健医療提供システムと看護職の役割」という言葉が出てくるが，これは学生にとっては難解な言葉である。教科書には保健医療提供システムとして，第一次医療圏，第二次医療圏，第三次医療圏について記載されているが，学生がそれだけで理解することは難しい。そこで，教員は，実際に学生が生活している地域の保健医療提供システムにおける第一次医療圏，第二次医療圏，第三次医療圏をつなげて考えるように促す。
　このように，最もイメージしやすい学生自身の生活を想定して講義を行うことで，地域完結型看護の理解に必要な概念も身近なものとなり理解しやすくなる。

2) 演習

　基礎看護学は学内演習が多いが，そこではまず，教科書どおりの基本的看護技術

第Ⅱ章　地域完結型看護をベースにした看護教育への転換

4年次
【看護総合実習（基礎看護学選択学生）】
外来受診から入院・退院後の生活を踏まえた一連の診療と看護を理解する
複数の患者を受け持ちながら，対象者の特性や状況に応じた看護を工夫し実践する

退院支援カンファレンスへの参加

2年次
【基礎看護学実習】
受け持ち患者の入院前や退院後の生活を見据えた看護を提供できるように指導する
学生の受け持ち患者の事例を在宅看護の授業で振り返り，早期から在宅ケアマインドを養うよう働きかける
【生活援助技術実習Ⅱ】
感染予防，排泄や吸引などの演習では，在宅で使われている物品やその使用方法を紹介する

臨床看護師との退院を見据えた看護に対するカンファレンスでのディスカッション

1年次
【看護早期体験実習】
病院で治療・療養する対象者の生活に焦点を当てながら，患者の目線で体験する
外来患者とのコミュニケーションから在宅・地域での生活を学ぶ
【生活援助技術実習Ⅰ】
洗髪や陰部洗浄，清拭の演習では，在宅で使われている物品やその使用方法を紹介する
【看護学方法論演習Ⅰ】
健康問題を有し自宅通学する大学生の事例を用いて看護過程を展開する
【看護学原論】
「看護の対象としての地域」「個人が在宅や地域で暮らす意義」を教授する

学生の身近な生活や地域から発展して考えるアクティブラーニング

図2-1　基礎看護学における在宅ケアマインド教育の実際
國清恭子，坂入和也，辻村弘美，他（2017）．看護学基礎教育における1〜4年次までの積み上げ方式による在宅ケアマインド養成．群馬保健学研究，38：153-157．より引用改変

を学ぶ。たとえば洗髪の演習であれば，一般的には病院にある洗髪車やケリーパットを使って演習する。しかし，在宅では経済的な面などから，そのような物品が用意できない場合が多い。そこで，一般の家庭にある物品，たとえばペットボトルなどを応用した洗髪方法も学ぶ。このように，基礎看護学として重要な基本的看護技術を学びつつ，地域完結型看護で重要となる，生活の視点をもった技術を学ぶことにつながるのである。

看護過程を学ぶ演習では，大学生の事例を用いて，身近な事例から生活者の視点をもって看護過程を展開する。看護過程のアセスメント用紙も，日常生活に関する情報をより具体的に記述して，学生が日常生活をイメージしやすいように工夫している。

3）実習

1年次の早期体験実習において，入院患者だけでなく，外来患者とのコミュニケーションを取り入れることで，病気をもち地域で暮らす生活者としての対象者を理解することができる。

基礎看護学実習の実習カンファレンスでは，在宅ケアマインドや生活者の視点を踏まえて検討することで，具体的に在宅での状況をアセスメントする機会としている。

このように，基礎看護学では，初学者の学生が地域完結型看護を理解するために，学生自身の生活からイメージできるように講義，演習，実習を工夫している。

2．成人看護学（図2-2）[3]

成人看護学は，青年期，壮年期，中年期，向老期という長い期間で対象者をとらえ，

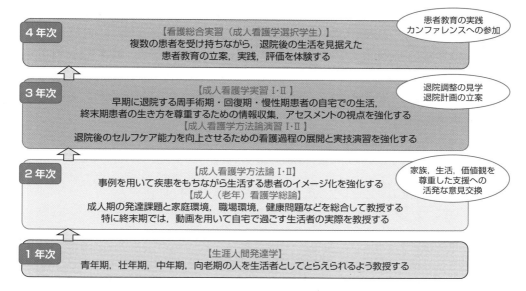

図2-2 成人看護学における在宅ケアマインド教育の実際

理解する学問である。この4期の対象者は、学生が自身の生活でも最も接することが多い人たちであるが、学生はふだんの生活で、相手を青年期、壮年期、中年期、向老期ととらえておらず、各期の特徴や役割も理解できていない。そのような状態で、成人看護学の専門的知識を積み上げても、実習に生かすことはできない。

1）講義

1年次では、成人看護学の生涯人間発達学において、青年期、壮年期、中年期、向老期にあるそれぞれの対象者を、生活者としてとらえられるようになるための授業から開始している。その知識をベースとして、2年次では成人看護学総論や成人看護学方法論において、4期の発達課題や地域での生活をイメージしやすいように、動画や学生の身近にいる対象者の事例を使って知識を教授している。

2）演習

演習としては、看護過程の展開と、臨地実習で必要となる看護技術の2つを学ぶ。学生は演習後すぐに臨地実習が始まるが、近年では在院日数の短縮化に伴い、3週間の受け持ち期間中に対象者が退院することが多い。その際、学生は退院調整を見学し、退院計画を立案することもある。そこで、演習では教科書どおりの疾患の看護に加え、退院後のセルフケア能力向上のための看護過程の展開と実技演習を強化している。

このように、成人看護学では3年次および4年次の成人看護学実習（急性期および回復期、慢性期および終末期）を想定し、1年次から知識と技術を積み上げることで、地域完結型看護をベースにした臨地実習での実践につなげている。

3）実習

慢性期および終末期看護を展開する実習では、対象者の生活や希望を具体的にと

第Ⅱ章　地域完結型看護をベースにした看護教育への転換

らえ，看護計画に反映させるための方法を指導する。また，看護サマリーの記載を
導入し，学生に退院後も継続される課題や支援について考える機会を設けている。

急性期と回復期看護を展開する実習では，手術に伴う器質・機能障害の理解と，
術前から退院後の生活を想定して計画立案・実施ができるように教授する。また，
看護サマリーの記載を導入し，学生に退院後も継続される課題や支援について考え
る機会を設けている。

以上のように，成人看護学では，基礎看護学の積み上げ方式の教育を踏まえ，よ
り実践的な，そして臨地に近い講義，演習，実習への工夫を行っている。

Ⅳ 地域志向型医療・看護の理解：ボランティア活動（表2-1）

積み上げ方式による在宅ケアマインド教育の1つに，学生のボランティア活動の
推進がある。学生や対象者が暮らす地域，町には様々な相互作用を生かした取り組
み，すなわちボランティア活動がある。地域完結型看護を実現するには，医療職だ
けでなく地域で活動する様々な人たちとの協働が必要となるため，教育プログラム
として学生のボランティア活動を推奨している。

ボランティア活動の目的は，社会貢献や福祉活動などへ学生の関心を向けること
だけでなく，地域住民や地域での生活を理解することにつなげることである。ボラ
ンティア活動の内容については，4月に行われる各学年別のオリエンテーションで
紹介している。

表2-1にボランティア活動の例をあげる。表2-2の学生保健サポーターとまちな
か交流サロンとは，本学教員が立ち上げたボランティア活動である。ほかの活動は，
地域のなかで教員が活動している事業を取り上げており，学生に参加を促し，地域
志向型医療・看護の理解を促している。

1．学生保健サポーターとまちなか交流サロン（表2-2）

1）事業目的

高齢者の特徴やボランティア活動などについて知識と技能を養い，専攻や学生を
問わず共同してまちなか交流サロンを企画・運営することにより，地域で生活する
高齢者の理解を深め，その後の活動につないでいく。

表2-1 本学におけるボランティア活動（活動名）

1．学生保健サポーターとまちなか交流サロン
2．リレー・フォー・ライフ・ジャパン ぐんま
3．健康フェスタ in まえばし
4．喘息・アレルギーサマーキャンプ
5．糖尿病サマーキャンプ
6．こころのバザー展
7．ALS患者・家族のつどい（年次総会）ほか
8．子育て中の母親のレスパイトケア

表2-2 ボランティア活動例

活動例1：学生保健サポーターとまちなか交流サロン			
事前学習	1.	アクティブ・シニアとは	
	2.	ボランティアの魅力	
	3.	動いて学んで仲間づくり	
	4.	聞き上手のコミュニケーション	
	5.	コミュニケーション・トライアル	
	6.	前橋市と若宮地区ってどんなところ？	
	準備	サロンで行う体操や作業内容の検討と準備，役割分担など	
実践活動	交流	体操，作業，レクリエーション，コミュニケーション活動	
活動例2：リレー・フォー・ライフ・ジャパン ぐんま			
事前学習	1.	リレー・フォー・ライフの活動とは	
	2.	世界の活動状況，日本での活動動向の文献調査	
	準備	リレー・フォー・ライフの組織・運営の参加	
		事前ミーティングなど	
実践活動	1.	リレーウォークに参加・クイズで予防活動	
		（他の参加者との交流）	
	2.	がんサバイバーが運営するイベントに参加	
		（がんサバイバーや家族とのコミュニケーション）	
	3.	がん患者団体連絡協議会の方との交流	
		（リレー・フォー・ライフ主催者の気持ちや役割を知る）	
事後学習	振り返り	活動内容の発表と他学生との交流	

2）主な内容

①6回の講義と演習を受けることにより「学生保健サポーター」の認定が受けられる。

②認定を受けた学生は，教員などと協力して，まちなか交流サロンの企画・運営を行う。

2. リレー・フォー・ライフ・ジャパン ぐんま（表2-2）

1）事業目的

がんに立ち向かう思いや体験を語り合い，リレー形式で24時間歩きながら寄付を募るチャリティイベントである。世界各国，日本各地で繰り広げられている本事業の目的を理解し，参加者であるがんサバイバーや家族とコミュニケーションをとり，交流を深め，地域で生活するがんサバイバー支援について考察する。

2）主な内容

①リレーウォーク（チーム参加）とクイズで予防活動を啓発する。

②がんサバイバーが運営しているイベントに参加し，コミュニケーションを図り，地域で生活するがんサバイバーの体験を知る。

③運営の中心となっているがん患者団体連絡協議会の関係者と話し，活動内容の理解を深める。

文　献

1）群馬大学大学院保健学研究科看護学講座（2016）．文部科学省GP 課題解決型高度医療人材養成プログラム．群馬一丸で育てる地域完結型看護リーダー中間報告書（平成26・27年度），p.9-13.

2）内閣府（2016）．若者の生活に関する調査報告書.
　　<https://www8.cao.go.jp/youth/kenkyu/hikikomori/h27/pdf-index.html>[2018. December 10]

3）國清恭子，坂入和也，辻村弘美，他（2017）．看護学基礎教育における1〜4年次までの積み上げ方式による在宅ケアマインド養成．群馬保健学研究，38：153-157.

4）日本看護系大学協議会（2017）．平成28年度 文部科学省 大学における医療人養成の在り方に関する調査研究委託事業.「看護系大学学士課程における臨地実習の先駆的取り組みと課題─臨地実習の基準策定に向けて」報告書. p.8-13.
　　<http://www.janpu.or.jp/wp/wp-content/uploads/2017/03/H28MEXTProject.pdf>[2018. December 10]

3 地域完結型看護をベースとした看護教育の評価

　在宅ケアマインドの実践を検討するには，実践する学生，教育する教員，実践を受けた対象者からの，主観的および客観的な総合評価が必要となる。以下，学生，教員，対象者という3つの視点から，在宅ケアマインドを実践に生かすための教育における評価について概説する。

I 学生による評価

1. 理解度と実践度

　積み上げ方式による教育プログラムでは，1〜2年次に座学で学ぶ知識と演習での基本的看護技術の習得をとおして，実習において地域での暮らしを見据えた看護を実践できることを目指している。そのため，学生への評価は，地域での暮らしを見据えた看護についての「理解度」と地域での暮らしを見据えた看護について「実践度」の2側面から評価している[1]。

　積み上げ方式による教育プログラムの評価結果は，「理解度」の評価は2015年度から2017年度にかけて「できる」の回答が22%上昇，「実践度」の評価は18%上昇していた。実践度は理解度より低い結果であったが，「指導を受けながら」では複数の項目で約4〜5割が「できる」と回答している。

2. 興味・関心

　群馬大学（以下，本学）では学生が積み上げ方式で学んだ「理解度」と「実践度」を生かし，卒業後は地域で活躍できる看護師になることを目指している。そのため，4年次には地域での暮らしを見据えた看護に関する興味・関心の状況も評価している[1]。

　退院支援への興味・関心は「かなり高い，少し高い」を合わせると97.3%であり，5年間で10%増えていた。訪問看護への興味・関心は「かなり高い，少し高い」が79.5%で5年前と比べ18%増加し，訪問看護・在宅ケア現場への就職は「かなり高い，

少し高い」が63％で，15％近く上昇していた。こうした数値から，教育の効果は現れているが，今後は学生の自己評価だけではなく客観的な評価が重要と考えている。

3. 実習事例

学生の生の声として，看護学総合実習中の事例について説明する。

慢性心不全で入退院を繰り返している対象者を受け持った4年生は，最初は「慢性心不全患者の退院指導で大切なのは塩分制限なので，パンフレットを作って塩分についての知識を伝える必要がある」とケアを検討していた。教員は「一度，患者さんから自宅での様子について話をうかがってみるのはどうですか」と指導した。後日，学生は「患者さんのお話をうかがうと，退院後に水を摂りすぎてしまうのには3つの原因があることがわかりました。1つ目は，大好きなラーメンを食べてのどが渇くこと，2つ目は歩くのが大変なのでほとんど自宅におり，自宅では1日中クーラーをかけっぱなしでのどが渇くこと，3つ目はほとんど家にいる自分を気づかい，近所の人がお茶菓子を持って話しにきてくれ，ついついお茶などを飲んでしまうことです」という貴重な生活状況を得てきた。学生は「私のやろうとしていた塩分制限の指導は意味がなく，患者さんの生活が見えたことで必要なケアが見えてきた」と答えた。

この学生の言葉から，「入院前，入院中，退院後を継続する1本の線上で考える」という対象者の「理解」において教育効果が出ており，教員の一言の指導で学生が何をすべきかわかるという「実践」の教育効果につながっていることがわかる。

Ⅱ 教員による評価

在宅ケアマインドを実践に生かすための教育では，教員の教育力が問われる。本学では，看護学FD（faculty development）や学習会，地域で行われている地域包括ケアシステムに関する研修会などへの積極的な参加を促している。こうした取り組みによる教員の評価は，在宅ケアマインドの養成に関する調査を行い検討している。また，この取り組みは県内3大学の協働で実施しており，3大学の教員への調査からも評価し，県内における在宅ケアマインドを実践に生かすための教育に関する教員の教育力向上を目指している。

在宅ケアマインドの養成に関する教授・指導の実施状況では，「看護の対象者を『患者』ではなく，『生活者』としてとらえるように意識させる」は90％以上の教員が実施できていた[1]。一方，「本学の現教育カリキュラムを改変する必要性を感じる」は30％であった。教員は，今後，現行カリキュラムを時代の要請に応じて積極的かつダイナミックに改変する力をつけ，それに向けたFDなどの教育も必要となる。

本学の看護学FDで行った在宅ケアマインド養成に関するグループワークでは，教員から以下の報告があった。具体的には，「入院は一時点にすぎず患者の入院前後の生活について意識的・具体的に指導するようになった」「講義のなかで学生に在宅療

養をイメージできる伝え方（本の朗読や実際の写真）を工夫するようになった」という報告があった。以上より，教員側の効果もみることができる。

対象者による評価

　在宅ケアマインドを実践に生かすための教育のゴールは，対象者が自分の住み慣れた地域で納得がいく暮らしを送り最期を迎えることである。学生や教員は，その実現のために，知識と実践を4年間で積み上げている。すなわち，われわれが行う教育における最終評価は，対象者からの評価が重要となる。

　対象者と学生とのかかわりは臨地実習が主であるが，受け持ち患者の声を聞いてみると，多くの人から「退院後はこういうことをしてみたい」という言葉が聞かれる。これは，学生が受け持ち患者に対し，病院完結型看護の視点である入院から退院までという目先のゴールではなく，地域完結型看護の視点をもって退院後の地域での生活を意識したコミュニケーションをとっているためと考える。

　たとえば，ある学生は受け持ち患者から，「こんな体になったけれど，本当は良くなって孫と一緒に海外旅行に行くのが夢で，それがかなえられるだろうか」という闘病意欲につながる大切な言葉を聞いた。この言葉は，医師や看護師は把握していなかった情報であった。闘病中の患者は，日々の治療とその副作用などに一喜一憂し，その先に何が起こるかが予測できず，闘病意欲をもちにくいものである。しかし，地域完結型看護の視点をもってかかわることにより，患者は病人としてではなく，生活者としての今後がみえるようになる。そして，この夢をかなえるために，医療者として何が支援できるのかを考え，かかわることは，対象者のQOLの向上につながると確信する。

　本学では，2019年3月に本教育を4年間履修した第1期生が卒業した。今後は，対象者の評価を積み重ね，客観的な評価につなげていき，今後のカリキュラム改正時に社会や時代のニーズに対応できるよう，さらに検討を進めていきたいと考える。

文　献
1) 群馬大学大学院保健学研究科看護学講座 (2019). 課題解決型高度医療人材養成プログラム．群馬一丸で育てる地域完結型看護リーダー事業報告書 (平成26-30年度)．p.12-16.
2) 神田清子, 堀越政孝, 佐藤由美, 他 (2016). 地域包括ケアに根差した在宅ケアマインドを育てる看護教育．看護展望, 41 (10)：25-30.

第Ⅱ章　地域完結型看護をベースにした看護教育への転換

4 切れ目のない看護のための 看護過程の考え方

Ⅰ 問題志向型システム（POS）から 国際生活機能分類（ICF）の考え方へ

1. 問題解決型思考に基づく看護過程の限界

1）問題志向型システム（POS）の導入の経緯

　看護教育の核となる看護過程は，長い間，問題解決型思考に基づいた科学的な思考が基本となってきた。その代表的なものに問題志向型システム（problem oriented system：POS）がある。POSは，「1968年に米国のウィード（Weed,L.L.）らが提唱した問題解決技法に基づくシステム」[1]である。日野原らはPOSを「患者の問題を明確にとらえ，その問題解決を論理的に進めていく一つの体系（system）」[2]とし，この体系に基づいて記録された問題志向型診療記録（problem-oriented medical record：POMR），問題志向型看護記録（problem-oriented nursing record：PONR）をわが国に紹介した[2]。以降，多くの医療現場で積極的に導入されている。

　1980年頃までの看護記録は，日野原らによると，「何時に下痢をし，軟便で粘液を混じていたか，などのような出来事が時間を追って（経時的に）書かれている」[2]ものであった。そのため，「そのようなシステムのない行き当たりばったりのやり方で患者の病気が取り扱われたとすると，患者の持っている問題は一向に解決しないことになってしまう」[2]と問題解決型思考導入の必要性を述べている。また，黒田も，「ただ闇雲に患者さんを看護するのではなく，系統的に，そして科学的に看護を行うために［看護過程］は必要」と述べている[3]。当時の病院完結型看護の現場において，問題解決型思考による看護過程の導入は必須の課題だったことがうかがわれる。

2）看護診断の普及

　アルファロ−ルフィーヴァ（Alfaro-LeFevre R）[4]は，看護過程の段階を①アセスメント，②診断，③計画，④実施，⑤評価としている。これはわが国でも翻訳され，現在の看護過程の礎になっている。

　看護診断（nursing diagnosis）は，医学的診断と比較して「疾病あるいは生活の

表4-1 問題リストの例

医学的診断	看護上の問題点	看護診断
関節リウマチ	#1 関節リウマチに関連する両側指関節の疼痛	慢性的な疼痛
両側の指関節の疼痛	#2 #1に関連する日常生活の支障（家事，整容など）	セルフケア不足
貧血	#3 貧血や肥満を軽減するための食事に関する知識不足	栄養摂取・消費バランス異常：必要量以上の摂取
	#4 自宅に帰ったときの独居生活への不安	不安

変化に対する不健康な実際の反応や，起こるおそれのある反応を特定し治療することに焦点をおく」[4]こととされ，わが国でも拡大していった。現在，看護診断を導入している病院は増え，看護教育の現場でも，事例による看護診断トレーニングが積極的に行われている（教育機関によっては，看護診断ではなく「看護上の問題点」を記述しているところもある）。

3）問題解決型思考での看護過程の限界

看護過程の核として，対象者の問題の明確化がある。看護診断を含め，看護上の問題リストの例を表4-1に示す。医師が医学的診断を行うように，看護師は看護上の問題点や看護診断をリストアップする。急性期病院では，看護師同士の共通言語によってなされた看護診断の活用効果が期待できる。しかし，問題の解決が困難な患者や問題の多い患者，長期にわたり治療を受けている患者，自宅や施設へと退院する患者に対しては，問題解決型思考の看護過程だけでは限界がある。なぜなら，病院での問題解決を目指す看護アプローチは，治療などの医学的アプローチに重点が置かれて，生活面が弱くなることや，退院先が自宅や施設など看護診断の及ばない領域であることによる。また，本人や家族，介護職などにとっては，看護診断で使われる専門用語はわかりにくいといった理由がある。切れ目のない看護過程を展開するならば，つなぐ相手にもわかりやすい表現を考慮することが必要である。

長い間，看護界では問題解決型思考による看護過程の教育がなされ，それは病院完結型看護の時代では効果的であった。しかし，地域完結型看護の時代になった現在，それに対応する方法も学ぶ必要がある。

2. ICFの考え方への転換

1）ICFの視点

在宅においては，国際生活機能分類（International Classification of Functioning, Disability and Health：ICF）に基づいたアセスメントが重要視されている。ICFは，2001年に開催されたWHO総会において，国際障害分類（International Classification of Impairments, Disabilities and Handicaps：ICIDH）の改定版として採択された[5]。翌2002年に日本語版が出版され[5]，医療や保健，福祉の領域に普及していった。

ICFの構成要素には，健康状態（変調または病気），心身機能・身体構造，活動，参加，環境因子，個人因子がある（図4-1）[5]。これらの構成要素は，「以前用いられていた機能障害（impairment），能力障害（disability），社会的不利（handicap）

第Ⅱ章　地域完結型看護をベースにした看護教育への転換

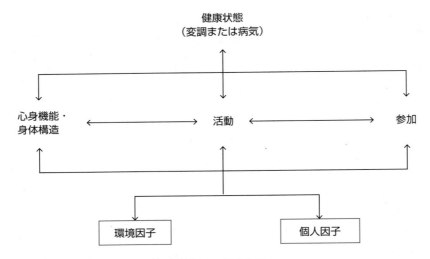

図4-1　国際生活機能分類（ICF）の構成要素間の相互作用
障害者福祉研究会（編）(2002)．ICF国際生活機能分類―国際障害分類改定版．中央法規出版，p.17．より引用

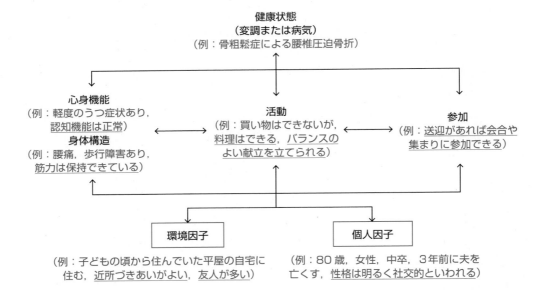

図4-2　国際生活機能分類（ICF）による事例のアセスメントの例
下線はプラス面。

にとって代わり，分類の視野を拡大して，マイナス面だけでなくプラス面をも記述できるようにしたもの」[5]であった。

　腰痛圧迫骨折を起こした女性患者を例にあげると，ICIDHでは，「歩行の機能障害」「家事能力の障害」「歩行できないことによる職場上のハンディキャップ」という問題が明確になる。一方で，ICFでは，活動や参加，環境因子などの要素が加わるため，活動の視点でみると，「買い物はできないが，料理はできる」など，できないことだけでなく，できることにも着眼できる。また，「会合や集まりに参加できる」など，

主体性を引き出すための相手のプラス面をみることができる（図4-2）。このように，アセスメントが広がれば，本人の能力を生かした地域でのケアが検討できる。

2）ICFの考え方によるケアプランの理解

ICFの考え方は，病院よりも在宅におけるケアマネジメントにおいていち早く導入された。わが国の介護保険制度は2000年に始動したが，介護支援専門員（以下，ケアマネジャー）が行うアセスメントやケアプラン作成には，ICFの考え方が反映されている。介護支援専門員実務研修テキストにおいても，「利用者の生活全体を把握することは，ケアマネジャーに欠かせない視点です。こうした見方をするためにICFの考え方は大変参考になります」と記述されている[6]。

介護保険制度の目的は，疾患の治療ではなく，自立した日常生活を営むことができるように支援することである。本人の住み慣れた地域での生活を理解し，ケアプランには，問題点ではなく，本人および家族の生活の意向や生活全般の解決すべき課題（ニーズ）を明記する（表4-2）。ケアマネジャーは，対象者の生活において，問題点だけでなくプラス面もアセスメントし，本人や家族の意向も踏まえ，ニーズを明確にしてケアプランを作成する。ニーズは，生活上の困り事を確認し，本人・家族の合意を得て，「～したい」と記述する。

表4-2の居宅サービス計画書のニーズは，「重い物が持てず長い距離を歩けず買い物ができないが，自宅で自分で作った料理を食べたい」となっている。ケアプランは，必ず本人や家族に確認してもらい同意を得るなど，本人および家族が納得するものとする。それには，問題点だけではなく，できるところや良いところ，意欲，要望，強みをアセスメントし，本人や家族のニーズを記述する。

表4-2 居宅ケアプランの例

居宅サービス計画書（1）の一部抜粋	
要介護状態の区分	要支援1・要支援2・要介護1・要介護2・要介護3・要介護4・要介護5
利用者および家族の生活に対する意向	本人：「重い物が持てず長い距離を歩けず買い物ができないが，援助を受けて自分の家で自慢の手作りの料理を食べて暮らしたい」 家族：「生まれたときからの自宅で過ごさせてあげたい。だれかに助けてもらえるのであれば手を借りたい」
総合的な援助の方針	居宅サービスを利用し，住み慣れた自宅で生活できるよう援助します。援助の際はご本人のできるところを伸ばし，孤独感のないように支援します

居宅サービス計画書（2）の一部抜粋	
生活全般の解決すべき課題（ニーズ）	サービス内容・頻度
1．重い物が持てず長い距離を歩けず買い物ができないが，自宅で自分で作った料理を食べたい	訪問介護：3回/週。買い物，掃除の家事援助と，本人の調理を援助します
2．家族が遠方に住んでいるので，何かあったときには助けが得られるようにしてもらい，安心したい	独居者への民生委員訪問：1回/月 市の緊急通報システムの導入

第Ⅱ章　地域完結型看護をベースにした看護教育への転換

表4-3 施設ケアプランの例

施設サービス計画書（1）の一部抜粋例

要介護状態の区分	要介護1・要介護2・要介護3・要介護4・要介護5
利用者および家族の生活に対する意向	本人：「残りわずかな人生。入院せず長い間お世話になっている特養で馴染みの職員に囲まれて最期を迎えたい」 家族：「職員の明るい声かけのある，慣れた施設の介護で穏やかに最期を迎えてもらいたい」
総合的な援助の方針	入院せず，最期までこの特養で生活できるように支援します。孤独にならないように常に声をかけ，スキンシップを大切にします

施設サービス計画書（2）の一部抜粋例

生活全般の解決すべき課題（ニーズ）	サービス内容・頻度
1．飲み込む力がなくなってきているが，好きな物を好きなときに口から食べたい	言語聴覚士が飲み込みを確認します 栄養師がお好きな甘酒をゼリー状に飲み込みやすいよう工夫します 介護職員が姿勢や覚醒を確認しながら介助します お好きなうどんは，月1回うどん打ちの食事会を開催するので，飲み込みやすくした新鮮なうどんを召し上がっていただきます
2．自分がどこにいるのか，どうすればよいのかわからなくなるので教えてほしい	介護職員が生活の一つひとつを声をかけてお手伝いします 今どこにいるのか，何をすればよいのかゆっくり説明して行います 自分でできるところはしていただけるように介助いたします
3．最期は馴染みの人に囲まれて静かに死にたい	医師から最期の診断が出たら，すぐにご家族に連絡してお部屋に泊まっていただくように手配します ご家族，職員，仲が良かった利用者，だれかが必ず手を握って声をかけていただけるよう配慮します

　この考え方は，居宅サービスだけでなく，施設サービス計画書でも同様である。**表4-3**に特別養護老人ホームにおける計画書の例を示す。このプランでは，本人や家族の意向を明記して，住み慣れた施設での生活や最期を支援するものとなっている。

　このICFに基づく考え方は，介護保険制度におけるケアプランだけでなく，障害や認知症をもつ高齢者ケアにも広がっている。諏訪らは，「ICFでは，障害を理解するために『社会モデル』という概念モデルを整理し，あらゆる障害を医学モデルと社会モデルを統合してとらえ，障害を持つ個人としても，また社会としても障害を克服していくことの重要性を示唆しています」[7]と述べている。さらに，医学モデルにおけるアセスメントとケアプランは問題志向型で，社会モデルは目標志向型であり，本人の意向や思い，障害の内容に応じて，2つのモデルを使いこなすことが重要であるとしている[7]。

3）病院の看護計画とケアプランの齟齬をなくすために

　病院の看護計画と居宅ケアプランの比較例を**表4-4**に示す。病院の看護計画では，看護診断が記載されているが，そこには本人や家族の意向が十分に反映されていない。また，医療処置や観察中心の具体策となっている。一方で，居宅ケアプランには，本人と家族の意向が明確に記載され，サービス内容と頻度が記載されている。この両者の格差が大きいと，病院から在宅療養へ移行するとき，看護過程の流れが途絶える原因となる。切れ目のない看護を提供するためには，病院の看護計画を見直す

40

4 ● 切れ目のない看護のための看護過程の考え方

表4-4 病院の看護計画と居宅ケアプランの比較

病院の看護計画		居宅ケアプラン		
看護診断	具体策	利用者・家族の意向	サービス内容と頻度	
# 摂食セルフケア不足	1．経鼻チューブによる経管栄養施行（400mL×3回，水分200mL×2回）	•本人：チューブはつらいので口からおいしいものを食べたい	•歯科医師が訪問して経口摂取を評価し，歯科衛生士による口腔ケアについてご相談します	2回/月
関連因子：認知障害	2．チューブ自己抜去予防のための抑制	•家族：口からできるだけ食べてもらいたい	•訪問看護師が経口摂取量や栄養状態を評価して，主治医が経管栄養量の調整を図ります。言語聴覚士が経口摂取への介助を実演し，主介護者と相談します	3回/月
	3．口腔ケアを毎朝，スポンジブラシで施行		•ホームヘルパーが本人の好みや飲み込みやすいものを考慮し，料理が得意な主介護者（妻）と相談しながら調理します	5回/月
	4．体温，痰のからみなど肺炎の徴候観察			

↑　　　　　　　　　　　　　格差　↑
医療処置・治療重視　⇔　本人・家族の意向に基づいた生活支援

必要がある。

3. ICFの視点を生かしたケアプラン・看護過程教育

1）ICFのプラス面を加える教育

　現在の看護教育では，病院や施設，在宅，地域と多岐にわたる実習機関で実習が行われるようになった。学生は，看護過程の記録様式が変化すると，看護過程の考え方も異なるととらえがちである。加えて，ケアマネジメントと看護過程はまったく違うものと理解しがちである。しかし，看護過程はケアマネジメントと共通する点が多く，相違点も含めて**表4-5**[8]のように示すと理解しやすい。ここでいうケアマネジメントは，「利用者の社会生活上のニーズを充足させるため，適切な社会資源と結びつける手続きの総体」[6]と定義する。ケアマネジメントの目的は，「コミュニティ・ケアの推進，生活の支援，QOLの向上，コストのコントロール」[6]である。看護過程とケアマネジメントの共通するところはアセスメント，計画，実践，評価の流れに基づくものであるという点であり，異なるところは，看護過程では問題点，ケアマネジメントはニーズを明確にするという点である。ケアマネジメントはケアマネジャーが行うものと狭くとらえがちであるが，本人を中心に看護師や介護職員，他の職種，家族など，ケアに携わるあらゆる人がかかわるものである。

　高齢者は加齢に伴う変化や認知症など，問題を多く抱え，これらは完治や改善が困難である。したがって，問題ばかりみるのではなく，本人の強み，したいことやできることなどプラス面をアセスメントすることが求められる。

表4-5 科学的方法・看護過程・ケアマネジメントの比較

	科学的方法	問題解決型思考による看護過程	ケアマネジメント
①	問題の認識	対象者との出会い	ケースを発見する
②	観察と実験による情報収集	アセスメント	アセスメント
③	仮説設定	問題点・看護診断の明確化	ニーズの明確化
④	仮説検証の計画	計画	サービス計画書
⑤	実験	実施	サービス提供
⑥	仮説評価・修正	評価	モニタリング・評価

内田陽子（2014）．ベストティーチャーが教える！看護過程―目からウロコの教え方＆学び方．第2版．日総研出版, p.11. を参考に作成

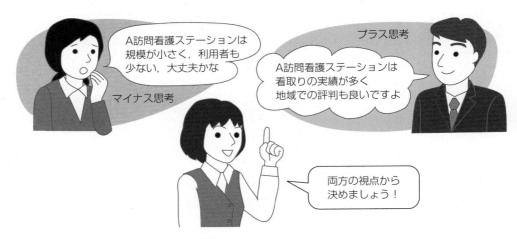

図4-3 マイナス思考とプラス思考（訪問看護利用の例）

　そもそも物事を正確にとらえるためには，マイナス面とプラス面の両方の視点（図4-3～5）が必要である。看護では長い間，問題点を明確にする看護過程に慣れてきたため，患者のプラス面をみることが不得手である。ここで強調したいことは，「マイナス思考＝問題解決型思考」ではないということである。問題解決型思考は問題点の原因を探索し，ケアや医療によって解決を目指す思考であり，単なる負の感情や短絡的思考に基づく実践ではない。そこには，プラス思考と結びついた事項が含まれていなければならない（表4-6）[8]。地域完結型看護では，従来の問題解決型の看護過程を生かしながらプラス面を強化する，この両方の思考を取り入れた看護過程が求められる。

2）問題点からニーズの表出へ

　基礎看護学から成人看護学での看護過程において問題点の明確化に慣れている学生に，すぐにニーズの記述を求めるのは難しい。筆者が担当する老年看護学では，例題を出して，問題点からプラスの表現に転換するトレーニングを行っている。まずは，学生が慣れている問題点から始めて，それにプラス面のアセスメントを加えて，ニーズの表現を考えると，学生は記述できるようになる。表4-7は，本人の訴えおよび看護師の観察データにアセスメントデータ（問題とプラス面とで考える）を加え，ニーズを記述した例を示したものである。

4 ● 切れ目のない看護のための看護過程の考え方

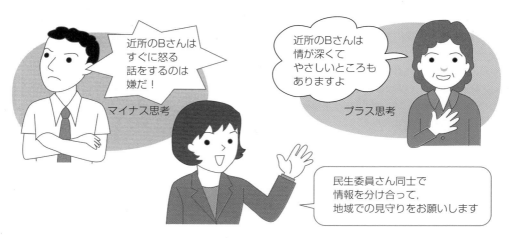

図4-4 マイナス思考とプラス思考（地域での例）

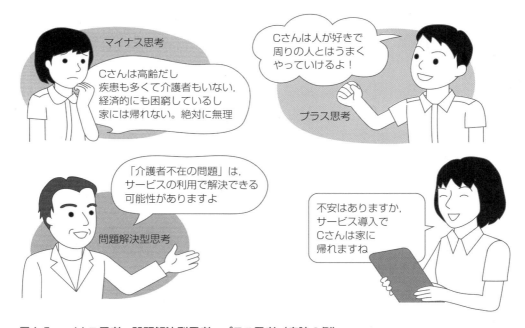

図4-5 マイナス思考・問題解決型思考・プラス思考（病院の例）

表4-6 問題解決型思考とプラス思考の看護過程の要素

	問題解決型思考の看護過程	プラス思考の看護過程
①	問題を見つける	本人のしたいこと，できることを見つける
②	アセスメント	アセスメント
③	問題点・看護診断の明確化	ニーズの明確化
④	計画（どのように問題を解決するかの計画）	計画（ニーズの実現のための計画）
⑤	実施（問題解決に努める）	実施（ニーズの実現に努める）
⑥	評価（問題が解決したかを評価）	評価（ニーズが実現したかを評価）

内田陽子（2014）．ベストティーチャーが教える！看護過程―目からウロコの教え方＆学び方．第2版．日総研出版，p.21．を参考に作成

43

表4-7 問題点とニーズの表現

問題点	ニーズの表現
#1 下肢筋力低下による転倒の危険性 S：「車椅子は嫌だ。自分で歩ける」 O：転倒1回あり。骨折なし A：転倒のおそれがある。<u>歩行の自立への意欲がある</u>	→ 転倒せずに自分の足で歩きたい
#2 認知症による機能性尿失禁 S：「トイレに行きたい。おむつは嫌だ」 O：尿失禁あり。MMSE 10点 A：認知機能低下あり。機能性尿失禁の可能性がある <u>トイレの場所がわかれば，トイレで排泄できる</u>	→ トイレの場所を教えてもらってトイレで排泄したい

S：主観的データ（本人の訴え），O：客観的データ（観察），A：アセスメント（下線はプラス面）
MMSE：Mini-Mental State Examination

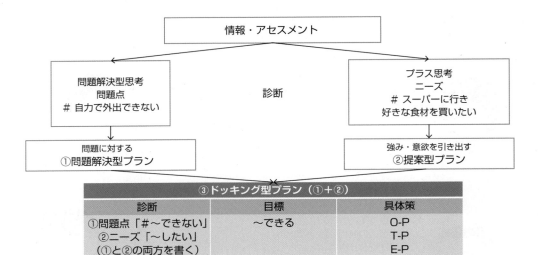

図4-6 ドッキング型プラン
内田陽子（2014）．ベストティーチャーが教える！ 看護過程―目からウロコの教え方＆学び方．第2版．日総研出版，p.80．を参考に作成

このように，問題解決型思考による看護過程にプラス面のアセスメントを加えると，問題点だけでなく，ニーズの診断が可能となる。

3）問題点とニーズの両方を組み合わせる看護計画

筆者は，問題解決型思考とプラス思考の両方の「ドッキング型プラン」[8]として図4-6を示し，教授をしている。このドッキング型プランは，問題解決型プランと提案型プラン（強みや意欲を引き出すプラン）を連結したものである。提案型プランとは，森田による「生活の要望を引き出した上で立案した提案型プラン」[9]である。これにヒントを得て，「ドッキング型プラン」では，抽出した問題点とニーズを加えてケアプランを立案する。両方を記述することで，目標や具体策には，問題解決を目指すことに加えて，ニーズ実現のためのケアが加わる。ドッキング型プランの例を表4-8に示す。表4-8では，問題点として「転倒の危険性」と「自分の足で歩きたい」というニーズが表現されている。これにより，単なる転倒予防策だけでなく，

表4-8 問題点とニーズ両方のドッキング型プランの例

問題点とニーズ #は問題点　（　）はニーズ	目標	具体策
#1 下肢筋力低下による転倒の危険性 （転倒せずに自分の足で歩きたい）	1．転倒しない 2．自分の足で病室からトイレまで歩くことができる	1．転倒しないように頻回に訪室して観察する 2．理学療法士（PT）によるリハビリテーションを観察し，リハビリテーションの時間以外にもできる体操を教えてもらい，実施する 3．本人の希望があれば，すぐに車椅子を使ってトイレで排泄できるように誘導する 4．筋力がつけば，3の車椅子誘導は片道だけにして，手すりを持って自分の足で歩けるようにPTと相談して歩行訓練を行う

歩行の自立を促進する対策も加わる。これがドッキング型プランの狙いであり強みでもある。

強みを生かす

1. ストレングスモデル

　強みや長所であるストレングス（strength）をケアに生かしていこうとするモデルがストレングスモデルである。こうした考え方に基づくケアマネジメントは，アメリカで生まれた。その背景をみてみると，ケアマネジメントにおいて，「1970年代後半の当初は単純に利用者のウィークネスをアセスメントすることで生活問題を捉え，それを解決していくといった視点でのアプローチが主流であった」[10]とされている。ストレングスモデルの効果は，「利用者のケアマネジメントへの満足度が高く，利用者はストレスに対して強くなり，地域での生活力をつけていた。当然，再入院率も低く，結果的にコストを抑えることにもなっていた」[10]と述べられている。

　ストレングスは，プラス面をみていく視点と共通するものであり，「本人のストレングスを伸ばしていくといった意味で一般に『生活モデル』とも総称される」[10]。ストレングスに科学的な根拠はなくても，人が人生で培われてきた知恵が含まれ，「特に高齢者は，加齢や病気に伴い身体機能が衰退現象に陥りやすい半面，人生経験が豊富であり知恵や知識が蓄えられているなどの成熟現象がみられ，ストレングスを最も発揮しやすい条件にある世代」[11]といわれている。

　日本におけるストレングスを用いた実践研究では，長期入院患者の退院支援や精神障害者，地域での生活を支えるケアに関するものが報告されている[11]。白澤は，「利用者はすべてストレングスを有している人として捉える価値観を有している」[12]こと，「ウィークネスは容易に把握できるが，ストレングスの理解には，利用者との信頼関係のもとで得られるものであり，時間がかかることも認識しておく必要がある」[12]

第Ⅱ章　地域完結型看護をベースにした看護教育への転換

表4-9 居宅サービス計画書（1）

	作成年月日　　　年　　月　　日
	初回・紹介・継続　　認定済・申請中
利用者名　H氏　　　　　生年月日　○年○月○日　　住所　群馬県○○市○町○	
居宅サービス計画作成者氏名　○○	
居宅介護支援事業者・事業所名および所在地	
居宅サービス計画作成（変更）日　○年○月○日　初回居宅サービス計画作成日　○年○月○日	
認定日　○年○月○日　　　　認定の有効期間　○年○月○日～○年○月○日	
要介護状態区分	要介護1・要介護2・要介護3・要介護4・要介護5
利用者および家族の生活に対する意向	本人：人の手をできるだけたくさん借りて，最期まで自分が建てた自宅で生活したい
	全身がんであるが，苦痛はできるだけとってほしい。一時的な入院ならしてもよいが長期（1か月以上）になるなら自宅に帰って，最期を迎えたい
	胃瘻や点滴，人工呼吸器などの医療処置はしないでほしい
	↑ 本人の意向をアセスメントして記述する
介護認定審査会の意見およびサービスの種類の指定	本人の意向を重視して，「住み慣れたわが家で」の実現を図る
	サービスの種類の指定はなし
総合的な援助の方針	一人暮らしなので自宅に近いサービスを導入し，何かあったらすぐに対応できるように支援します
	Hさんは寝たきりとなっていますが，強みは人が好き，人を受け入れる包容力があることです，サービスを導入して，最期まで暮らしを支えます
	↑ 本人のストレングスをアセスメントして記述する

と述べている。

2. ストレングスを生かしたマイケアプラン演習

　　筆者は「高齢者ケアシステム論」の科目で，マイケアプラン演習を行っている。表4-9，10に，看取りの居宅サービス計画書の例を示す。これは，終末期になってもストレングスをとらえ，本人の意向を実現し，最期までその人の生活を支えるプランのための見本教材の一部としている。

　　また，学生自身に看取りのマイケアプランを立ててもらうため，よりわかりやすいものとして，表4-11に示した形式を使っている。これは全国マイケアプラン・ネットワークが作成した形式[13]をもとに，筆者が作成したものである。学生は家族（祖父母や両親など）や自分を想像してプランを立て，発表会で内容を深めている。

　　学生にとっては，住み慣れた地域で最期まで生活するというイメージをもつことが難しいため，プラン立案前に「まちなか探検ツアー」という課外授業を取り入れている。古い一軒家や高齢者住宅，アパートなど，住まいだけでなく，商店街，交番，

4 ● 切れ目のない看護のための看護過程の考え方

表4-10 居宅サービス計画書（2）

利用者名　H氏

作成年月日　　　年　　　月　　　日

生活全般の解決すべき課題（ニーズ）	目標				援助内容					
	長期目標	期間	短期目標	期間	サービス内容	*1	サービス種別	*2	頻度	期間
1. できるだけ自宅のトイレで排泄したい	排泄への自尊心を保つ	30/8/1-10/31	一日中おむつ装着にならないようにする	30/8/1-10/31	1. トイレの近くにベッド移動 2. トイレの手すり設置 3. トイレ介助 4. 尿とりパッドの片づけ	○	訪問介護	Aヘルパーステーション	毎日	30/8/1-10/31
2. 量は少なくてもおいしいものを食べたい	最期まで口から食べられ，笑顔が保てる	30/8/1-10/31	毎日，口から食べられる	30/8/1-10/31	1. 鮮度のよい魚，肉，野菜の料理や果物を買い物 2. 自分で食べられるように配膳 3. 嚥下の確認	○	訪問介護	Aヘルパーステーション	毎日	30/8/1-10/31
3. 痛みがなく，穏やかに過ごしたい	痛みが薬剤でコントロールできる	30/8/1-10/31	苦痛の表情がない（フェイススケール3まで）	30/8/1-10/31	1. 痛みの程度を観察し，処方されている薬剤が適切か評価 2. 痛みの増強前に量と種類の調整を図る	○	訪問看護	B訪問看護ステーション	5回/週	30/8/1-10/31
4. 体調が良いときは人と楽しくおしゃべりしたい，孤独に押しつぶされないように支えてほしい	最期までできるだけ多く楽しい日々がもてる	30/8/1-10/31	友人や近所の人たちと楽しく話ができる日を月に数回つくる	30/8/1-10/31	1. 近所のカフェに行く機会をつくる 2. 友人とのツイッター，電話でのやりとり	×	D町のまちなかカフェ	D町カフェ	2回/月	30/8/1-10/31
5. 最期は自宅で過ごしたいので状態を教えてほしい	最期は自宅で息をひきとる	30/8/1-10/31	入院しないで自宅で過ごせる	30/8/1-10/31	1. 状態を診察し，予後の説明 2. 緊急時の対応と往診できる体制づくり	○	往診	M診療所（K医師往診）	2回/月	30/8/1-10/31
6. 一人暮らしで身寄りがないので，他人に迷惑をかけないで死にたい	本人の計画どおりに自宅整理や相続も完了している	30/8/1-10/31	家の中が片づく	30/8/1-10/31	1. 家の中の片づけ 2. 葬儀などの相談の機会をつくる		有償ボランティアE市相談会	CシルバーサービスE市役所		30/8/1-10/31

*1：実施○，未完成×　　*2：サービス事業所名

診療所，デイサービス，葬儀社，寺社などを歩いて探索する（図4-7）。学生は，そこで出会った住民から話を聞いて具体的な生活を想像し，マイケアプラン演習にとりかかっている。看護過程の学習では，住まいや暮らしをより理解するために実際に地域に出かけてみることも重要である。

表4-11 最期まで自分らしい生活を送るためのマイケアプラン例

どうしたいか，そうなりたいか		そのために支障になること	具体的な手段を考えてみる		頻度
ゆくゆくは	すぐに		ケアの方法	担い手・サービス内容	
1．残した家族に迷惑をかけたくない	部屋の片づけをする	重い物が持てない	部屋の掃除	訪問介護（介護保険）	5回/週
	遺産の整理	事務手続きを知らない	弁護士に相談，公証役場で手続き	弁護士（自費）	1回
2．入院せずに苦痛なく自宅で最期を迎えたい	痛みをなくしてほしい	痛み止めがない	鎮痛剤を効果的に使う	訪問看護（医療保険）	5回/週
	安楽なベッドがほしい	どのベッドがよいかわからない	いくつかのベッドを試してみる	ベッド貸与（介護保険）	
3．最期まで口からおいしいものを食べたい	大好きなお寿司が食べたい	買い物ができない	ヘルパーに買い物をお願いする	訪問介護（介護保険）	5回/週
	大好きなイチゴが食べたい	人工栄養（人工栄養は拒否する）	テレビの通販を利用する	自分で注文	
	大好きな店のケーキが食べたい		家族の手助け	夫	
4．穏やかないつもの生活を送りたい	大好きな歌手の曲やクラッシック音楽を聴く		家族の手助け	夫	
	自慢の庭を眺めながら過ごせる	庭の手入れができない	だれかに手伝ってもらう	シルバー人材の人に草むしりを依頼	
5．自分の思いを伝えたい	絵手紙を書く	道具の準備，発送ができない	親しい人に手伝ってもらう	夫・友人	
	日々のエッセイを書く				

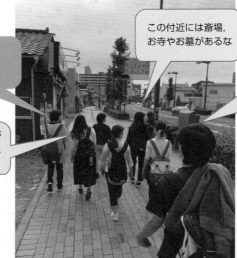

図4-7 マイケアプラン立案のための「まちなか探索ツアー」

Ⅲ QOL（生活の質）の視点

1. 看護理論におけるニーズ，生活の重要性

　「ニーズ」や「生活」を重視することは，古くから数多くの看護理論家が強調してきた。ニーズの充足という考え方は，1960年に出版されたヘンダーソン（Henderson V）の "Basic Principles of Nursing Care（看護の基本となるもの）" にも示されている。彼女は，人は自分のニードを自分で充足する能力をもつ存在であるとした。竹尾はヘンダーソンの考えを，「自分のニードを自分自身で充足することができない場合，他者の援助を必要とすることになります。この他者の援助を専門的立場から行うのが『看護』」[14] であると述べている。ヘンダーソンは，人の基本的欲求と基本的看護の構成要素として14の基本的ニード（①正常な呼吸，②飲食，③排泄，④移動と体位の保持，⑤睡眠と休息，⑥脱衣と着衣，⑦体温の保持，⑧清潔，⑨危険予防，⑩コミュニケーション，⑪宗教，⑫仕事，⑬レクリエーション，⑭学習）をあげている。

　また，セルフケアの看護理論を唱えたオレム（Orem D）の普遍的セルフケアの要件においても，食事や排泄，活動と休息などの生活項目が含まれている。

　このように，「ニード」や「生活」は看護の核となる概念であり，時代が変わっても看護過程において欠かせない要件である。

2. 切れ目のない看護アプローチ

　人の一生をとおして生活を支える看護アプローチを図4-8に示す。看護の対象である「その人」の誕生から現在，未来の時間軸に向かって毎日の生活が繰り返され，たとえ入院しても，看護は，その人ができるだけ元の生活に近づけるよう支援する。

　切れ目のない看護を提供するうえで，看護を具体的に言語化し，伝達する手段が看護過程である。疾患や障害を細分化していく医学的アプローチだけでなく，生活面も含めて包括的・連続的にとらえることが求められる。学生には図式化して，対象を立体的にイメージさせることがポイントとなる。

3. QOL（生活の質）の重要性

　QOL（quality of life：生活の質）については，1980年代に患者立脚型アウトカムの研究が多くなされ，「近年の医療評価研究においてこの患者立脚型アウトカムの1つであるQOLがいかに重要視されるようになったかがみてとれる」[15] といわれる。

　QOLは医療やケアのアウトカム（成果，結果）とされ，看護においてもQOLの視点で評価することが求められる。看護過程の展開においても，問題の解決だけでなく，その人のQOLや主観的な評価も含めて，総合的に評価する必要がある。筆者の看護計画における評価の視点を表4-12[8] に示す。評価には「アウトカム評価」と

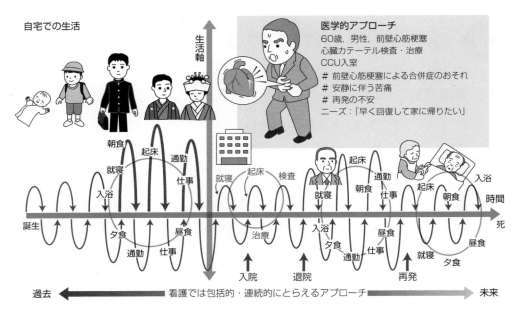

図4-8 切れ目のない看護アプローチ

表4-12 看護計画における評価の視点

対象者：S氏，88歳，男性，高血圧，糖尿病

長期目標：入浴を楽しみ，日常生活を安全に過ごすことができる

看護上の問題点（ニーズ）	看護目標（期待する結果）	具体策	実施○未実施×	評価
＃下肢の浮腫に伴う転倒の危険性（転倒を心配せず入浴を楽しみたい）	①入浴の際に転倒しない②入浴後に「気持ちよかった」「楽しかった」など，肯定的な言葉や表情がみられる	O-P 1. 入浴回数 2. 入浴への思い 3. 入浴時の動作（周囲への意識の仕方） 4. 身体状態：バイタルサインのチェック T-P 1. 日中，見守ってもらい，できるだけ生活のなかで立ったり座ったりして下肢を動かす 2. 脱衣所，浴室の床をきれいに掃除する（水や汚れはすぐ拭く） 3. 周囲に気がねがないように，人が少ない早い時間に入浴できるよう時間を調整する 4. 入浴できない気分不快時は体調に応じて足浴マッサージを行う	○ ○ ○ ○ ○ ○ ○ ○	[アウトカム評価]〈①目標達成度〉□達成した☑達成しない〈②状態改善度〉□改善 ☑維持□悪化〈③対象者満足度〉☑満足 □不満□わからない[要因分析と課題]マッサージが効果的であった手順が異なるので，統一したプランを追加する

内田陽子 (2014). ベストティーチャーが教える！ 看護過程一目からウロコの教え方＆学び方. 第2版. 日総研出版, p.100. を参考に作成

して，①目標達成度，②状態改善度，③対象者の満足度を設定している。①目標達成度は，設定した目標が達成したかどうかを判定する。②状態改善度は，対象者の状態が改善されたのか，それとも維持・悪化したのかを判定する。③対象者の満足度は，本人に尋ねて，満足しているかどうか判定する。

従来の多くの看護過程では，①②を中心に評価していたが，筆者は，③としてQOLの視点を加えた。③対象者の満足度では，たとえ目標を達成しなくても，また状況が改善しなくても，ケアの効果があったと判断される指標である。対象者の生活をとらえ，ニーズを踏まえ，その人のQOLや幸福を高める看護について評価することが重要といえる。

IV 地域完結型看護教育のなかでの看護過程の工夫

2018年度，群馬大学は，学部教育改革として各看護学分野の教員が集まり，看護過程に関する教育方法，取り組みのまとめを行った。これについては，群馬一丸で取り組む地域完結型看護リーダーの平成30年度ホームページ[16]で報告した。その内容の一部を紹介すると，「学生が対象者の生活をより具体的にイメージできるような事例設定」「対象者を生活者としてとらえられるように看護過程用紙の工夫を行った」「問題や困難な点だけでなく強みやニーズを見つけられるように導いた」「施設に入所する前に生活していた地域の環境や人々とのつながりについて事例情報を膨らませた」「退院や退所後の在宅療養生活をよりイメージしながら看護過程の演習を組んだ」などがあげられ，教員は多くの工夫をしていた。これらの成果を生かし，切れ目のない看護実践のために，さらに看護過程の方法を洗練させていきたい。

文 献

1) 山口瑞穂子（編）(2006)．最新看護学用語事典．医学芸術社，p.721．
2) 日野原重明，岩井郁子，片田範子，他（1980）．POSの基礎と実践―看護記録の刷新をめざして．医学書院，p.1-3．
3) 黒田裕子（1994）．わかりやすい看護過程．エキスパートナースMOOK，照林社，p.10．
4) Alfaro-LeFevre R(1986)/江本愛子（監訳）(1996)．基本から学ぶ看護過程と看護診断．第3版．医学書院，p.6，82．
5) 障害者福祉研究会（編）(2002)．ICF国際生活機能分類―国際障害分類改定版．中央法規出版，まえがきp.3，17．
6) 介護支援専門員実務研修テキスト作成委員会（編）(2012)．介護支援専門員実務研修テキスト 五訂．長寿社会開発センター，p.36-38，169．
7) 諏訪さゆり，大瀧清作（2005）．ケアプランに活かすICFの視点．日総研出版，p.14-15．
8) 内田陽子（2014）．ベストティーチャーが教える！ 看護過程―目からウロコの教え方＆学び方．第2版．日総研出版，p.11，21，80，100．
9) 森田靖久（2004）．施設版ポジティヴプラン作成ガイド．日総研出版，p.28．
10) 白澤政和（2006）．ストレングスモデルのケアマネジメント（1）ストレングスモデルの考え方．月刊ケアマネジメント，17(2)：34-36．
11) 佐久川政吉，大湾明美，宮城重二（2010）．高齢者ケアにおけるストレングスの概念．沖縄県立看護大学紀要，11：65-69．
12) 白澤政和（2006），ストレングスモデルのケアマネジメント（2）ストレングスモデルを活用したアセスメントとケアプラン．月刊ケアマネジメント，17(3)：34-39．
13) 全国マイケアプラン・ネットワーク（2007）．マイケアプランのためのあたまの整理箱―ケアプランを自分で立てよう！．ワークシート4，p.15．
14) 竹尾恵子（監）(2000)．超入門 事例でまなぶ看護理論．学習研究社，p.18．
15) 池上直己，福原俊一，下妻晃二郎，他（編）(2001)．臨床のためのQOL評価ハンドブック．医学書院，p.3．
16) 群馬大学大学院保健学研究科看護学講座．群馬一丸で取り組む地域完結型看護リーダー．地域完結型看護教育に関する看護過程演習の改革ポイント・課題．
 <http://team-gunma.jp/wp-content/uploads/2018/10/781c3516f9c0145af3da6263f74ed5d1.pdf>
 [2018．September 28]

第Ⅱ章　地域完結型看護をベースにした看護教育への転換

5 人々の多様な生活・地域の理解

　看護師は，入院中の対象者への看護において，入院前および退院後の生活を常にイメージしながらかかわる必要がある。それは，対象者が地域に暮らす生活者だからであり，地域へ帰る生活者として意識するためには，その生活を時間軸でとらえて看護を行うことが求められる。たとえ，別の医療機関や施設への退院であったとしても，これまでの自宅での生活を把握し，対象者の生活が分断されないように支援する。人は家のなかだけで生活をしているわけではないため，これからの病院看護師は，対象者および家族のアセスメントに加え，対象者の暮らす地域を理解することが必須となる。「木を見て森を見ず」ということがないように，森である地域も含めてアセスメントすることは，対象者をより深く理解することにつながる。

　病院看護師はこれまで研修という形で対象者の在宅での様子や地域での暮らしぶりを学んでいたが，診療報酬改定において退院前訪問指導料*や退院後訪問指導料*の算定が認められ，業務として位置づけられるようになった。しかし，対象者の家のなかでの生活を把握するだけでは不十分であり，近隣住民や地域性を理解することが求められる。

　人は，地域のなかで多様な役割を担い，様々な人と関係し，支え合って生活している。本人のセルフケア能力や家族の介護力に期待ができなくても，地域のもつ力次第で地域での生活が可能になる。地域包括ケアシステムにおいては，自助だけでなく，「互助」が重要な鍵となる。コンボイ（convoy：護衛団）モデル[1]（図5-1）を参考にして地域に意識を向け，フォーマルおよびインフォーマルな地域資源などを把握し，幅広い視点で看護を提供する力が求められている。

---

*退院前訪問指導料：入院期間が1か月を超えると見込まれる患者の円滑な退院のため，患家を訪問し，当該患者またはその家族などに対して，退院後の在宅での療養上の指導を行った場合に，当該入院中1回（入院後早期に退院前訪問指導の必要があると認められる場合は2回）に限り算定する。

*退院後訪問指導料：医療ニーズが高い患者が安心・安全に在宅療養に移行し，在宅療養を継続できるようにするために，患者が入院していた保険医療機関が退院直後において行う訪問指導を評価する。

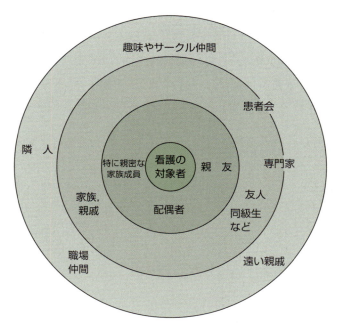

図5-1 コンボイモデル（Kahn & Antonucci, 1980）
近年では近所付き合いや血縁には頼らないつながり（ネット仲間など）もつくられている。

I 人々を支える地域の力

　近所づきあいが希薄になってきている昨今ではあるが，昔と変わらず住民同士の結びつきが強い地域もあれば，ふだんは近所づき合いがほとんどなくても，いざというときには大きな地域力を発揮して支え合うことができる場合もある。地域に内在する力の発掘あるいは活性化は，地域の支援者の力によるところが大きいが，地域の力がもつ可能性を信じることが重要といえる。以下，2つの事例を紹介する。

1. 事例1：筋萎縮性側索硬化症患者の在宅療養支援

　Aさんは70歳代後半の男性で，筋萎縮性側索硬化症で入院していた。老老世帯で子どもはいない。頼れる親戚がなく経済力もなかったが，本人と妻は家に帰りたいと希望していた。
　病院関係者は，Aさんと妻の意向を尊重したいが，様々な事情から在宅療養は無理ではないかと考えていた。しかし，数日だけでも自宅での生活を送ってもらいたいと地域の支援者へサポートを依頼した。民生委員や保健所保健師，ケアマネジャーの支援だけでなく，近隣住民からのサポートに恵まれたおかげで，Aさんは最期まで自宅で療養することができた。

2. 事例2：がん患者の在宅療養支援

Bさんは60歳代の男性で，念願の田舎暮らしをしたいと，定年退職後に何の地縁もない土地に夫婦で移住した。庭いじりや畑仕事を趣味にしていたが，移住の1年後にBさんは末期がんとの診断を受けた。Bさんと妻は，自宅で過ごすことを希望し退院した。

その後，Bさん宅の庭や畑は，これまでとは打って変わり手入れが行き届かない状況となった。これまで近所づきあいはほとんどなかったが，近所の人たちが心配して事情を尋ねてくれた。Bさんの妻がありのままの状況を説明し，近隣住民が様々な面で2人のサポートをしてくれ，自宅で最期を迎えることができた。Bさんの亡き後も，近所の人たちは草木の剪定などで何かとBさん宅を訪れ，妻の支えになっている。

Ⅱ 多様な生活，地域の理解

1. 生活スキルチェック表

現代の若者は，生活スキル（生活力）が欠けていると指摘される（第Ⅱ章2，p.25参照）。他者の生活を支える専門職である看護師として，まずは自分の生活スキルを自分自身で磨く必要がある。

看護学生の生活スキルを高めるために，生活スキルチェック表（表5-1）[2]などを用いて教育的にかかわる。この表は，①コミュニケーションスキル，②礼儀・マナースキル，③家事・暮らしスキル，④健康管理スキル，⑤問題解決スキルの5項目27内容で構成され，学生自身の生活に定着を図るためにも日頃の実施状況をチェックすることに重点を置いている。

2. 多様な生活の理解

情報化が進み，快適で便利な現代の生活を享受してきた若者にとって，戦後を経て生きてきた高齢者の生活背景を理解することは難しいといえる。また，超高齢社会でありながら，若者は高齢者と接する機会が少ない生活を送っている。そのため，これからの看護基礎教育では，高齢者を含む地域住民の多様な生活や考え方を知るための講義や実習に取り組む必要がある。さらには，生活体験ができるような課外活動への参加の機会を増やすかかわりが必要である，

人の生活は多様である。一人暮らし，老老世帯，核家族，大家族といった家族構成の多様性もあれば，LGBTs*，片親（シングルマザー，シングルファーザー）というあり方もある。また，共働き世帯，専業主婦がいる家庭，兄弟や親が離れ離れに

---

*LGBTs：LGBTは，女性同性愛のLesbian，男性同性愛のGay，両性愛のBisexual，肉体と精神の性別が一致しないTransgenderの人々の総称。それぞれの頭文字と，その4つではないが性に関する様々なあり方を総称した意味で"s"を加える場合もある。性的マイノリティ。

5 ● 人々の多様な生活・地域の理解

表5-1　**看護学生の生活スキルセルフチェック表**

3：よくやっている　2：少しやっている　1：あまりやっていない　0：全然やっていない	採点
1. コミュニケーションスキル	
・自らすすんで挨拶をしている	
・相手が話したくなるような雰囲気をつくっている。沈黙も大切にしている	
・相手に関心をもって，相手の話を理解しようとする姿勢をもっている	
・話をするときは視線を合わせ，声の大きさに気をつけている	
・世間話も含め対話をしている（例：天気や季節の話，洋服をほめる）	
・幅広い世代と交流し，TPO（目的，環境，相手）に応じて言葉や表情を使い分けている	
2. 礼儀・マナースキル	
・決められたルールや時間を守っている	
・TPOに応じた相手を不快にさせない服装，身だしなみを整えている	
・適切な手段で連絡・相談・報告をしている	
・個人情報の取り扱いを正しく行い，パーソナルスペースに踏み込みすぎないようにしている	
・困っている人がいるときは声をかけ，対応をしている	
・常識的なマナーで行動している（例：他者の家にあがるときは靴をそろえる）	
3. 家事・暮らしスキル	
・1日3食バランスよく食べている	
・食材の種類や知識，季節感を取り入れた調理をしている	
・清潔な環境を整えている（例：整理，整頓）	
・生活のリズムを設計している（例：放課後や休日の過ごし方，アルバイトの選択など）	
・清潔な衣服，他者に不快感を与えない所作を身につけている（例：洗濯，アイロンなど）	
4. 健康管理スキル	
・自分の生活を振り返り，生活を整えている	
・自分の健康に興味をもち，健康に良い習慣を確立している（例：禁煙，飲酒，運動，睡眠）	
・感染予防（例：うがい，手洗い）を日常的に行っている	
・心の健康に関心をもち，自分なりの気分転換をしている	
・他者に関心をもち，相手の気持ちや健康に気づかっている	
5. 問題解決スキル	
・問題となる原因を探索している	
・解決のための方法を考え，自分でできること，他者の力を得ることの判断をしている	
・困ったときには友だちに協力を得ている	
・困ったときに家族やそのほかの先輩，指導者（例：先輩，チューター）に相談している	
・目標達成のための手段を考え，実行している	

群馬大学大学院保健学研究科看護学講座．文部科学省GP 課題解決型高度医療人材養成プログラム．群馬一丸で育てる地域完結型看護リーダー．http://team-gunma.jp より作成

　暮らしている家庭などもある。生活様式からみても，きれい好きな家，倹約を重んじ質素な暮らしぶりの家，あるいは浪費家の家庭など，考え方や価値観，生活信条も様々である。

　看護師は，どういう家庭が正しく適切かなど，自分の固定観念やものさしに当てはめて評価することなく，それぞれの家庭のあり方や生活の多様性を柔軟に理解し，受容するスタンスを養う必要がある。

3. 地域の理解

　看護学生および看護師は，自分が地域住民の一人であり，地域住民のパートナー

であるという意識をもつ必要がある。自分が居住する地域に関心を向け，地域の特殊性を把握するなど，日常生活そのものが自然と勉強の機会になることが望ましい。加えて，臨床で出会う一人ひとりの対象者が帰って生活する地域にも目を向け，自分の地域と比較検討しながら，より多くの地域を理解することにつなげる。

地域包括ケアシステムの構築が進められるなか，看護師も住みやすい町づくりの一端を担えるようなかかわりを心がける。たとえば，認知症の人の増加によって，徘徊で行方不明や交通事故に巻き込まれるなどの問題が起こっているが，地域の見守りなどで，本人にとってはまるで自分の家の庭を散歩しているかのように徘徊できる，そんな優しい町づくりへの貢献が期待される。

地域の診療所や基幹病院は，その周辺地域の居住者を対象としており，地域を理解することは容易である。しかし，特定機能病院などは，2次医療圏外の患者も多く受診し，ヘリコプター搬送の患者など近隣の県を含めて広域の居住者が対象となるため，各対象者が居住する地域を把握することは不可能に近い。

各地域は，2025年に向けて，3年ごとの介護保険事業計画の策定・実施を通じて，地域の自主性や主体性に基づき，地域の特性に応じた地域包括ケアシステム構築をすすめているため，市町村によって利用できる制度や資源が異なる。病院看護師が対象者の居住地に関して，効率よく最新の情報を得ることは難しいが，近年は自治体のホームページが充実しているので利用するとよい。また，グーグルマップなど，ウェブ情報を活用して地域を理解することもできる。医療資源や介護資源だけではないその地域の特徴や文化などについては，そこに住む対象者や家族，同僚，知人，担当ケアマネジャー，保健師など，その地域をよく知る人から教えてもらうという方法もある。

Ⅲ 病院看護師に必要な地域のアセスメント

長い療養生活を送る対象者は，状態に合わせて療養場所を小刻みに変えていくことになる。これからの看護師には，臨床看護学と地域看護学の知識や技術を融合した実践が求められる。病院看護師は在宅看護や地域看護の視点を，かたや地域で働く看護職者は臨床看護（病院や施設）の視点を融合していく。

また，病院に勤務する大学卒の看護師のなかには，保健師の資格を有する者が少なくないが，病院完結型看護の実践が根強い現場では，せっかくの地域看護学の知識や技術が埋もれてしまい，臨床看護に地域看護を融合させた実践が行えていない状況がある。

保健師の業務には地域診断があるが，今や，病院看護師にも地域のアセスメント力が必要である。一方で，病院看護師には，公衆衛生を目的とした保健師が行う地域診断とは異なる地域のアセスメントが求められる。保健師は集団からとらえていくアセスメントであるのに対し，病院看護師には個からとらえるアセスメントが必要となる[3]。その際には，個から家族，地域へとアセスメントを行っていく。病院看護

5 ● 人々の多様な生活・地域の理解

表5-2 病院看護師に求められる地域アセスメントの視点

項目	項目の具体的視点
物理的環境 町の雰囲気，景観	• 町中，郊外，田舎，閑静，にぎやか • 住宅街，団地，高層ビル街，山間地，農村地，歓楽街，工場地，観光地など • 公園，広場，公民館など • 新興地域，古い町並みなど • 山，川，海，沼，湖など • 地域のしきたり，行事や祭事，風習など
道路事情*	• 道幅，坂，舗装状況，散歩道
交通事情*	• 公共交通機関の種類と利便性，交通量，踏切など
医療保健福祉の社会資源	• 病院，在宅療養支援診療所，薬局，訪問看護ステーションなど • 地域包括支援センター，まちの保健室，介護保険サービス機関など
商業施設	• 買い物場所，商業施設の特徴や種類，コンビニエンスストア，銀行など
人々の様子*	• 住民に対する印象，住民同士のつきあい，習慣や考えなど • 近所の人間関係 (閉鎖的，自由，友好的) など
地域の特殊性*	• 地域独自の制度や資源など
経済力	• 町の財政，産業，就労状況など
人口学的情報	• 人口統計，人口動態，高齢率，在宅看取り率，救急搬送率，出生率など

＊：実際に地域に出て見聞が必要な項目 (病院看護師が把握するには限界がある項目)。

師が行うケアのなかに，地域のアセスメントを取り入れる目的は，対象者が病気や障害を抱えながら地域での生活を安全・安心に，そしてより心豊かに過ごせるかどうかを判断するためである。地域のアセスメントのために必要な基礎的な項目を表5-2に示すので参考にしてほしい。

文 献

1) Kahn RL, Antonucci TC (1980). Convoys over the life course : Attachment, roles, and social support. Life-Span Development and Behavior, 3 : 253-286.
2) 群馬大学大学院保健学研究科看護学講座. 文部科学省GP 課題解決型高度医療人材養成プログラム. 群馬一丸で育てる地域完結型看護リーダー. <http://team-gunma.jp> [2018. September 24]
3) 岡本玲子，岩本理織，尾ノ井美由紀，他 (2012).【座談会】いま地域看護学と公衆衛生看護学を考える―看護学生が学ぶこと，保健師学生が学ぶこと. 看護教育, 53 (5)：356-362.
4) 齋藤訓子 (2016). これからの看護職は「地域がわかる」「地域でできる」へ. 看護展望, 41 (10)：984-988.

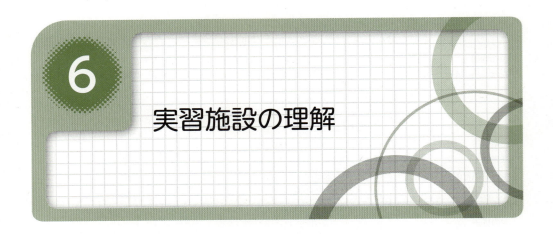

6 実習施設の理解

I 実習指導者の意識改革

1. 臨床実習の充実を目指した指導体制

　看護基礎教育における臨床実習は，講義や演習と同じく授業の一形態であり[1]，専門科目の単位数の約40％を占め，学生が看護実践能力を培う重要な授業として位置づけられている[2]。学生が看護師として成長していく過程において，臨床実習は不可欠である。臨床の場に参加することで，学生は看護師の看護実践に入り込み，看護師の立場で看護を行い，看護について様々な発見をする。臨床実習によって学生は看護師になる心構えが育まれ，学びを深化させることができるといえる。

　臨床実習において学生は，学内で学んだ看護の知識や技術，態度について，「知る」や「わかる」から「使う」「実践できる」段階に到達させる過程[3]を経験する。また，看護実践に不可欠な援助的人間関係形成能力や，専門職者としての役割や責務を果たすという能力は，対象者への看護実践の過程で育まれていく[3]。学生は，臨床の場で繰り返し経験する看護実践によって看護の喜びや面白さを発見し，また難しさを認識することをとおして看護師としての責任を自覚しつつ看護観を形成しながら看護師として成長していく。

　学生の看護実践能力の向上を目指した臨床実習を成立させるための指導体制づくりは，看護教育機関と実習施設双方の課題であり，教員と臨床実習指導者（以下，実習指導者）の協働・連携が重要な鍵を握る。教員は，学生の学習状況を把握し，教育的配慮に視点を当てて指導する。また，実習指導者は，対象者のケアに責任をもち，対象者に焦点を当てた立場で学生の指導にあたる。双方が互いの役割を理解し，臨床実習を充実させ，看護実践能力を培うには，目的意識の共有と互いの強みを生かした連携が重要となる。

　地域包括ケアシステムの構築が推進されるなか，群馬大学（以下，本学）では，地域での暮らしや看取りまでを見据えた地域完結型看護が実践できる看護師の養成

を目指し，大学の看護学講座と医学部附属病院看護部はユニフィケーションをとおして連携・協働が円滑にとれており，実習指導体制づくりにおいても取り組みやすい状況にある[4]（図6-1）。

2. 看護師への協働型現任教育

1）看護師の意識改革

本学では，1年次から4年次に向けて積み上げ方式で在宅ケアマインドを育成し，全教員が講義や演習で地域完結型看護教育を実践し，暮らしと看取りまでを見据えた看護が実践できる看護師育成を目指している[5]。実習施設である本学医学部附属病院（以下，附属病院）では，実習指導者や看護師が，病院完結型看護から地域完結型看護へと転換を図るための意識改革を行った。看護師が地域完結型看護を実践することで，地域での暮らしや看取りまでを見据えた看護実践モデルとなり，本学と協働して地域完結型看護教育を行っている。暮らしと看取りまでを見据えた看護が実践できる看護師を育成するためには，教員と実習指導者および看護師が在宅ケアマインドを共有し，地域完結型看護の教育を協働して実践する必要がある。本学と実習施設が協働して看護師への現任教育を企画・運営するなかで看護師に在宅ケアマインドが浸透していき，地域完結型看護実践の基盤をつくることが期待できる。

2）改革のためのビジョンの設定，周知

こうした看護師の意識改革を図り，組織が新たな課題を得て改革する力をもち，暮らしや看取りまでを見据えた看護が実践できる能力を効果的に伸ばし続けるためには，改革を進める者同士が共有することができるビジョンを設定することが重要である[6]。

附属病院では，看護師が地域完結型看護を実践するなかで臨床実習指導ができるようになることを目指して，教員と協働して「大学病院の看護師として地域での役

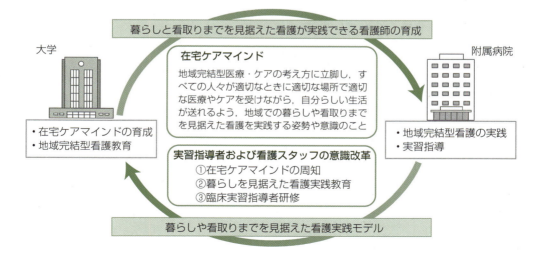

図6-1 大学と病院の協働による地域完結型看護実習の指導体制

割とつながりを自覚し暮らしを見据えた看護実践ができる」というビジョン[4]を設定した。そして，在宅ケアマインドの周知活動の一環として，大学教員と看護部教育担当看護師が協働してビジョンと在宅ケアマインド，在宅ケアマインドを踏まえた地域完結型看護実践例を記載したリーフレットを作成し，すべての看護師に配布した。また，看護部が開催する看護師を対象としたクリニカルラダー研修や在宅ケアシリーズ研修において，教員が在宅ケアマインドについて，教育担当師長が地域完結型看護の実際について説明し，地域完結型看護実践への意識改革を図った。

大学病院における看護師の在宅ケアマインドの周知状況に関する実態調査[7]によると，実習指導にあたっている看護師や実習指導者は，積極的に在宅ケアマインドを看護実践や実習指導に活用していることが明らかになった。地域完結型看護を実践できる看護師を育成する実習指導体制づくりの一環として，看護実践の指導やカンファレンスにおいて，教員と実習指導者が実習指導教授案を共有して連携を強化しながら協働して実習指導を行うことが求められる。また，教員と看護部が協働して，地域完結型看護実践ができる看護師の人材育成を行うことが重要である[8]。

3）現任教育

本学と附属病院が協働して地域完結型看護の実践ができる看護師の人材育成の一環として行った現任教育の例を示す。

看護管理Ⅰ研修「退院支援」（表6-1）では，看護業務のなかで看護師を教育する立場にある副師長が地域完結型看護実践のモデルとなり，看護師に地域完結型看護の必要性が浸透していくように，教員と看護部が協働して研修の企画・運営を行った。研修の目的を「大学病院の看護師として，地域での役割とつながりを自覚し，暮らしを見据えた看護実践ができるというビジョンに基づいて，リーダーシップを発揮し，看護師や学生に対して指導することができる」と設定した。

この研修によって，副師長が地域包括ケアシステムにおける大学病院の看護師としての役割を意識し，リーダーシップを発揮して地域完結型看護についての教育力

表6-1 看護管理Ⅰ研修「退院支援」の内容

研修テーマ	研修内容	授業形態	講師
地域包括ケアシステム構築のための医療介護連携調整実証事業	・群馬県の退院調整ルールについて ・退院調整の現状 ・病院内での運用ルール	講義（60分）	県健康福祉部 地域包括ケア推進部係長
ケアマネジャーの役割と連携	・地域のなかでの居宅介護支援事業所の機能と役割 ・ケアマネジャーの役割 ・病院看護師に意識してもらいたいこと ・ケアマネジメントで大切にしていること	講義（60分）	居宅介護支援事業所所長（看護職）
スタッフの指導方法	・リーダーシップ発揮のためのリフレクション	講義（90分）	保健学研究科教授
暮らしを見据えた看護実践を円滑に進めるために	・暮らしを見据えた看護実践を円滑に進めるための具体的対策 ※副看護師長がスタッフと一緒に作成した自部署の退院支援フローチャートの活用状況から問題点と課題を抽出し，具体的な対応策を考える	演習（150分）	患者支援センター看護師長 教育担当看護師長

6 ●実習施設の理解

が向上した。また，看護師は地域完結型看護の実践モデルとなって，暮らしを見据えた看護を学生に指導することができるようになった[9]。

3. 実習指導者の育成

　保健医療福祉サービスの提供体制の見直しが進み，病院完結型から地域完結型への転換が進められるなかで，病院と地域，在宅とのつながりや多職種との連携といった様々な調整機能を重視する看護へと移ってきている。日本看護系大学協議会は，保健医療福祉サービスの提供体制の見直しに伴う看護師の看護実践能力の変化は，臨地実習のあり方に影響を及ぼすと指摘している[2]。

　地域完結型看護実習を充実させるためには，臨床実習において地域完結型看護の指導を担える実習指導者を育成することが喫緊の課題である。また，在宅から病院へ，病院から在宅へと生活の場が変化する対象者を生活者ととらえ，超急性期から回復期までの一連の流れにおいて切れ目のない看護が実践できる実習指導が期待されている。

　地域包括ケアを見据えた看護実践については，学内での教育と臨床実習指導との乖離が生じないように，本学と実習施設が協働して実習指導者の育成プログラムを作成し，研修を実施することが望まれる。表6-2に，本学と附属病院看護部教育担当が協働して取り組んでいる実習指導者研修プログラムを紹介する。

　このプログラムでは，実習指導者に求められる資質として，①優れた臨床実践モデルであること，②効果的な実習指導ができること，③暮らしを見据えた看護の視点をもった看護が提供できることの3つを掲げている。また，地域包括ケアを見据えて，研修プログラムの内容すべてに地域完結型看護の視点を盛り込んでいる。地域完結型看護の視点に立った実習指導者研修における主な工夫点を表6-3に示す。

Ⅱ 実習施設の特徴の把握（病院，病棟の特徴）

　臨床実習は，学生が実際に患者を受け持ち，アセスメントや看護計画を立案し，看護を実践する場であり，新たな体験をとおして看護の本質に迫り，自分の看護観を養う大切な機会となる[10]。また，実習施設は，学生が看護の学習を深めて看護師として成長するために重要な役割を担っている。教員は，学生が効果的な実習ができるように，実習施設の特徴（病院，病棟の特徴）を把握して，実習要項や実習前のオリエンテーションをとおして学生に伝える役割をもつ。実習施設の特徴を把握するために必要な情報を表6-4に示す。

Ⅲ 診療報酬改定による病院の動き

　厚生労働省は，病院と地域との間で切れ目のない医療やケアが実現できるよう，経済的インセンティブ（診療報酬による誘導）をつけ，推進を図っている。診療報

61

第Ⅱ章　地域完結型看護をベースにした看護教育への転換

表6-2　実習指導者研修プログラム

【実習指導者に求められる資質】
①優れた臨床実践モデルであること，②効果的な実習指導ができること，③暮らしを見据えた看護の視点をもった看護が提供できること

研修項目	研修のねらい・目的	内容	研修方法	時間(分)	講師
1．実習指導の原理	看護系大学におけるカリキュラムの内容を理解する	・看護系大学のカリキュラムにおける臨地実習の位置づけ	講義	30	大学教員
	地域での暮らしをつなぐ在宅看護の視点をもった臨地実習の意義を理解する	・地域完結型看護実践に向けた，地域での暮らしをつなぐ在宅看護の視点		30	
2．学生の理解	青年期の発達課題を理解する	・人間の発達と教育の過程における心理（特に青年期）について		30	
3．学習環境の整備	・担当教員と臨地の連携・指導体制の整備について理解する	・担当教員と臨地の連携・学習環境と指導体制	講義	30	看護部教育・実習調整担当師長
4．看護学実習における教授案	・実習指導における具体的な教授案作成の意義を理解する	・実習指導教授案作成の意義・実習指導教授案を構成する要素（指導観・学生観・教材観など）・日々の看護実践を意味づける実習指導における目標設定	講義	60	大学教員
5．実習指導の評価	・実習指導における評価の意義・教授案に基づく評価方法を理解する	・実習指導における評価の意義と方法	講義	90	大学教員
6．実習指導の方法	・学生が実習を効果的に行えるための教材化について理解する	・臨床実習における状況を教材化するとはどうすることなのかグループディスカッションを行う①具体的な事例を用いて教材化を体験してみる②発表・まとめ	講義・グループディスカッション	120	大学教員・講師（実習科目単位認定者）・助教（実習指導）
7．実習指導の方法	・学生の学びを深めるためのカンファレンスの運営方法が理解できる（退院・地域・在宅を意識したカンファレンス）	・カンファレンスの運営方法を知り，実践に向けた課題を指導できる事例検討（グループディスカッション）①カンファレンス事例②グループ討議③発表・まとめ	講義・グループディスカッション	120	
8．暮らしを見据えた実習指導方法	・地域医療における多職種連携について（訪問看護ステーション，群馬大学医学部附属病院患者支援センター・入退院センター，MSWとの連携）	・在宅ケアマインドを意識した教材化とは・暮らしを見据えたアセスメントやケアについて討議する・事例検討（グループディスカッション）①講師より在宅における実際の場面からの事例を提示②グループ討議（実習指導者と保健学科教員，外部参加者を含めたグループを編成する）③発表・まとめ	講義・グループディスカッション	120	看護師長（患者支援センター）

62

6 ● 実習施設の理解

表6-3 地域完結型看護の視点に立った実習指導者研修における主な工夫点

研修項目	主な工夫点
1．実習指導の原理	①大学のアドミッションポリシー・カリキュラムポリシー・ディプロマポリシーとの関連で，カリキュラム全体における実習の位置づけを解説する ②看護系大学におけるカリキュラムマップを提示し，1〜4年次の専門科目において在宅ケアマインドを取り入れた教育を紹介する ③地域包括ケアシステムにおける切れ目のない医療・ケアの必要性と看護師の役割，地域完結型看護の実践がわかりやすいように事例を使って解説する
2．学生の理解	①青年期にある学生の心理と今どきの若者の生活に関する意識を解説する
3．学習環境の整備	①実習指導者と教員の役割，連携のあり方を解説する ②実習指導者として，地域での暮らしや看取りまでを見据えた看護の実践について指導にあたっての心構えを解説する
4．看護学実習における教授案 5．実習指導の評価	①地域完結型看護実践に向けた，地域での暮らしをつなぐ在宅看護の視点を踏まえて，教授案の意義と教授案の構成を解説する ②教材観，学生観，指導観について，地域完結型看護の具体例がわかる事例を使って教授案を作成するというアクティブラーニングを行う
6．実習指導の方法：臨床実習における教材化	①臨床実習の目的・目標，学生のレディネスなど，実習指導に関する知識や技術，態度を実習指導者と教員が共有し，より良い関係性を築き，実習場面でより良い連携がとれることを期待して，教材化のディスカッションには実習指導を担当する助教が参加する ②「8．暮らしを見据えた実習指導方法」で使用する同じ事例で教授案を作成する
7．実習指導の方法：カンファレンスの運営方法	①実習指導における効果的なカンファレンスのあり方についての知識や運営方法について，具体的な事例を使ってディスカッションし，実習指導者と教員が共有できる場を設定する ②カンファレンスをとおして，学生が立案したアセスメントや看護計画の整合性，実習で体験した困り事や対処したいことについて学習を深める効果的な技法であるリフレクションについての知識と技術を実習指導者と教員が共有する
8．暮らしを見据えた実習指導方法	①退院支援と退院調整，入院から退院後の生活を見越した支援の必要性と診療報酬改定について，実習指導者と教員が知識を共有する ②暮らしを見据えた実習指導をするために，事例を使って退院支援について，実習指導者と教員がディスカッションをとおして，院内・院外における顔の見える連携や患者を地域で暮らす生活者ととらえる意識をもつ退院後の生活のイメージづくりをする

酬改定は2年に1度行われている。これを知ることにより，国が何に重きを置いているのかがわかる。地域での暮らしを見据えたシームレスな看護を実践していくために，看護師や学生は入退院支援や在宅療養支援に関する診療報酬の変化に関する情報感度を高め，理解したうえで，日々の看護実践や学生指導を行う必要がある。少なくとも，実習施設が入退院支援加算1をとっているのか，2をとっているのかを把握する必要があるだろう。2018年に入退院支援や在宅療養支援に関連して新設または改正された診療報酬について図6-2に示す。

1. 入退院支援を円滑に進めることが評価された項目

病気を抱えながら地域で生活する対象者の増加が見込まれ，入院前から入院中や退院後の生活を見据えて看護を実践していくことが必須である。そのためには，外来から病棟，病棟から外来の看護を切れ目なく提供し，対象者自身が経過をイメージし，安心して医療を受けられるように支援していく。

診療報酬改定において，入退院支援を円滑に進めることが評価された項目（表6-5）が追加され，算定要件を満たすために，多くの病院で入退院支援センターなど

表6-4 実習施設の特徴の把握（病院，病棟の特徴）

病院，病棟の特徴	把握する内容
病院の概要 ①病院の理念，方針	・病院の設立目的，理念，医療概要，設備組織図，病院の構造，診療の概要，職員構成など ・診療報酬加算 ・地域連携部門や入退院センターの設置の有無 ・地域連携クリニカルパス導入状況 ・地域連携を活性化するための取り組み状況
②看護部の理念，方針	・看護部の理念，目的，役割，看護部組織と機能 ・看護部業務指針 ・看護基準，看護手順 ・看護に関する諸記録 ・看護専門外来の設置の有無 ・実習指導者の体制 ・看護職員に対する継続教育 ・実習生の更衣室や休憩室 ・実習効果を高めるための会議室など
病棟の概要 ①病棟の理念	・病棟の理念と役割 ・地域完結型看護に関する病棟の方針
②病棟の物的環境	・病棟の構造と機能，設備 ・入院患者の特徴 ・患者の日常生活の援助に必要な看護用具 ・診察・治療機器の設置 ・病棟の特徴や特殊性に関連する医学・看護学関係図書や資料 ・カンファレンスルームや学生指導室 ・学生専用の更衣室や休憩室 ・電子カルテなどによる患者情報 ・学生が実習場に持ち込む患者に関する記録類などの保管場所 ・患者情報の記録様式や手順 ・緊急避難場所
③病棟の人的環境	・臨床実習指導体制 ・看護スタッフの構成 ・日常業務の予定表やルーチン業務 ・勉強会の開催などスタッフ教育

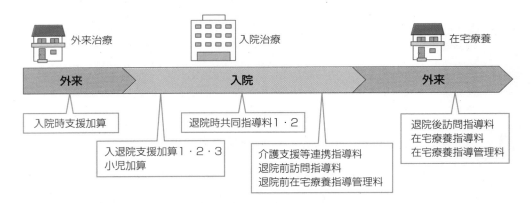

図6-2 対象者の入退院支援から在宅療養支援における診療報酬の例

6 ●実習施設の理解

表6-5 入退院支援を円滑に進めるための診療報酬（2018年度の改定）

項目	内容
入院時支援加算	入院が決まった患者に対して入院中の治療や生活にかかわる計画に備えて入院前に支援（①身体的・社会的・精神的背景を含めた患者情報の把握，②入院前に利用していた介護サービス・福祉サービスの把握〈要介護・要支援状態の場合のみ実施〉，③褥瘡に関する危険因子の評価，④栄養状態の評価，⑤服薬中の薬剤の確認，⑥退院困難な要因の有無の評価，⑦入院中に行われる治療・検査の説明，⑧入院生活の説明）を行い，入院中の療養支援の計画を立て，患者および関係者と共有することで算定できる（200点）
入退院支援加算 1・2・3	入退院支援部門の設置や入退院支援職員の配置が入退院支援加算1・2のそれぞれに定められている ◆入退院支援加算1・2の算定に必要な行為 　1．入院後3日以内（加算2の場合は，7日以内）に，退院困難な要因*ᵃを有する患者を抽出する 　2．一般病棟入院基本料などの場合は7日以内（療養病棟入院基本料等の場合は14日以内）に，患者・家族と退院後の生活について話し合い，7日以内に退院支援計画の作成に着手する 　3．入院後7日以内に病棟看護師，専任の入退院支援職員，入退院支援部門の看護師・社会福祉士などがカンファレンスを行う（加算2の場合は，2.と3.をできるだけ早期に行う） 　4．入退院支援職員が，他の保健医療機関や介護サービス事業所等の職員と面会し，転院・退院体制に関する情報共有などを行う *a 1) 悪性腫瘍，認知症または誤嚥性肺炎などの急性呼吸器感染症のいずれか 2) 緊急入院 3) 要介護認定が未申請 4) 虐待を受けているまたはその疑いがある 5) 医療保険未加入者または生活困窮者 6) 入院前に比べADLが低下し，退院後の生活様式の再編が必要（または必要となる可能性がある） 7) 排泄に介助を要する 8) 同居者の有無にかかわらず，必要な介護または養育を十分に提供できる状況にない 9) 退院後に医療処置（胃瘻などの経管栄養法を含む）が必要 10) 入退院を繰り返している 11) その他の患者の状態から判断して，1）〜10）に準ずると認められる場合 入退院支援加算3は，NICUにおける退院支援の評価で，新生児特定集中治療室管理料を算定している患者に算定できる ◆入退院支援加算3の算定に必要な行為 　入院後7日以内に，退院困難な要因*ᵇを有する患者を抽出し，家族などと話し合いを開始する。また，入院後1か月以内に退院支援計画書の作成に着手し，文書で説明を行う *b 先天奇形，染色体異常，出生体重1,500g未満，Ⅱ度以上の新生児仮死，その他の生命にかかわる重篤な状態
小児加算	入退院支援加算1の施設基準の一つである介護支援等連携指導料の算定件数の要件を，小児を専門とする医療機関や病棟に対応するよう見直され，入退院支援加算1または2を算定する15歳未満の患者に算定できる（200点）
退院時共同指導料 1・2	退院前に病院と在宅の医療者が共同で説明および指導（例：退院前カンファレンス）を行った場合に，入院中1回に限り算定できる（厚生労働大臣が定める疾患については，2回算定できる） 退院時共同指導料1：退院後の療養を受け持つ側の診療所などが算定できる 　①在宅療養支援診療所の場合　1,500点 　②①以外の場合　　　　　　　 900点 退院時共同指導料2：入院中の医療機関が算定できる　400点 　①病院の医師と在宅医が共同した場合は300点追加 　②入院中の病院の医師または看護師が，在宅医療担当の診療所，訪問看護，ケアマネジャー，保険薬局などのうち三者と共同で指導をした場合は2,000点追加

第Ⅱ章　地域完結型看護をベースにした看護教育への転換

表6-6 病院が実施する在宅療養支援が評価された項目

項目	内容
介護支援等連携指導料	医師，看護師，社会福祉士などの病院の医療者が，ケアマネジャーなどの相談支援専門員などと共同して説明・指導を行った場合に，入院中2回まで算定できる（400点） ※ケアプランの写しをカルテに添付する要件があるため，ケアマネジャーへケアプランを提供してもらう必要がある
退院前訪問指導料	入院期間が1か月を超えると見込まれる患者の円滑な退院のために，病院の看護師が患者の自宅を訪問し，患者または家族に退院後の在宅での療養上の指導を行った場合に，入院中に1回算定できる（580点） 入院後14日以内に訪問指導の必要があると認められた場合は，入院中に2回まで算定できる
退院前在宅療養指導管理料	在宅療養を導入する予定の患者が外泊する際に，外泊初日に1回のみ算定できる（120点）
退院後訪問指導料	退院後の円滑な在宅療養への移行や在宅療養の継続のために患者の自宅を訪問し，患者または家族に退院後の在宅での療養上の指導を行った場合に，退院日から起算して（退院日を除く）1か月に5回まで算定できる（580点）
在宅療養指導料	在宅療養をするために患者へ技術的なことや療養上の注意を30分以上の時間をかけ個別に指導することで，月1回算定できる（170点） 初回の指導を行った月にあっては，2回算定できる
在宅療養指導管理料	自宅で療養している患者が定期的に外来に訪れた際に，病院で行う指導や管理に対して算定でき，内容によって点数が異なる

が設置されている。

2. 病院が実施する在宅療養支援が評価された項目

　地域包括ケアシステムは，重度な要介護状態になっても住み慣れた地域で自分らしい暮らしを人生の最期まで続けることができるよう，住まい・医療・介護・予防・生活支援が一体的に提供されるシステムである[11]。地域包括ケアシステムの構築にあたり，2018年の診療報酬改定ではさらに，住み慣れた地域で暮らし続けられるよう在宅療養を支援する項目が追加されている（表6-6）。

文 献

1）杉森みど里, 舟島なをみ (2004). 看護教育学. 第4版. 医学書院, p.249-252.

2）日本看護系大学協議会 (2018). 平成29年度 文部科学省 大学における医療人養成の在り方に関する調査研究委託事業. 看護系大学学士課程の臨地実習とその基準作成に関する調査研究報告書.
<http://www.janpu.or.jp/wp/wp-content/uploads/2017/12/H29MEXTProject.pdf>[2018.December 3]

3）文部科学省 (2002). 大学における看護実践能力の育成の充実に向けて.
<http://www.mext.go.jp/b_menu/shingi/chousa/koutou/018/gaiyou/020401.htm> [2018.December 3]

4）常盤洋子, 堀越政孝, 塚越聖子, 他 (2016). 地域完結型看護が実践できる看護職の育成—大学教員と附属病院看護部とのユニフィケーションによる取り組み. 群馬保健学研究, 37：127-129.

5）神田清子, 堀越政孝, 佐藤由美, 他 (2016). 地域包括ケアに根差した在宅ケアマインドを育てる看護教育. 看護展望, 41 (10)：961-966.

6）Senge PM (著), 枝廣淳子, 小田理一郎, 中小路佳代子 (訳) (2011). 学習する組織—システム思考で未来を創造する. 英治出版, p.280.

7）深澤友子, 常盤洋子, 中村美香, 他 (2017). 大学病院における地域完結型看護の実践者・指導者を養成する現任教育プログラムに関する実態調査. The Kitakanto Medical Journal, 67：343-351.

8）中村美香, 常盤洋子, 塚越聖子, 他 (2017). 附属病院と大学の協働による地域完結型看護が実践できる看護職の育成—附属病院看護部と大学教員の協働による人材育成における基盤づくり. 群馬保健学研究, 38：163-166.

9）塚越徳子, 常盤洋子, 中村美香, 他 (2018). 大学病院副看護師長のリーダーシップをスタッフ教育に活かすことを目指した「退院支援研修」の成果. 群馬保健学研究, 39：41-50.

10）松木光子 (監), 宮地緑, 星和美 (編) (2009). 看護学臨地実習ハンドブック—基本的考え方と進め方. 改訂4版, 金芳堂, p.11.

11）厚生労働省. 介護・福祉　地域包括ケアシステム.
<https://www.mhlw.go.jp/stf/seisakunitsuite/bunya/hukushi_kaigo/kaigo_koureisha/chiiki-houkatsu/>[2019. February 28]

12）福井トシ子, 齋藤訓子 (2018). 診療報酬・介護報酬のしくみと考え方—改定の意図を知り看護管理に活かす. 第4版. 日本看護協会出版会, p.175.

13）矢野章永 (編) (2011). 看護学教育 臨地実習指導者実践ガイド. 医歯薬出版.

14）Lave J, Wenger E (1991) ／佐伯胖 (訳) (1993). 状況に埋め込まれた学習—正統的周辺参加. 産業図書.

15）宮崎和加子, 清崎由美子 (編) (2018). 図解でスイスイわかる 訪問看護師のための診療報酬＆介護報酬のしくみと基本. 2018 (平成30) 年度改定対応版. メディカ出版.

16）谷島智徳 (監), 篠原則康, 河原鉄朗 (2018). スーパー図解 診療報酬のしくみと基本. 2018 (平成30) 年度改定対応版—5分でわかる, 保険診療＆看護に役立つポイント120. メディカ出版.

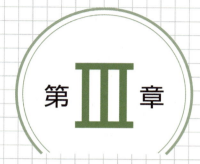

第Ⅲ章

地域完結型看護をベースにした
臨地実習指導方法

第Ⅲ章　地域完結型看護をベースにした臨地実習指導方法

1 地域完結型看護をベースにした実習指導案の作成

　地域完結型看護の考え方に立脚した実習指導案を作成するには，臨地実習の場の構造を分析し，看護教員（以下，教員）や臨床実習指導者（以下，実習指導者）の役割を考えることから始める。そのうえで，実習指導案を作成する意義，作成過程の概要，構成する諸要素を確認する。また，「地域での暮らしや看取りまでを見据えた看護」を踏まえた実習指導案が効果的に生かされるために，指導目標の設定方法，指導計画立案時の検討事項についても整理する。

　本項では，上記手順に沿った実習指導案の作成について，具体例を交えながら解説する。

Ⅰ 看護基礎教育における臨地実習の場の構造

　臨地実習の場の構造を図1-1に示す。以下に，臨地実習の場における実習指導者の役割を確認する。

- 臨地実習は，医療やケアが提供される場であり，学生の教育のために用意された場ではない。
- 臨地実習の場で看護を必要とする対象者は，質の高い看護を受ける権利がある。
- 臨地実習は，看護教育の目標を達成するための学習の一手段として，欠くことのできない重要な学習であり，授業である。
- 学生は，臨地実習において学習し，看護実践能力の習得を目指す必要および権利がある。
- 実習依頼元である看護教育機関は，それぞれに到達すべき実習目標（実習要項）をもち，教員はそれに沿って臨地で実習指導を行う。
- 臨地実習の場では，看護を必要とする対象者，学生の双方の権利を同時に保障する実習指導者の存在が必要である。
- 臨地実習には，各施設の実習指導教員と実習指導者の調整・協力が欠かせない。

　実習指導者は，臨地実習の場の複数の課題を調整しながら，学生が実習目標を達成できるよう指導する。また，実習依頼元である看護教育機関の実習目標の達成に

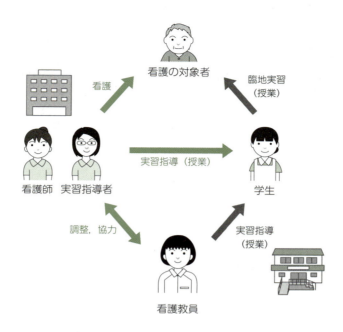

図1-1 看護基礎教育における臨地実習の場の構造

協力することが本来の役割である一方で、「地域での暮らしや看取りまでを見据えた看護」を実習指導案に展開するという大切な役割を担っている。

II 実習指導案作成の意義

　実習指導案とは、教員や実習指導者の「教えたいこと」と学生の「学びたいこと」の一致を目指し、実習指導（教育）を効果的に行うための計画書である。実習指導者が実習指導案を作成することで、以下の3点が期待できる。
①実習の目的をどのように達成するのかを考えて、計画することができる。
②明確に記述された実習指導案は、ほかの実習指導者や担当看護師も共有することができる。
③実習の目的がどのように達成されたか、指導後の評価を行うことができる。
　ただし、臨地では対象者の病状の個別性や予期しない出来事もあり、実習指導案が予定どおりに進まない場合も多い。

III 実習指導案の作成過程の概要

　実習指導案の作成過程を図1-2に示す。看護教育機関は、基本理念、教育目標、期待する卒業生像を踏まえてカリキュラムを編成する。各教育課程では、カリキュラムの一つである授業形式が「実習」である科目について、必要とされている項目

や事柄をまとめた「実習要項」を作成する。この「実習要項」を受け，実習先の施設が実習指導（授業）を効果的に行うための計画書である「実習指導案」を作成する。

Ⅳ 実習指導案の主な構成要素

実習指導を効果的に行うための計画書である実習指導案の主な構成要素を表1-1

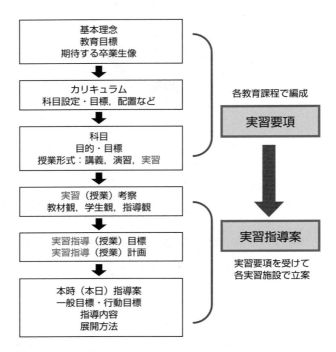

図1-2 実習指導案の作成過程の概要

表1-1 実習指導案の主な構成要素

1. 学校名
2. 科目名
3. 実習期間
4. 学習者（○年生，○名）
5. 実習場所
6. 実習目標
7. 実習の考察
　　　（1）教材観，（2）学生観，（3）指導観
8. 対象者の選定
9. 実習指導計画（週案）
　　　（1）指導時期，（2）実習期間の指導目標，（3）指導方法
10. 評価計画
11. 実習指導細案（日案）
　　　（1）その日の指導目標，（2）指導方法，（3）指導上の留意点，（4）指導時間，（5）評価

1～6の項目は，各看護教育機関が実習を依頼する際に提示する。7～11の項目は，実習先の施設が作成する。

に示す。表中の1〜6の項目は，通常，各看護教育機関が実習を依頼する際に実習要項や依頼文書として示される。実習先の施設（実習指導者）は，実習要項などを踏まえ，表中の7〜11の項目について検討し，実習指導案を作成する。

実習の考察

　実習指導を効果的に行うために，教材観，学生観，指導観について考察する（**図1-3**）。看護師が対象者に良質な看護を提供するために看護過程を用いるように，実習指導にも類似のプロセスが必要である。看護過程では，対象者を身体・心理・社会的な視点から考察することで良質な看護計画を立案する。同様に，教材観，学生観，指導観についての考察が，良質な実習指導計画の作成につながる。

　「地域完結型看護をベースにした実習指導案」を作成するには，「地域での暮らしや看取りまでを見据えた看護」を踏まえて実習を考察することがポイントとなる。実習の考察について，「仮定校」の例を用いて説明する（**表1-2**）。

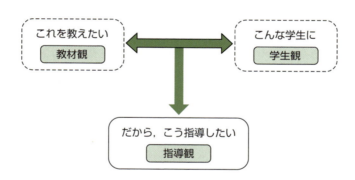

図1-3 実習の考察

表1-2 実習指導案の例（実習を考察するための仮定校）

1. 学校名：〇大学看護学部
2. 科目名：老年看護学実習
3. 実習期間：9月〇日（月）〜10月〇日（金）
4. 学習者：3年次生，6名
5. 実習場所：〇大学病院　脳神経外科
6. 実習目標
   目的：老年期にある人の特徴を理解し，加齢現象や健康状態に応じた看護が実践できる能力を養う
   目標：
   ①老年期にある対象者の健康上の課題を，身体的・精神的・社会的側面から説明できる
   ②老年期にある対象者の健康状態および生活に応じた看護を実践できる
   ③老年期にある対象者の保健・医療・福祉上の課題を把握し，社会資源の活用および地域との連携の方法を説明する
   ④老年期にある対象者の生活の場，家族，加齢や健康障害に伴う生活上の課題と看護のあり方を関連づける
   ⑤学生は保健医療チームの一員として，責任ある行動をとれる

仮定校の実習要項から，実習指導案の主な構成要素を抜粋した。

1. 教材観

　教材観とは，実習指導者が当該実習の教育的価値を考察したもので，実習の意義，内容や範囲，対象選定の考え方，他科目との関連などが含まれる。看護教育機関からの実習要項などに基づき，本実習のカリキュラムにおける位置について，学年や他科目，他実習科目との関連を実習指導教員と調整して十分に把握する。

　看護教育機関から示された実習目標を達成するために，臨地で示される特徴的な対象者の現象や看護実践と学生の既習の事柄を生かし，本実習でしか教えられないこと，ここで教えることが最も着目しやすいと考えられる内容を抽出する。その際，表1-3[1] の例に示したような「地域での暮らしや看取りまでを見据えた看護」を踏まえた内容を含めて考察する。

2. 学生観

　学生観は，学生の実態や傾向を当該実習と関連づけて考察したもので，実習に対する関心，意欲，知識，技能，態度などが含まれる。

　看護教育機関から示された実習目標を達成するために，本実習で迎える学生の学習進度，既習実習での受け持ち患者からの経験，青年期にあることや生活体験を踏まえた学生の特徴から学生の実態を考察する（第Ⅲ章6，p.112参照）。その際，表1-4の例に示したような「地域での暮らしや看取りまでを見据えた看護」を踏まえた内容を含めて考察する。

3. 指導観

　指導観は，教材観，学生観を踏まえ，看護教育機関から示された実習目標を達成するために，本実習で指導すべき中心的な課題および指導方法などを明らかにすることである。

　学習可能な内容から，受け持ち患者の条件と学生のレディネスを考慮して，実習指導者が精選した実習内容のポイントや方法，工夫などを表現する。受け持ち患者のケア実施の難しさ，ケアの反復性，学生の技能など，教材観と学生観を関連させ，未学習の内容や強化すべき既習内容などを検討する。その際，表1-5の例に示したような「地域での暮らしや看取りまでを見据えた看護」を踏まえた内容を含めて考察する。

Ⅵ　実習の指導目標

　実習の指導目標では，看護教育機関から示された実習目的・目標を達成するために，学生がどのような学習をするのかを表現する。適切な指導目標は，煩雑な臨地実習の場において「地域での暮らしや看取りまでを見据えた看護」を踏まえた実習指導を展開する際に，学生の学習や実習指導の指針となると同時に，実習指導を評

1 ● 地域完結型看護をベースにした実習指導案の作成

表1-3 教材観の例（実習を考察するための仮定校）

老年看護学実習では，「高齢者のもつ健康あるいは生活上のリスクの最小化と，可能性の最大化をはかる手助けをすることをとおして，その人の望む自律的な生き方の実現と安らかな死に貢献すること」[1]を学習する。老年看護実践では，高齢者，家族，生活環境，ヘルスケアシステムからのアセスメントと支援が必要である。…（略）
　本実習において学習する内容は，以下のことである
①脳血管疾患などの患者の治療過程での看護実践
②高齢者の<u>生活歴，家族（介護者の有無），介護力，住まい，居住地の社会資源</u>についての情報と査定
③高齢者の<u>介護保険申請の有無</u>についての確認
④脳血管疾患などの患者の回復過程において，疾患と老化の影響，<u>退院後の生活</u>を踏まえた生活支援および自立支援の方法
⑤脳血管疾患などの<u>患者の回復状況と退院先</u>について例を述べる
　…（略）

注：下線部は地域での暮らしや看取りまでを見据えた看護を踏まえた内容の例

表1-4 学生観の例（実習を考察するための仮定校）

学生は3年次生で基礎看護学実習は終了している。生涯発達各期の実習は，3年の後期から始まったばかりで，老年看護学実習からのスタートである。基礎看護学実習から，半年以上経過しており，病棟実習に緊張していると思われる
　小家族化している現代では，核家族で育った学生が多いことが推測され，<u>近所の高齢者との交流などを含めて高齢者と接する機会が少ない学生</u>がほとんどと思われる。学生とは，生きてきた歴史も価値観も異なる高齢者を理解すること，さらに<u>高齢者の地域での暮らしを理解すること</u>は非常に難しいと考える。…（略）
　本実習のグループの学生を以下のようにとらえる
①生涯発達看護学の実習で初めての実習であり緊張しているが，当院で基礎看護学実習を行っていることから，病棟の流れの理解は円滑に進むと考える
②看護過程の展開は，学内で発達各期における事例展開の演習を行っているが，基礎看護学実習後は初めてであり，展開に時間を要すると考える
③高齢者とのコミュニケーションは，…（略）
④<u>高齢者の退院後の生活を見据え，健康状態と地域での暮らしを踏まえた個別性のある退院指導の展開</u>に時間を要すると考える

注：下線部は地域での暮らしや看取りまでを見据えた看護を踏まえた内容の例

表1-5 指導観の例（実習を考察するための仮定校）

今回の実習では，脳梗塞である老年期の患者の急性期から回復過程および<u>地域での暮らしへとつなぐ看護過程を展開すること</u>をねらいとしている。…（略）
　本実習で学んでほしい内容や指導でのポイントは，以下のことである
①脳血管疾患などの患者の治療過程での看護実践では，…（略）
②高齢者の<u>生活歴，家族（介護者の有無），介護力，住まい，居住地の社会資源</u>についての情報と査定では，高齢者の家族との関係を構築できるよう，面会時などを利用して積極的に話しかけるよう指導したい。…（略）
③脳血管疾患などの患者の回復過程において，疾患と老化を踏まえた生活支援および自立支援の方法では，<u>退院後の生活の目標を患者と一緒に考え</u>，リハビリテーションへの意欲を支えられるよう指導したい。…（略）

注：下線部は地域での暮らしや看取りまでを見据えた看護を踏まえた内容の例

価する基準となる。

1. 目標の表現方法（目標表現）の種類

1）具体性による分類

目標を，抽象的な一般目標と，具体的な行動目標によって表現する。

（1）　一般目標（general instructional objective：GIO）

1つの実習単位を終了した学生が何をできるようになるかを総括的に記述する。学生と実習指導者の両者にとって一般的なオリエンテーションを示す抽象的な表現にする。

　例：高齢者の健康問題と退院後の生活に応じた看護過程を展開する。

（2）　行動目標（specific behavioral objective：SBO）

一般目標を達成するためにどのようなことができればよいかを，具体的な行動レベルで表現する。

［例］①高齢者の健康と生活について，身体的・心理的・社会的（生活歴，家族，介護力，住まい，社会資源）な視点から情報を収集する。

②①で収集した情報から，対象者の健康と生活をアセスメントする。

③②のアセスメントから，対象者の…（略）

2）到達度による分類

到達目標は，学力を保障する視点をもって表現する。

（1）　達成目標

一連の指導の成果として，はっきりした変化が学習者に生じることを期待する表現とする。

［例］高齢者の健康状態および退院後の生活を見据えた自立を援助する。

（2）　向上目標

多面的な指導の積み上げによって，ある方向への向上や深まりを期待する表現とする。

［例］高齢者の退院後の生活への希望を受け止め，希望する生活を実現する方法を工夫する。

（3）　体験目標

学習者の変容をねらいとするのではなく，特定の体験の生起自体をねらいとする表現とする。

［例］高齢者の居住地の社会資源を調べる。

2. 行動目標の設定

行動目標を設定する際は，目標表現の5原則（表1-6）を踏まえ，目標表現に含まれる4つの要素（表1-7）を用いて記述する。

3. 教育目標の分類

臨地実習は，習得すべき知識，態度，技術の3領域から目標を設定することで総

表1-6 目標表現の5原則

現実的	：real
理解可能	：understandable
測定可能	：measurable
行動的	：behavioral
達成可能	：achievable

表1-7 目標表現に含まれる4つの要素

内容	目標に掲げる直接的な内容
条件	どのような条件下でその行動が期待されるのか，その条件や場面
基準	その行動がどの程度の正確さや熟達度でなされるか，期待する程度
行動	学習者を主語とした行動の表現

表1-8 分類学の各階層に対する行動アプローチの例

認知領域	情意領域	精神運動領域
知識 　定義する 　識別する 　列挙する 　命名する 　想起する **理解** 　～を用いて説明する 　記述する 　区別する 　結論を述べる 　理由を述べる 　例を述べる 　解釈を述べる 　選択する **応用** 　適用する 　関連づける 　用いる **分析** 　分析する 　比較する 　対比する 　見つけ出す 　識別する 　関連づける **総合** 　構成する 　計画する 　開発する 　つくり出す 　総合する **評価** 　承認する 　アセスメントする 　批評する 　評価する 　判断する	**受容** 　認める 　気づきを示す **反応** 　自発的に行動する 　自発的に支持する 　応答する 　機会を求める **価値づけ** 　承認する 　責任を負う 　参加する 　尊重する 　支持する 　価値を認める **価値の組織化** 　賛成する 　討論する 　明言する 　擁護する 　見解を示す **価値の個性化** 　一貫性をもって活動する 　主張する	**模倣** 　例に倣う 　模倣する **操作** 　手順に基づいて実行する 　手順に従う 　手順に従って実践する **精確化** 　技能を演示する 　正確に実施する **分節化** 　正確かつ適切な時間内に実施する **自然化** 　有能である 　有能にやり遂げる 　技能をケアに統合する

(出典) Reilly, D.E. & Oermann, M.H.：Behavioral Objectives：Evaluation in Nursing. 3rd ed., pp.85-86. National League for Nursing, New York, 1990. Copyright 1990 by National League for Nursingより許可を得て改変.
Oermann MH, Gaberson KB (著), 舟島なをみ (監訳) (2001). 看護学教育における講義・演習・実習の評価. 医学書院, p.13. より引用

合的な学習となる。この３領域は，認知領域，情意領域，精神運動領域に分類される。それぞれの階層に対する行動アプローチの例を表１−8[2,3]に示す。また，目標表現に含まれる４つの要素（表１−7）を用いた例を示す。

1）認知領域

知識の習得と理解および知的諸能力の発達に関する諸目標からなる。認知領域の学習には，知識，理解，応用，分析，総合，評価という６つのレベルがあり，各レベルにおける学習は，その進行に伴い複雑なもの[4]となっていく。

［例］服薬支援を受ける対象者の　認知機能，手指の巧緻性，介護力を判断し
　　　（内容）　　　　　　　　　（条件）
　　　服薬支援用品を検討して　服薬管理方法を説明する
　　　（基準）　　　　　　　　（行動）

2）情意領域

学生の看護実践に関する興味，関心，価値観，行動傾向，学習姿勢などが含まれる。学生が看護実践と矛盾なく，共存する価値体系に従って主体的に行動しているかは，学生の行動を一定期間観察しなければ判定できない[5]。

［例］服薬支援を受ける対象者の　認知機能，手指の巧緻性，介護力を判断し
　　　（内容）　　　　　　　　　（条件）
　　　服薬支援用品を検討して　服薬管理を行う必要性に気づいていることを表現する
　　　（基準）　　　　　　　　（行動）

3）精神運動領域

技術を実施するときの技能や能力の発達に関連し，数段階にわたる調整を必要とする運動指向的な活動が含まれる[6]。

［例］片麻痺のある対象者の　ADL，リハビリ状況，介護力，家屋状況を判断し
　　　（内容）　　　　　　　（条件）
　　　転倒予防と自立を考慮した　トイレでの排泄介助を実施する
　　　（基準）　　　　　　　　　（行動）

Ⅶ 指導計画の立案

1. 学習の順序性の検討

指導計画の立案では，対象者一人ひとりのニーズがそれぞれ違うこと，学生のレディネスが違うこと，臨地の業務スケジュール，他部門との関係による学習機会などから，具体的な学習の順序性を検討する（図１−4）。

2. 指導方法の種類と特徴

指導計画の立案では，表１−9に示した指導方法の種類と特徴を参考に，目的・目標達成に適切な指導方法を組み合わせて用いると効果的である。

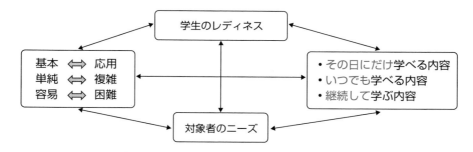

図1-4 学習の順序性の検討

表1-9 指導方法の種類と特徴

方法	特徴
演示	実習指導者自らの行動を示すことによって理解を促進する指導方法 対象者の援助を共に行うことによる効果もある
面接	学生と実習指導者が共通のテーマについて話す，主に言語による指導方法
記録	学生の記録物を実習指導者が点検し，指導内容を記入する，主に文字を介した指導方法
観察	学生の行動を実習指導者が観察し，実践への助言を行う指導方法
カンファレンス	学生の集団討議で情報共有や問題解決につながるよう支援する指導方法

文　献

1) 北川公子 (2018). 系統看護学講座 老年看護学. 第9版. 医学書院, p.73.
2) Reilly DE, Oermann MH (1990). Behavioral objectives : Evaluation in nursing. 3rd ed. National League for Nursing, p.85-86.
3) Oermann MH, Gaberson KB (著), 舟島なをみ (監訳) (2001). 看護学教育における講義・演習・実習の評価. 医学書院, p.13.
4) 前掲書3), p.15.
5) 前掲書3), p.18.
6) 前掲書3), p.19.
7) 秋元典子, 森本美智子, 森恵子 (2004). 看護への動機づけを促進する臨床実習指導の方法. Quality Nursing, 10(8)：783-794.
8) 平成24年度関東信越地区保健師助産師看護師実習指導者講習会 (特定分野) (2012). 実習指導の実際Ⅰ, 関東信越厚生局作成資料, p.1-18.
9) 佐藤みつ子, 宇佐美千恵子, 青木康子 (2009). 看護教育における授業設計. 第4版. 医学書院, p.100-130.
10) 三妙律子 (2001). 臨地実習指導者のための実習指導計画書作成マニュアル. 学研プラス, p.54-71.
11) 川本利恵子 (編) (2013). 臨地実習指導ナビゲーター——はじめて臨地実習を指導する人のために. ユリシス出版部, p.27-32.
12) 藤岡完治 (1994). 看護教員のための授業設計ワークブック. 医学書院, p.63.

第Ⅲ章　地域完結型看護をベースにした臨地実習指導方法

2　退院・在宅・地域を意識した教材化とカンファレンスの運営

Ⅰ　退院・在宅・地域を意識した教材化

　　地域包括ケアが推進される現在では，入院患者ができる限り早期に元の生活に戻れるような視点をもって看護を展開する必要がある。臨床実習指導者（以下，実習指導者）や看護教員（以下，教員）は，学生がこれらのことを学べるように看護学実習のなかで教材化を図り教授することが求められる。看護学実習における教材とは，「教員が学生の遭遇する多様な現象の中から，看護学の基礎知識，概念，法則等の教育内容を内在している現象を選択し，再構成した結果，実習目標達成に向け機能する教育的材料である」[1]と定義されている。実習指導者や教員は，臨床で学生が遭遇した現象や看護師が対象者に提供した看護などの素材を意味づけし，学習目標に照らし合わせ，学生に教授するための材料に変化させる，つまり教材化を図る。

　　教材化のための要素としては，以下のものがあげられる。

①学生が学習上の悩みや困り事を相談しやすい環境。

②学生の直接的経験を把握する能力。

③学生の直接的経験の意味づけ。

④素材を教材化する能力。

⑤学生の自己効力感を高めるかかわり。

　　実習指導者や教員は，これらの要素を意識して学生とタイムリーにかかわり，自己研鑽する（表2-1）。病院では，疾患に対する治療と並行して，治療や入院による弊害を少なくし元の生活に戻れるような看護の視点が重要となる。以下，病院で

表2-1　退院・在宅・地域を意識して教材化するポイント

- 対象者の入院前の生活と入院中，退院後の生活を考慮する
- 学生自身が経験した現象や反応を素材とする
- 学生が気づいていないことで，実習指導者・教員が学生に気づいてほしいことについては，学生が自分で気づいたと思えるように意図してかかわる

の看護学実習を例に，地域完結型看護を意識した教材化について考察する。

1. 服薬管理についての教材化

1) 場面の設定

病院では，対象者の退院後の生活を見据えて，服薬を自己管理へと移行することがある。一方，認知機能の低下などを理由に，看護師が管理していることもある。また，在宅で療養する高齢者の服薬については，ポリファーマシーの問題や薬の廃棄という経済的損失の問題がある。そこで，一人暮らしの高齢の対象者が，看護師による服薬管理を受けている場面の教材化を図る。

退院後も服薬を継続する必要がある対象者の場合，入院中に自己管理できるよう準備を整える。この場面をとおして，実習指導者や教員は学生との相互関係のなかで，学生がどのような経験をしたのか観察する。学生の意見をよく聴き，入院中から服薬の自己管理をすることの大切さや支援の必要性に気づけるように働きかける。

2) 学生指導内容

実習指導者や教員は，以下の点を学生が理解できるようにかかわり，看護実践につなげる。

①対象者の退院後の生活がイメージできる。

②現在の服薬内容や回数の見直しができる（医師，薬剤師，看護師に相談する）。

③入院中に対象者や家族の能力をアセスメントし，それぞれに合った服薬管理方法を工夫する必要があることに気がつく。

④対象者や家族による管理が難しい場合，近隣住民や訪問看護師，訪問介護員（ホームヘルパー）などによる管理の可能性を検討する必要性に気がつく。

2. 食事についての教材化

1) 場面の設定

食事は，基本的欲求の一つであり生命の源となる一方で，嚥下機能の低下した対象者にとっては誤嚥性肺炎の原因となり得る。高齢の対象者では特に，疾患の影響や飲食ができない期間が長引くことによる嚥下機能の低下が多くみられる。病院では，対象者の嚥下機能に合わせて食形態を変更しているが，食事が摂取できていると一定の食形態のままのことがある。そこで，入院中の高齢の対象者が，むせずに水分を摂取できているにもかかわらず，トロミ付きの食事が提供されている場面の教材化を図る。

この場面をとおして，実習指導者や教員は，学生がどのような経験をしたのか，何を感じ，何に気づいているのか，または気づいていないのか，学生の言動を観察する。学生の意見をよく聴き，退院後を見据えた入院中の食生活支援の必要性に気づけるように指導する。

2) 学生指導内容

実習指導者や教員は，以下の点を学生が理解できるようにかかわり，看護実践に

つなげる。

①対象者の退院の見通しおよび退院後の食生活がイメージできる。

②言語聴覚士や看護師などと協働して対象者の嚥下機能を再評価し，今の食形態が対象者の嚥下機能に合っているか検討する。

③退院後の生活を見据え，嚥下機能を高める方法と退院後にも継続してできるかを検討する（退院後にも継続して行える方法を工夫する）。

④対象者の食事に対する思いを知る。

⑤退院後の食事をだれが作るのか確認し，作る人の能力に合った方法を工夫する。

⑥自分で食事を作れない場合は，嗜好や金額などに見合った配食サービスなどを検討することの必要性に気がつく。

3. 移動についての教材化

1）場面の設定

病棟看護におけるインシデントに転倒・転落があり，これに関連した抑制の問題がある。抑制廃止の動きがみられる一方で，治療のために抑制が行われている現状がある。抑制は，関節拘縮や筋力低下を招き，その後の日常生活活動に悪影響を及ぼしかねない。退院後の生活を見据えて，入院中に関節可動域を正常に保つことは重要である。そこで，急性期を脱した対象者が抑制されている場面の教材化を図る。

この場面をとおして，実習指導者と教員は学生がどのような経験をしたのか，何を感じ，考えたのか，または何も感じていないのか，学生の言動を観察する。学生の意見をよく聴き，対象者の退院後を見据えて抑制が及ぼす影響に気づけるように働きかける。

2）学生指導内容

実習指導者や教員は，以下の点を学生が理解できるようにかかわり，看護実践につなげる。

①対象者の自立を支援する必要性に気がつく。

②抑制による関節拘縮の可能性と自立を阻害する要因に気がつく。

③抑制によって体動が制限されることは褥瘡のリスクとなり，入院期間の延長の要因になることに気がつく。

④対象者の退院後の生活で，どのような移動が必要となるのかイメージできる。

⑤対象者が希望する移動能力に近づけるように，今必要な支援や関節可動域を維持できるようなケア（清拭時に上下肢の屈伸運動などを短時間で行う）などを考え実践できる。

Ⅱ 退院・在宅・地域を意識したカンファレンスの運営

1. 学生カンファレンスの目的

　　看護学実習におけるカンファレンスは，各学生の体験および情報の共有化，看護計画立案や看護実践における問題解決などを目的として日々行われている（表2-2）[2]。カンファレンスでは，一人の学生の看護体験を意識的に振り返ることにより，参加している学生の学びを深めることができる。一方で，テーマが不明確なため意見がまとまらないことや，参加者から意見が出ないなどの問題もみられる。

　　吉田は，「学生カンファレンスの沈黙のわけを紐解いてみると，学生は沈黙の中で自分が体験した事柄の意味を考えていることがわかる。実習で経験するすべてが未知の出来事である学生にとって，ある出来事を思い出し，その意味を含めて言葉にすることは簡単ではない。（中略）指導者がカンファレンスに参加することの真価は，学生一人ひとりが体験の意味を考えることができるか，学生個々の経験が交叉し，新たな意味，ダイナミズムが生まれるかどうかにある」[3] と述べている。カンファレンスの目的達成に向けて，実習指導者や教員は，学生が発言しやすいように問いかけることが重要になる（図2-1）。実習指導者や教員は，カンファレンスにおいて，目的達成に照らし学生が言葉にできていない気づきや感情，考えなど複雑に交差した経験を言葉にする手助けをし，効果的に学びを深められるように支援する。

2. カンファレンスにおけるリフレクションの活用

1）リフレクションとは

　　リフレクション（reflection）とは，「経験によって引き起こされた気にかかる問題に対する内的な吟味および探求の過程であり，自己に対する意味づけを行ったり，意味を明らかにするものであり，結果として概念的な見方に対する変化をもたらすものである」「実践を記述・描写・分析・評価するために，また，実践からの学習情報を得るために，実践の経験を振り返り吟味するプロセスである」[4] と定義される。

表2-2 ミーティングとカンファレンス

ミーティング (meeting)	・会合。集会。大会 ・カンファレンスよりも広義に使われる ・あることを討論したり取り決めるため，一団の人々が集まること ・参加者だけでなく，聴衆の利益のためにも行われる ・パネルディスカッション，シンポジウムなどもミーティングである
カンファレンス (conference)	・相談。協議。会議。打ち合わせ ・conferとは「参照する」という意味があり，meetingよりも意図が鮮明で，議題が焦点化している場合を指す ・カンファレンスは実際に席について参加している人の利益のために行われる ・参加者全員に同等の権利と責任がある

川島みどり，杉野元子 (2008). カンファレンスの基本要素. 看護カンファレンス. 第3版. 医学書院, p.61. より一部引用改変

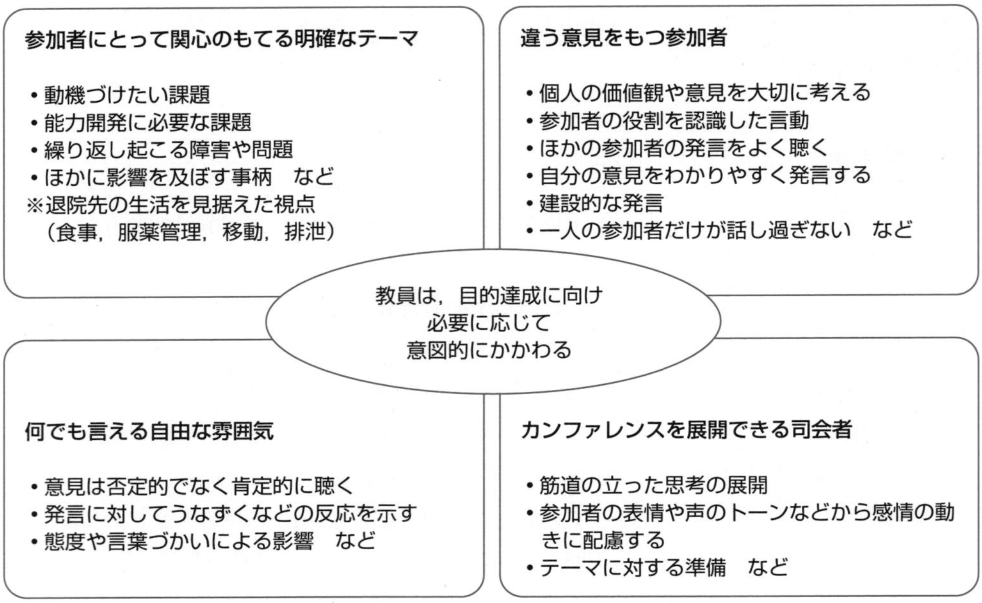

第Ⅲ章　地域完結型看護をベースにした臨地実習指導方法

参加者にとって関心のもてる明確なテーマ	違う意見をもつ参加者
・動機づけたい課題 ・能力開発に必要な課題 ・繰り返し起こる障害や問題 ・ほかに影響を及ぼす事柄　など ※退院先の生活を見据えた視点 　（食事，服薬管理，移動，排泄）	・個人の価値観や意見を大切に考える ・参加者の役割を認識した言動 ・ほかの参加者の発言をよく聴く ・自分の意見をわかりやすく発言する ・建設的な発言 ・一人の参加者だけが話し過ぎない　など

教員は，目的達成に向け
必要に応じて
意図的にかかわる

何でも言える自由な雰囲気	カンファレンスを展開できる司会者
・意見は否定的でなく肯定的に聴く ・発言に対してうなずくなどの反応を示す ・態度や言葉づかいによる影響　など	・筋道の立った思考の展開 ・参加者の表情や声のトーンなどから感情の動きに配慮する ・テーマに対する準備　など

どこに障害が起こっているか明確にする。
・議題に困る：議題を決める話し合いに終わる，議題が思いつかない，議題が多過ぎて時間内に話し合うことができない，テーマに興味がないので面白くない。
・参加者として効果的な行動がとれていない。
・発言をする人が限られている。

図2-1　学生カンファレンス運営で考慮すべき事項

　また，看護師が行うリフレクションについて，「学習のツールというよりも思考のプロセスとしてとらえ，『看護師が状況に沿った意図的な実践を行うために，一定の方法を用いて自己の看護実践を振り返り，実践に潜む価値や意味を見出し，それを次の実践に生かすことによって，さらに状況に沿った意図的な実践を行うためのプロセス』」[5]とされている。実習指導者や教員はこのリフレクションを活用し，カンファレンスにおいて学生が対象者の退院後の在宅，地域での生活を考慮したうえで今必要な看護を展開できるよう支援する。

　ギブス（Gibbs G）は，リフレクションのプロセスとして，リフレクティブ・サイクルを提唱している（図2-2）[5]。これは，記述・描写，感覚，推論，分析，評価，アクション・プランの6つの要素で構成され，段階を追って思考することができるプロセスである。実習指導者や教員は，学生カンファレンスにおいてこれらを活用し，学生が体験した現象や感情などの言語化を助け，効果的に学びを支援する。

　カンファレンスにおける実習指導者や教員の役割は，学生の言動をよく観察することから始まり，柔軟な対応や肯定的な反応をし，時にはロールモデルとして考えを示したり，実践を行うことなどである（図2-3）[2]。

84

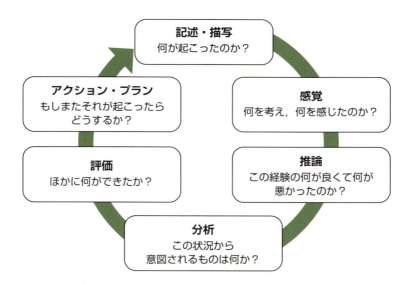

図2-2 リフレクティブ・サイクル（Gibbs，1988）
Burns S, Bulman C (2000) /田村由美，中田康夫，津田紀子（監訳）(2005). 看護における反省的実践─専門的プラクティショナーの成長. ゆみる出版, p.123. より引用

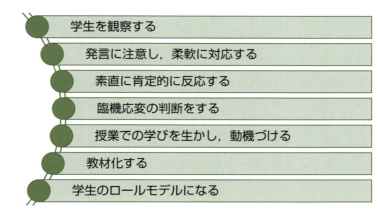

図2-3 カンファレンスにおける実習指導者・教員の役割
川島みどり，杉野元子 (2008). カンファレンスの基本要素. 看護カンファレンス. 第3版. 医学書院, p.147-155. を参考に図式化

2）カンファレンスの例：服薬管理

　以下，服薬に関するカンファレンスを例にあげ，ギブスのリフレクティブ・サイクルの各段階を参考に考えていく。
　テーマは，「一人暮らしの高齢の対象者が看護師による服薬管理を受けているが，退院後の生活を考慮し，このケアが妥当か検討する」とする（記述・描写）。実習指導者や教員は，カンファレンスにおいて，学生が自由に発言できる雰囲気のなかで進められるように環境を整え，学生がテーマを明確化できるように支援する。
　実習指導者や教員は，学生が受け持っている一人暮らしの高齢の対象者が食後の内服薬を看護師から手渡され飲んでいることについて，学生が自信をもって発言で

きるように，事前に打ち合わせておく。

　次に，学生がこの場面で，「対象者は一人暮らしであるため，退院後には服薬の自己管理が必要となるが，なぜ自己管理を進めるためのケアが行われず，看護師が服薬管理をしているのか疑問に思った」など，率直に感じたことを発言できるように，質問や言葉を加えることにより支援する（感覚）。また，この対象者が入院前はどのような服薬管理を行っていたのか，退院後に服薬を支援してくれる家族や近隣住民などがいるのか，どのような環境のなかに退院していくのか，今回の疾病発症により，服薬管理において変化のあったことは何かなどを学生が考えられるように支援する（推論）。実習指導者や教員は，カンファレンス参加者全員がこれらのことを理解できているか，表情や発言を観察しながら，時にはさりげなく司会者の進行も支援する。

　看護師が服薬管理をしている利点と欠点，さらに看護師管理のまま退院となったときの退院後の服薬管理の状況を予測し，その問題について，学生が気づき発言できるように促す（推論）。また，退院後の一人暮らしの生活を想定し，入院中に服薬の自己管理ができる工夫を試みるなどのケアの重要性について考える。どのような工夫ができそうか，退院後の生活をイメージし，フォーマルやインフォーマルなサービスや支援なども柔軟に取り入れ，安全に行うための具体的な看護内容について自由な発想で考える。可能であれば実際のケアにつなげられるように支援できるとよい。ケアが実施できた場合は評価し，退院後の生活を見据えた入院中からの支援の重要性に学生が気づき考えられるように支援していく（評価）。

　実習指導者や教員は傍観者として見守るだけでなく，学生のグループダイナミクスに働きかけ，学生自身が気づき発言できたと思えるように，時には助言を加える。退院や在宅を意識した効果的なカンファレンスが実施できることは，対象者への退院後の生活に合わせた看護と学生自身の達成感や喜びにつながる。

文　献

1）杉森みどり，舟島なをみ（2007）．看護学教育授業展開論．看護教育学．第4版．医学書院，p.221-224.
2）川島みどり，杉野元子（2008）．看護カンファレンス．第3版．医学書院，p.61，147-155.
3）吉田みつ子（2018）．看護を言葉で伝える．実習指導を通して伝える看護—看護師を育てる人たちへ．医学書院，p.162-163.
4）田村由美，津田紀子（2008）．リフレクションとは何か—その基本的概念と看護・看護研究における意義．看護研究，41（3）：171-181.
5）Burns S, Bulman C（2000）/田村由美，中田康夫，津田紀子（監訳）（2005）．看護における反省的実践—専門的プラクティショナーの成長．ゆみる出版，p.123.
6）東めぐみ（2009）．看護とリフレクション．看護リフレクション入門—経験から学び新たな看護を創造する．医学書院，p.28-29.

3

情報収集のポイントと
アセスメント

Ⅰ 退院後の生活を見据えた臨床実習における情報収集のポイント

　臨床実践や看護実習においては，対象者をより全人的にとらえるため，身体面だけでなく，精神・心理面，社会的側面についても情報を収集している。入院中は治療や検査などを受ける患者への看護が中心となるため，身体面の問題に対するケアが中心となる。しかし，対象者を地域で暮らす生活者としてとらえると，入院期間は一時の通過点であり，退院後の自宅や施設での生活を見据えた看護が必要となる。

　退院後の生活を見据えた臨床実習においては，入院中の状況を踏まえ，退院後の生活も予測したうえでの看護を実践することが重要である。入院期間の短縮が進み，退院の見とおしが立ってからでは，退院に向けた準備期間としては不十分である。退院後の生活を見据えた看護は，入院前から始め，入院目的に対応したケアと同時に実践することが必要である。また，対象者や家族の価値観は，退院後の生活に大きく影響することから，十分な情報収集を行う。

　退院後の生活を見据えた情報収集の項目について，身体面，精神・心理面，生活，家族，経済・社会面の5つに分け，具体的な内容を**表3-1**に示す。これらのいずれの情報も，症状や入院という生活環境の変化などによって状況が変化する可能性がある。現状の把握だけでなく，入院前の状況，入院中の状況（入院前からの変化），退院後に予測される状況についても把握する（**表3-2**）。退院後については，入院前と現在の状況から予測される医療ニーズおよび介護ニーズを連続線上でとらえることも検討する。

　以下，**表3-1**の情報収集項目について説明する。

1. 身体面に関する情報

　身体面に関する情報は，これまでの臨床実習においても十分に情報収集がされている部分である。退院後の生活を見据えた看護の視点として，日常生活動作（ADL）は生活に直接関連するため，より具体的に情報収集しておく。たとえば，姿勢，動

第Ⅲ章　地域完結型看護をベースにした臨地実習指導方法

表3-1 退院後の生活を見据えた情報収集項目

情報	具体的な情報収集項目
身体面	①バイタルサイン，意識状態，体格 ②疾患に関する状況（診断名，治療経過，症状，検査データ） ③既往歴，身体機能，感覚機能，認知機能 ④日常生活動作（ADL：飲食，排泄，姿勢，動作，睡眠，衣生活，清潔）の状況と必要な援助 ⑤疾患や入院に伴う身体機能レベルの変化 ⑥継続の必要性がある医療処置，医療管理 ⑦自己管理能力
精神・心理面	①不安，悩み（身体，生活，家族，経済，社会に関すること） ②現状に関する認識および受容の状況（心身の状態，生活，家族，経済，社会に関すること） ③疾患や入院に伴う精神・心理面への影響
生活	①生活や生き方に関する考えや希望 ②趣味，生きがい，余暇活動 ③1日の過ごし方（日常生活における習慣，生活のリズム） ④手段的日常生活動作（IADL：電話対応，食事の準備，買い物，洗濯など）の状況 ⑤日常生活のための場所や用具の状況（台所，トイレ，浴室，寝具など） ⑥疾患や入院に伴う生活の変化 ⑦住居の状況（間取り，段差の有無，改修の可能性，階層，エレベーターの有無） ⑧住居周辺の環境 ⑨住居周辺，屋内における危険箇所の認識
家族	①家族構成（同居していない家族も含む），キーパーソン ②家族の背景（社会的役割，発達課題，健康状態，関係性） ③家族による生活支援の状況（主な支援者，支援内容，他の家族員の協力の可能性） ④家族の介護意欲と介護力 ⑤対象者の疾患や心身の状況に対する家族の認識と受容 ⑥対象者の生活や生き方に関する家族の希望
経済・社会面	①職業・社会的役割 ②疾患や入院が役割に与える影響 ③経済状態（家計管理者，収入や貯蓄の状況，助成金などの申請の有無） ④介護保険制度などの利用状況（申請の有無，要介護度，ケアマネジャーの有無，利用内容） ⑤居住地域の社会資源の活用状況（各種制度によるサービス，自治会や地域の支援など） ⑥居住地域の社会資源の整備状況

表3-2 身体面に関する情報を時間軸（入院前，入院中，退院後）で把握した1例

情報 ＼ 時間軸	入院前	入院中 （入院前からの変化）	退院後に予測される状況
身体面に関する情報 ④日常生活動作 （ADL：清潔）の状況と必要な援助	セルフケアは自立しており，毎日入浴していた（日々の生活のなかでの楽しみの一つ）	脳梗塞によるADLの低下により，セルフケアが困難である。看護師による清拭により身体の清潔は保たれている（3～4回/週）	ADLは，現在とほぼ同様の状態であることが予測され，清潔の援助が必要となる。家族の協力，ヘルパー，訪問入浴介護サービス，訪問看護などについて検討する必要があるまた，ADL自立度の低下予防または維持のための訪問リハビリについても検討する

　作において，補助具がなくても独歩が可能な場合，姿勢や歩幅，歩行時のバランス，動作がスムーズであるかなど，具体的な情報を得ておく。

2. 精神・心理面に関する情報

　精神・心理面に関する情報収集においては，対象者とコミュニケーションをとりながら，表情，アイコンタクトがとれるかなどを観察することも重要なポイントである。対象者は，疾患や症状などの身体に関する不安や悩みだけではなく，様々な思いを抱えている可能性がある。疾患や入院に伴って身体機能の低下がある場合などでは，退院後，自分でどれくらいADLが行えるのか，だれかの協力が必要だがどれくらい手伝ってもらえるのか，経済的な負担はどれくらいかなど，個々の状況に応じて不安の原因になるものは様々である。また，対象者が，自身の状況をどのように認識し，どのように受け止めているのかによって，支援の方法が異なってくるため，疾患のこと，生活のこと，家族のことなど，具体的に把握しておく。

3. 生活に関する情報

　生活に関する情報については，これまで，身体面，精神・心理面，経済・社会面に含まれていた情報を，あえて「生活」として取り出した。生活に関連した情報を漏れなく収集し，生活に関する具体的な情報を整理することで，対象者の日常生活そのものを分析できるようにしていく。なかでも，対象者が退院後の暮らし方などについてどのように考え，どのような希望をもっているのかという点は，特に重視すべき情報である。住居に関連する情報も，生活の一部としてとらえることで，対象者が地域で暮らす生活者であるということを認識し分析できるようにしていく。

4. 家族に関する情報

　家族に関する情報として，生活支援に関する協力体制や家族の考えなどを意図的に情報収集するために，「家族」の項目を設けた。家族は，対象者の生活を支える最も身近な存在であるが，様々な理由により直接的な支援が困難な場合もある。家族の協力の可否や意欲，対象者の状況の認識，家族の希望などを把握することは，対象者および家族を支援するうえで重要である。

5. 経済・社会面に関する情報

　経済・社会面に関する情報は，これまでの臨床実習において，十分に情報収集がなされていなかった部分である。しかし，退院後の生活を見据えた看護を実践していくうえで必須となる情報である。対象者の社会資源の利用状況，居住地域の社会資源の状況を把握することが今後の支援を検討するうえで重要となるため，具体的な情報を得るよう努める。介護保険が利用可能な場合は，ケアマネジャーの有無，その氏名および連絡先も確認し，いつでも連携がとれるようにしておく。

II 退院後の生活を見据えた臨床実習における アセスメント

1. アセスメントのポイント

　必要な情報を収集した後は、「点」と「点」である情報をつなぎ合わせ、対象者の全体像を立体的かつ統合的に考えていく、それがアセスメントである。これまで、入院中の対象者のアセスメントは、身体・心理・社会的なものが中心であった。しかし、退院後の生活を見据えて、対象者が次の療養場所で安全、安心に生活できるようにするためには、それらの情報を生活モデルに落とし込んでアセスメントする必要がある。対象者の生活を基盤に据え、家族に関する情報や経済、社会に関する情報も統合してアセスメントする。

2. 各情報の統合的アセスメントの例

　退院後の生活を見据えた各情報を、どのように関連づけて統合的にアセスメントしていくか、以下にいくつかの例を紹介する。「身体面に関する情報」だけでなく、「家族に関する情報」や「経済・社会面に関する情報」もいかに重要かが理解できる。

1) 「身体面に関する情報」の②疾患に関する状況、④日常生活動作（ADL）の状況、「家族に関する情報」の①家族構成、③家族による生活支援の状況の統合的アセスメント

　たとえば、対象者が糖尿病を有している場合、入院中はインスリン注射を1日3回看護師が行い、良好な血糖コントロールを保っていても、退院後に本人が実施できるのか、④ADLの状況あるいは家族の介護力など、①家族構成や③家族による生活支援の状況などの情報を統合してアセスメントする必要がある。

　また、特殊な医療機器が必要な対象者の場合、その使用手順や不具合が生じたときの対応も上記と同様である。そのため、②疾患に関する状況のインスリンなどの治療に関する情報と、④ADLの状況を、同じ「身体面に関する情報」のなかでも統合してアセスメントすることが重要な場合もある。さらに、これらと「家族に関する情報」も統合して看護ケアを考えていく。

2) 「身体面に関する情報」の③身体機能、④日常生活動作（ADL：姿勢、動作）の状況と、「生活に関する情報」の④手段的日常生活動作（IADL）の状況、⑦住居の状況、「経済・社会面に関する情報」の③経済状態、④介護保険制度などの利用状況の統合的アセスメント

　車椅子で移動している人の場合、転倒の危険性については、③身体機能や④ADL（姿勢、動作）の状況に関連する問題としてあがることがある。しかし、車椅子は一般的な家屋内で使えないことが多く、対象者によっては、畳をいざって（殿部を床につけたまま手と足を使って）移動していることもある。なかには、座位のままトイレまで移動して、洋式トイレ内の手すりにつかまり便座に座ることができる人もい

る。このように，車椅子を使っている人の場合，転倒の危険性は在宅では優先度が高い問題にはならないことがある。

　さらに，家屋改造の必要性がある場合，③経済状態の情報が必要となる。一定の条件を満たせば，介護保険制度の居宅介護（介護予防）住宅改修費の補助が得られるため，④介護保険制度などの利用状況に関する情報も必要である。そのため，入院中の③身体機能や④ADL（姿勢，動作）の状況に関する情報をもとに，退院後の④IADLの状況や⑦住居の状況に関する情報を統合させて，室内での移動不可能な場所の選び出しや，住宅改修のための④介護保険制度などの利用状況を含めた看護ケアを考えることが必要である。

3）「身体面に関する情報」の④日常生活動作（ADL：姿勢，動作）の状況と，「生活に関する情報」の⑤日常生活のための場所や用具の状況，「経済・社会面に関する情報」の③経済状態，「家族に関する情報」の③家族による生活支援の状況との統合的アセスメント

　長期臥床の対象者の場合，関節の拘縮をきたすことがあるが，拘縮による姿勢は様々であり，リラックスできるポジショニングには個別性がある。リラックスできる姿勢を保つためには，姿勢だけでなく，生活や家族に関する情報もアセスメントする必要がある。

　たとえば，頭部への枕の入れ方によって，対象者の呼吸は大きく変わる。そのため，どのような枕がよいのか，位置や高さはどのようにしたらよいかを，よく観察してアセスメントする。枕を頸部のほうに入れすぎると，頸部が反り返り，胸鎖乳突筋が緊張・隆起する。すると，肋骨と鎖骨を引き上げた努力性の呼吸となり，対象者はリラックスできない。そのため，④ADL（姿勢，動作）の状況の頸部の拘縮の度合いや自力での体動の度合いの情報が必要となる。また，枕が低すぎても，同様のことが起こるため，⑤日常生活のための場所や用具の状況の枕の厚みや軟らかさなどに関する情報も考慮する。適切な枕の購入が必要になった場合は，それが可能かどうか「経済・社会面に関する情報」の③経済状態の情報も必要となる。療養者がリラックスできる適切な枕の選択とポジション決定ができたとしても，家族が気にかけ実施してくれるかどうか，③家族による生活支援の状況の情報収集が必要である。

　つまり，対象者がリラックスできる姿勢を保つということだけでも，前述の情報と合わせて退院後の在宅療養に関するアセスメントが必要となる。

4）対象者を地域の生活者としてみるための情報と活用

　対象者を地域の生活者としてみるための「身体面に関する情報」の例を図3-1に示す。「身体面に関する情報」は，入院中は主に治療に関連したケアや安全の確保のために活用されている。対象者を地域の生活者としてとらえると，退院後の生活に関連する情報も追加して情報収集し，生活支援やQOLの維持・向上に向けて，「身体面に関する情報」を活用していく必要がある。

　本項で提示した情報収集項目とアセスメントは，対象者の生活を基盤に据えてと

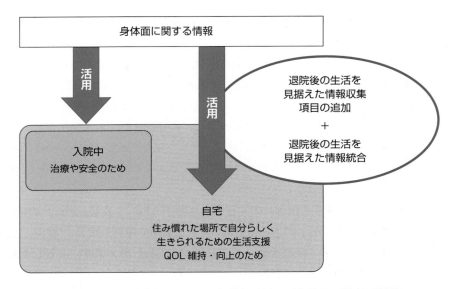

図3-1 看護の対象者を地域の生活者としてみるための情報と活用（身体面に関する情報）

らえたものであるが，生活や自宅の環境は千差万別である。退院後の生活を見据え，対象者が自分らしく生活することを支援するにあたり，さらに個別的な情報収集項目の随時追加やアセスメントの視点を大切にする必要がある。

4 対象者に必要な医療・ケアと対象者の思いをつなぐための方法

I 退院後の生活を見据えるということ

　病院完結型医療から地域完結型医療への転換が進められ，急性期病院において在院日数の短縮，在宅復帰率の向上が求められている。外来では従来の診療・患者教育に加え，手術前の検査や説明，病名の告知も行われるようになった。一方，病棟では，対象者が手術や治療の前日に入院し，治療の終了とともに退院をするようになった。そのため，病院で行われていた医療処置をもったまま自宅へ退院するようになり，疾病を抱えながら，住み慣れた環境で生活を続ける人が増えている。

　病院という非日常的な生活のなかにいた対象者が，住み慣れた地域へ戻り，安全に安心して過ごすには，対象者の最も近くにいる病棟や外来の看護師が，対象者の入院は長い人生の一部分であることを自覚し，患者ではなく地域で暮らす生活者としてとらえ，入院前から退院後の暮らしを見据えた看護を行うことが重要である。そこで，病院では病院看護師が暮らしを見据えた看護実践ができるよう，継続的な研修の実施やキャリアラダーに組み込むなど，様々な教育的な取り組みを行っている。また，病院で実施されている取り組みを知ることは，学生が授業で学んだ知識と臨床を結びつけるために重要である。

　本節では，病院から地域へ切れ目のない医療・看護を提供するために，日頃病院で実施していることを紹介しながらその重要性について説明する。

II 入院前と退院後の状況の変化を見極めること

　入院前と退院後の状況の変化を見極めるには，入院前の外来通院時に対象者の生活状況を把握することから始まる。以下，急性期病院における入院前からの支援と，入院後に病棟で行われる退院支援のポイントを，流れに沿って説明する。

第Ⅲ章 地域完結型看護をベースにした臨地実習指導方法

1. 急性期病院における入院前からの退院支援

　地域連携や退院支援の重要性が求められるなか，「地域連携部門」「退院調整部門」「入退院センター」など名称は様々であるが，地域と病院を結ぶ部門を設置する病院が増えている。そこには，医療ソーシャルワーカー（medical social worker：MSW）や看護師が配置され，それぞれの専門性を生かし，協力して入院前から退院支援を開始している。

　初めに，大学病院の入退院センターにおける取り組みを紹介する。これは，学生指導において，暮らしを見据えた看護実践のために必要な情報内容やアセスメントをする際に役立ててほしい。

1）情報収集とアセスメントの視点（第Ⅲ章3，p.87参照）

　入院前の情報収集は，対象者または家族が記載した用紙（入院時情報収集用紙，表4-1, 2）と，入退院センターの看護師の面談により行われる。限られた時間のなかで効率的に多くの情報を得られるよう，必要な内容が要約された情報収集用紙を使用する。

　入院時情報収集用紙に沿って，家族構成，社会資源・介護サービス，生活・身体面の情報を収集する。

①家族構成：対象者を支える人はいるか，キーパーソンとなり得るか，家族が対象者を支えるうえで問題となることはあるか，独居の場合，サポートをする人はいるのかなど，退院後の生活を見据えて確認する。

②社会資源・介護サービス：入院前に利用しているサービスの有無，地域での生活において相談できる人がいたかを確認する。担当ケアマネジャーがいる場合は，対象者・家族の許可を得たうえで連絡をとり，入院前の生活状況などの情報提供と，退院に向けた連携を依頼する。

③生活・身体：入院前の生活環境や対象者のADL，IADLを確認し，退院後に同じ生活ができるのか，変化が起こるのかを考える。面談は，家族が付き添うことが多いため，介護が必要な対象者の情報を，本人だけでなく家族からも聴取し，退院後の支援体制の検討に結びつける。対象者・家族から聞き取りをするなかで，住環境を確認し，退院後も同じ生活ができるか，共にイメージすることで支援体制を考える第一歩とする。

2）入院前のスクリーニング

　入院後に支援が必要な対象者を見極めるために，入院前に以下の4つのスクリーニングを実施する。

①入退院支援スクリーニング：退院支援の必要性の有無を判断する。

②苦痛のスクリーニング：主にがん患者の苦痛の軽減を図るためにニーズを把握する。

③転倒・転落スクリーニング：入院後の転倒・転落のリスクを数値化する。

④伝染性疾患の既往と予防接種歴：感染予防のため確認する。

　入院中に解決できない問題は，退院支援に引き継ぐ。

4●対象者に必要な医療・ケアと対象者の思いをつなぐための方法

表4-1 入院時情報収集用紙 (1)

入院される方へ

　皆様の状態を知り，入院中の看護に生かしていきたいと思いますので，以下についてご記入いただきますようお願いいたします。なお，ここにご記入された内容については上記目的以外には使用することはありません。ご本人が記入できないときは代理の方がご記入ください。

名前：　　　　　　　　　　　　　　　　生年月日：　　　年　　　月　　　日　**年齢**　　　歳

住所：

職業：　　　　　　　　　　　　　　　　宗教：□無　　□有 (　　　　　　　　　　　　)

〈緊急連絡先〉

	名前 (続柄)	連絡先	
①	(　　　)	自宅：	携帯：
②	(　　　)	自宅：	携帯：
③	(　　　)	自宅：	携帯：

＊必ず連絡のつく方の連絡先を記入してください。

〈家族構成〉

□独居

	名前	続柄・年齢	住まい		備考
		(　　歳)	同居・別居		
		(　　歳)	同居・別居		
		(　　歳)	同居・別居		
		(　　歳)	同居・別居		
		(　　歳)	同居・別居		

＊主にお世話をされる方に○を付けてください。
＊備考にはその家族が患者様を支えるうえで問題となってくることを記入してください。(例：仕事，病気，障害など)

〈社会資源・介護サービスについて〉

◎入院することで家庭のこと，経済的なことなど，心配なことはありますか？
　□無　□有 (　　　　　　　　　　　　　　　　　　　　　　　　　　　　　　　)

◎身体障害者手帳　□無　□有 (□1級　□2級　□3級　□4級　□5級　□6級　□7級)

◎介護保険　□無　□有 (□要支援　□要介護1　□要介護2　□要介護3　□要介護4　□要介護5)

◎特定疾患の申請　□無　□有 (疾患名：　　　　　　　　　　　　　　　　　　　　　)

◎入院前に利用していた社会資源はありますか？
　□無　□有 (□訪問医療　□訪問看護　□訪問介護　□訪問リハ　□訪問入浴　□通所介護　□通所リハ)
　　担当ケアマネジャー (名前：　　　　　施設名：　　　　　連絡先：　　　　　)
　　担当訪問看護師　 (名前：　　　　　施設名：　　　　　連絡先：　　　　　)

社会資源・介護サービスについては患者支援センターで相談することができます。看護師にお尋ねください。

95

第Ⅲ章 地域完結型看護をベースにした臨地実習指導方法

表4-2 入院時情報収集用紙（2）

〈既往歴について〉

◎今までにかかった病気やけがはありますか？　病名やけがの部位と治療状況について教えてください。

年齢	病名・けがの部位		治療状況（手術・内服など）
例：45	例：高血圧　右下肢の骨折	➡	例：薬を飲んでいる　手術をした
		➡	
		➡	
		➡	
		➡	

◎輸血の経験はありますか？

　□無　□有 (いつですか？　　　　　　　　　　　　　　　　　　　　)

◎食べ物や薬のアレルギーはありますか？

　□無　□有 (内容や症状など：　　　　　　　　　　　　　　　　　　　)

〈生活について〉

身長：　　　　　　cm　体重　　　　　　　　　kg　●利き手はどちらですか？　□右　□左

●難聴はありますか？　□無　□有 (□右　□左　)　●補聴器を使用していますか？　□無　□有

●食事制限・水分制限はありますか？　□無　□有 (内容：　　　　　　　　　　　　　　　)

●食欲はありますか？　□無　□普通　□旺盛　　　　●入れ歯はありますか？　□無　□有

●最近3か月程度で体重の変化はありましたか？　□無　□増えた　□減った

●排泄の回数はどのくらいですか？　　　尿：昼間　　　回　夜間　　　回　　　便：　　　回／　　　週・日

●入浴 (シャワーも含む) の頻度はどのくらいですか？　□毎日　□2日間隔　□3日間隔　□その他 (　　　)

●よく眠れますか？　□眠れる　□眠れない　●いびきをかきますか？　□かかない　□時々かく　□かく

●睡眠時間はどのくらいですか？　就寝　　　：　　　　　起床　　　：　　　

●たばこを吸いますか？　□吸わない　□吸う　1日　　　本

●お酒を飲みますか？　□飲まない　□飲む

　　　　　　　　　　　(□毎日　□　　　　日に1回／ビール・日本酒・ワイン・焼酎　　　　合・本)

〈身体について〉

以下の動作で当てはまるものに○をつけてください。

食事	自立・一部助け要・すべてに助け要	椅子に座る	自立・一部助け要・すべてに助け要
歯磨・洗面	自立・一部助け要・すべてに助け要	歩行	自立・一部助け要・すべてに助け要
排泄	自立・一部助け要・すべてに助け要	入浴	自立・一部助け要・すべてに助け要

◎身体の状況や日常生活で今現在困っていることはありますか？

　【　　　　　　　　　　　　　　　　　　　　　　　　　　　　　　　　　　　】

◎病気・入院・治療について医師からはどのように説明を受けましたか？

　【　　　　　　　　　　　　　　　　　　　　　　　　　　　　　　　　　　　】

◎入院中の医療や看護に望むこと，気になることがありましたらお書きください。

　【　　　　　　　　　　　　　　　　　　　　　　　　　　　　　　　　　　　】

3）専門職との連携

入退院センターにおける情報収集や各種スクリーニングにおいて，退院時に支障となる問題点が見つかった場合，その時点で専門職種につなぎ，解決策の検討を開始する。たとえば，経済的な問題や身寄りがないなど社会的問題がある対象者はMSWへ，食事や栄養に関する問題があれば栄養士へ，薬のことは薬剤師など，専門職に相談し，必要に応じ多職種で解決策を検討する。入院中も継続する問題は，病棟看護師へ引き継ぐ。

このように，入院前から対象者の退院に関する心配事や問題点を把握し，専門職へつなぎ，チームで支援を開始することで，退院に対する不安が軽減され，安心して地域へ戻ることができる。入退院センターの看護師は，退院支援の早期開始の重要性や地域との連携の重要性を認識し，各職種の特性を理解したうえで，退院後の生活を見据えたアセスメントをし，入院前から，その先の退院後の生活を見据えて対象者に対応している。

2. 急性期病院における入院後の退院支援

入院後の退院支援のポイントと，病棟看護師がどこを強化しなければならないのかを説明する。

退院支援は，対象者が自分の病気や障害を理解し，退院後も継続が必要な医療や看護を受けながらどこで療養するのか，どのような生活を送るかを自己決定するための支援で，退院調整は，対象者の自己決定を実現するために，対象者・家族の意向を踏まえて環境，ヒト，モノを社会保障制度や社会資源につなぐなどのマネジメントの過程をいう[1]。退院支援は，入院後，病気の治療や検査と並行して行われる。常に対象者のそばに寄り添う病棟看護師は，主に退院支援を行う。図4-1に入退院支援の流れを示した。

1）入退院支援スクリーニング

入院後に病棟看護師が，退院支援が必要な対象者をスクリーニングする。入退院センターですでにスクリーニングが実施されている場合も，再評価を行う。2018年

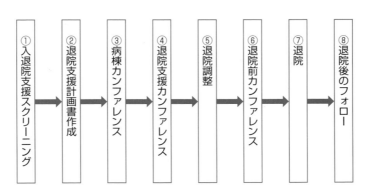

図4-1 入退院支援の流れ

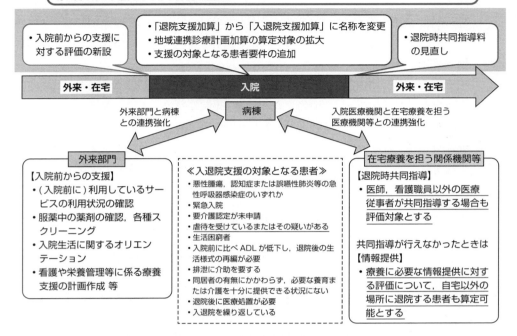

図4-2 2018年度診療報酬改定で示された入退院支援の対象となる患者
厚生労働省保険局医療課，平成30年度診療報酬改定の概要 医科Ⅰ．

度診療報酬改定で示されている入退院支援の対象となる患者を図4-2[2)]に示す。

スクリーニング項目は，病名，生活様式，介護や養育など多方面からあがっているが，2018年度診療報酬改定では，「虐待を受けているまたはその疑いがある」「入院前に比べADLが低下し，退院後の生活様式の再編が必要」「同居者の有無にかかわらず，必要な養育または介護を十分に提供できる状況にない」など，退院後の生活を見据えた項目がより具体的に示されている。看護師は，スクリーニングをもとに，対象者および家族と退院後の生活を含めた話し合いを行い，退院支援計画に着手する。

2) 退院支援計画書（表4-3）

退院支援計画書は，入院7日以内の着手が望ましいとされ，退院支援を進めていくうえで変更が生じた場合は，再度作成する。対象者および家族と話し合って作成するため，退院後の生活を考える機会となる。

退院にかかわる問題点や課題を検討したうえで，退院に向けた目標設定，支援期間，支援概要を立案する。さらに，予測される退院先を見極め，退院後に利用が予測される社会福祉サービスについても計画を立てる。項目が決められていることで，計画の方向性を導きやすいが，用紙を埋めることが目的とならないよう注意する。

4 ● 対象者に必要な医療・ケアと対象者の思いをつなぐための方法

表4-3 退院支援計画書

患者氏名：	ID：		生年月日： 年 月 日
診療科：	入 院 日： 年 月 日		計画着手日： 年 月 日
	計画作成日： 年 月 日		計画変更日： 年 月 日

病棟（病室）	
病名（ほかに考え得る病名）	
退院に関する 患者以外の相談者	家族（　　　　　　　　　　　）・その他関係者
退院支援を行う者の氏名 （下記担当者を除く）	
退院困難な要因	□悪性腫瘍あり　□認知症あり　□急性呼吸器感染症あり　□排泄時介助必要 □緊急入院　□入退院を繰り返している　□退院後に医療処置あり □入院前よりADLが低下し，生活様式の再編が必要 □排泄時介助必要　□必要な養育または介護を提供できない □要介護状態もしくは疑いがあるが介護保険未申請である □虐待を受けているまたは疑いあり　□医療保険未加入または生活困窮者
退院にかかわる問題点， 課題など	□退院後の療養先　□介護　□医療処置　□療養費 □家族の事　□その他（　　　　　　　　　　）
退院に向けた目標設定， 支援期間，支援概要	〈退院計画の目標〉 　例）　安心して自宅で生活できるよう支援体制を整える 　　　　退院後の療養先を家族・医療者と共に選定する 　　　　退院後スムーズに療養生活が送れるよう準備する 〈支援期間〉 　　　　月　　日～　　　　　　程度 〈支援概要〉 　例）　介護保険を利用した支援体制の調整をさせていただきます 　　　　介護施設入所にかかわる連絡や調整をさせていただきます 　　　　転院先との連絡や調整などの支援をさせていただきます 　　　　社会福祉制度および社会保障制度を活用できるよう支援させていただきます 　　　　住居環境・生活状態に応じた生活・介護指導をさせていただきます 　　　　医療処置方法の検討・指導をさせていただきます 　　　　内服管理方法の検討・服薬指導をさせていただきます
予測される退院先	□在宅　□病院（　　　　　　　　　　　　　　）□施設
退院後に利用が予測される 社会福祉サービス	〈制度〉□介護保険　□難病　□生活保護　□身体障害者手帳 　　　　□精神障害者手帳 〈サービス〉□訪問介護　□訪問看護　□介護用品　□訪問・かかりつけ医 　　　　　　□デイサービス　□訪問入浴　□宅配食　□その他
退院後に利用が予測される 社会福祉サービスの担当者	

（注）　上記の内容は現時点で考えられるものであり，今後の状態の変化等に応じて変わり得るものである。

説明・交付日：　　　　年　　　月　　　日

病棟の退院支援担当者：＿＿＿＿＿＿＿＿＿＿＿＿＿＿＿＿＿＿

入退院支援部門の担当者：＿＿＿＿＿＿＿＿＿＿＿＿＿＿＿＿＿

本人または家族：＿＿＿＿＿＿＿＿＿＿＿＿＿＿＿＿＿＿＿＿

　　　　　　（注）家族などの場合は続柄（　　　　　　　　　　　　　　）

3）病棟カンファレンス

　医師，看護師，病棟薬剤師など，病棟スタッフで開催する。治療方針や入院期間を確認し，退院後の生活について方向性を確認する。看護師は，日頃から対象者や家族の受け止めや意向を確認し，カンファレンスの場でほかのスタッフへ伝え，今後の方向性が医療者のみの判断とならないようにする。対象者の支援は，プライマリナースだけに任せず，チームでかかわることが大切である。

4）退院支援カンファレンス

　医師，病棟看護師，退院調整部門の看護師，MSWが共に，対象者の退院支援について検討する。退院困難な要因や予定される退院先，どのような支援が必要か，利用可能なサービスや制度はあるかなど協議する。また，支援を検討するうえで不足している情報はないか，今後の支援をどのように進めていくかを検討し，必要に応じてリハビリテーションスタッフなどの関係職種の参加を促す。

5）退院調整

　新規の訪問看護の介入や訪問診療の調整など，地域とのやりとりは退院調整部門が行うことが多い。病棟看護師は，退院支援カンファレンスで検討した内容の評価や，不足している情報を収集し，退院調整が必要な場合は，退院調整部門へ調整を依頼する。病棟看護師は，退院調整が必要な対象者を理解し，退院調整が必要か判断するために，介護保険サービスや訪問看護など地域で利用できる資源について具体的にイメージする。

　退院調整が必要な対象者は，以下のとおりである。

- 人工肛門，胃瘻，在宅酸素療法，気管切開，在宅中心静脈栄養，人工呼吸器装着などの医療処置を受けて退院するが，自己管理や家族での管理ができない。
- 退院後に訪問診療，訪問看護を必要とする。
- 退院後に新たな在宅サービスを必要とする，またはこれまで利用していたサービスの変更を必要とする。

6）退院前カンファレンス（支援者会議）

　訪問診療医，訪問看護師，ケアマネジャーなどが来院し，病院スタッフから地域スタッフへ，医療や看護をつなぐための話し合いを行う。退院前カンファレンスには以下の効果がある。

- 参加者全員で情報を共有できる。
- 現在までの経過と病状，今後の方針について共通理解ができる。
- 本人・家族の病状認識と在宅療養の希望について共通理解ができる。
- 医療処置に対する指導内容，必要物品の確認ができる。
- 各職種が意見を出し合い，必要な医療サービスと福祉用具などの検討ができる。
- 緊急時の対応について，共通認識ができる。
- 退院の見通しが立ち，初回訪問の日程調整ができる。
- 退院前に対象者・家族と会うことができるため，安心できる。

　退院前カンファレンスは，単なる情報共有ではない。病院と地域のスタッフで積

極的に意見を出し合い，スムーズに在宅移行できるように話し合うことが望ましい。

7）退院

対象者・家族の退院の意向を確認し，対象者が安全・安心して自宅で過ごせるか確認する。地域の支援者と連携する場合，診療情報提供書，看護サマリー，リハビリテーションサマリーなどの必要な書類を準備し，医療，看護，リハビリテーションなどが継続できるよう情報を提供する。

8）退院後のフォロー

退院支援は，退院時に終了するのではなく，退院後の外来フォローへつながる。外来看護師や退院調整部門の看護師が外来受診に同席し，退院後の生活を確認し，入院中の支援を評価する。その結果を病棟へフィードバックすることで，次の支援に生かしていく。また，在宅療養支援者からの相談や問い合わせに対応し，スムーズな連携が図れるよう調整する。

　以上，急性期病院における退院支援のポイントと看護師が強化することを紹介した。病棟看護師は，このような退院支援の流れのなかで，それぞれのポイントにおける目的を理解し，対象者と共に退院後の生活を考え，サポートする。

療養の場の意思決定支援

次に，対象者が病院を退院した後にどこで療養するのか，どのような生活を送るのか自己決定するための支援について考える。療養の場が決まると，だれに何をつなぐのか，それをいつから指導したらよいのかが明確になる。

1. アセスメントのポイント

療養の場の意思決定支援のためのアセスメントのポイントを，医療面，生活面，気持ちの3方向から考えてみる。

1）医療面
- 病状，治療状況，今後の予測を確認する。
- 服薬：自己管理できるか，疼痛コントロールをどのように行うか。
- 医療処置：自宅で継続できるか，簡易化が必要か，実施時間変更の必要性はあるか，手技取得はどの程度できているか。
- 家族指導：だれに行うか，管理能力はあるか。
- 社会資源：追加することはあるかなど。
- 在宅療養が困難になったとき，受け入れ先は確保されているか。

2）生活面
- 家庭環境（段差，浴室，トイレ，移動方法など）：改修の必要はあるか。
- 介護者の有無，主介護者の見極め。
- 主介護者以外の家族はどこまで介入できるか。

- 在宅療養の支援体制は必要か（介護保険，訪問診療，訪問看護など）。
- 現在のADLと家での生活（食事，入浴，洗面，更衣，整容，排泄，移動など）。
- 現在のIADLと家での生活（外出方法，掃除，洗濯，買い物，金銭管理，電話の対応）。
- 経済面など。

3）気持ち

- 本人・家族の病状理解，受け入れ状況。
- 本人・家族が在宅療養を望んでいるか。
- 本人の希望「どう生きたい」か，家族の希望「どう介護していきたい」か。
- どういう生活をイメージしているか。
- 本人と家族の気持ちの折り合いをどうつけるかなど。

2. 意思決定支援のポイント

　病棟看護師は，以上の情報を整理し，対象者・家族が退院後の生活をイメージし，どの状態で帰るのか，どこで暮らすのか，必要な支援は何かを考える。同時に，病院・施設・在宅のメリットとデメリット，在宅療養で利用できる支援（介護保険サービス，訪問診療，訪問看護など）について情報提供する。退院後に医療処置の継続が必要な場合は，在宅での管理方法について考え，療養の場の意思決定を支援する。その際は，対象者の気持ちだけでなく，家族の気持ちも考慮する必要があり，両者の方向性が異なる場合は調整する。気持ちの変化が起こることもあるため，そのつど耳を傾け，話し合い，自らの意思で決定できるよう支援することも大切である。

IV 医療モデルから生活モデルへ：医療情報をどう生活に結びつけて考えるか

1. 退院指導

　対象者が自宅への退院を希望した場合，医療を生活に結びつける必要がある。医療モデルから生活モデルへの変換は，病院という管理された状況から，病気を抱えながら地域で生活する状況への移行といえる。入院直後の急性期では，治療の遂行や安全管理に重点が置かれるが，回復期や安定期になると退院後の生活に向けた支援に移行していく。病院における暮らしを見据えた看護実践のなかでは，退院指導が医療モデルから生活モデルへの橋渡しとなる。退院指導では，病院で行っていることをそのまま退院後も行うのではなく，家庭環境や生活スタイルを把握したうえで，暮らしに沿った方法を考え指導を行う必要がある。以下，例をあげて説明する。

1）薬剤の投与方法や種類，投与時間

　投与方法としては，注射より家庭でも管理しやすい内服や貼付に変更することが可能か検討する。また，投与時間が生活のリズムに合っているかを確認する。

2）医療処置の簡略化，自宅での生活に則した方法の工夫

医療処置については，簡単にできる方法がないか，自宅にあるもので代用は可能か検討する。また，本人や家族が実施できるかも確認する。

3）介護方法の検討

移動，排泄，食事，口腔ケアなどについて，家族が介護する場合は，自宅で簡単に継続できる介護方法を考える。

2. 介護者への指導

自宅での生活に沿った方法を検討するために，退院指導への介護者の参加を促す。介護者に自宅でのケアをイメージしてもらい，生活に則した方法を一緒に考えることが大切である。このときに1日の生活を思い浮かべ，一つひとつ当てはめていくとイメージがしやすくなる。また，事前にケアマネジャーや訪問看護師に相談し，自宅での様子を把握することにより具体的な指導が可能になる。

退院指導を行う際は，医療者中心ではなく，対象者や家族の意向を大切にし，自宅療養を前向きにとらえられるよう働きかける。

3. 退院前・退院後訪問指導

診療報酬でも認められている，退院前訪問指導や退院後訪問指導（第Ⅱ章の**表6-6**，p.66参照）も有用である。退院後訪問指導で確認した対象者の様子や地域の支援者との連携を確認し，院内にフィードバックする。

Ⅴ 地域の社会資源に目を向ける

1. 地域包括ケアシステムを支える自助，互助，共助，公助

対象者が地域で安心して暮らすためには，医療の提供だけでなく様々な資源が必要となる。自宅での生活は一人ひとり異なるので，個々に合った資源を活用し，生活基盤を整える。厚生労働省における地域包括ケア研究会報告書では，地域の社会資源を自助，互助，共助，公助の4つに分類している[3]（第Ⅲ章の**図6-6**，p.122参照）。

2. 様々なサポートを組み合わせた切れ目のない支援

互助と公助の間には，ボランティアおよび住民組織の活動への公的支援があり，互助と自助の間には，当事者団体による取り組み，高齢者によるボランティア，生きがい就労などがある。今後は，高齢者の一人暮らしや高齢者のみの世帯がいっそう増えるが，少子高齢化や財政状況から「共助」「公助」の拡充は難しく，「自助」「互助」の役割が大きくなることを意識した取り組みが必要である。

病棟看護師は，地域の支援者と協力し，サービスが必要なときには，フォーマルサポートとインフォーマルサポートを適切に組み合わせ，切れ目のない連続した支

第Ⅲ章　地域完結型看護をベースにした臨地実習指導方法

援を行う。

Ⅵ 他分野・多職種の連携

1. 支援チームの役割

　対象者に必要な医療やケアと対象者の思いをつなぐためには，院内・院外の他分野・多職種連携が重要である。他分野専門職の役割を理解し，適切な分野につなぎ連携することで，より多方面からのアプローチと専門的な支援をチームで行うことができる。対象者と家族を支える主な支援者と役割を表4-4に示すので，多職種連携を考えるうえで参考にしてほしい。

2. ケアマネジャーとの連携

　院内，院外において，対象者を支援する多くの職種が存在するが，病院と地域をつなぐケアマネジャーとの連携について説明する。

　2000年に介護保険制度が創設され，在宅でのサービス利用を調整する仕組みができた。ケアマネジャーは，居宅介護支援事業所や地域包括支援センターに配置されており，ほかの専門職と連絡をとり，情報を整理し利用者の生活に沿ったケアプランを作成する。

　病院看護師とケアマネジャーの連携は，対象者が介護保険サービスを利用している場合は，ケアマネジャーからの入院前の情報提供から始まる。提供される情報は，身体面・精神面の情報，家屋の構造など環境，家族背景，経済状況など，対象者の

表4-4 対象者・家族を支える主な支援者と役割

職種		役割
院内関係者	医師	診断，病名告知，予後の説明，診療，緊急時の受け入れ
	看護師　病棟看護師	日常生活の援助，病状説明の同席，医療処置の手技指導，看護サマリー作成
	看護師　外来看護師	通院中の状態把握，自宅での療養環境の確認
	看護師　退院調整部門看護師	病院と地域関係者との連携窓口
	医療ソーシャルワーカー（MSW）	医療費・生活費の相談，緊急時受け入れ先の調整
	リハビリテーション専門士　理学療法士（PT）	筋力訓練，関節拘縮予防，呼吸リハビリテーション
	リハビリテーション専門士　作業療法士（OT）	家事動作の指導，手芸や工作などによる作業，住環境や福祉用具のアドバイス
	リハビリテーション専門士　言語聴覚士（ST）	嚥下訓練，言語訓練
	薬剤師	薬の説明，内服方法の検討
	栄養士	栄養評価，嚥下困難時の食事内容の工夫など栄養全般の指導
院外関係者	訪問診療医師	症状に応じた治療，訪問診察
	訪問薬剤師	在宅での服薬管理
	訪問看護師	状態観察，医療処置の管理指導，介護者の相談を受けアドバイス
	保健所保健師	個別支援，コーディネート，関係機関との連携
	訪問リハビリテーション	生活に沿ったリハビリテーション実施
	訪問介護士（ヘルパー）	日常生活全般への支援
	ケアマネジャー	介護保険を利用してのサービス調整，地域の窓口

入院前の生活を把握するために重要な情報である。病院看護師は、これらの情報を入院時の姿と照らし合わせ、入院により対象者の生活がどのように変化するか、退院時に必要な支援はあるかなどを考えるうえで活用する。そのため、入院時に対象者・家族の了承を得た後で、病院側から積極的にケアマネジャーに連絡をとることが勧められる。

退院後に介護保険によるサービスが必要になったときは、入院中に連携が開始する。退院前には、病院看護師からケアマネジャーへ入院中の情報を提供し、退院後のケアプランの作成に生かしてもらう。このとき病院看護師は、入院により対象者に起こった変化や、退院時に発生する問題、自宅での生活に支障をきたすことなど、自宅での生活をイメージしながら明確に伝えることが重要である。

群馬県では、病院とケアマネジャーの連携強化を目指して、2016年度から退院調整ルールの策定など、病院とケアマネジャーの連携における体制づくりに取り組んでいる。これにより、病院もケアマネジャーも、意識して連携をとるように変化している。ケアマネジャーからは、病院スタッフと連絡をとりやすくなったという声が聞かれ、病棟看護師も自発的にケアマネジャーに電話連絡し、来院時には積極的に対応するようになった。こうした取り組みが拡大することにより、病院看護師とケアマネジャーの連携がさらに進み、病院と地域のつながりもより密接になり対象者の支援に生かされている。

3. 訪問診療との連携

医療面での病院と地域の連携は、訪問診療、訪問看護、訪問リハビリテーションが知られているが、薬剤師による訪問薬剤管理や訪問歯科診療も行われるようになった。入院中に行われている医療や看護が、これらの職種に適切につながることで、対象者や家族が安心して地域に戻り生活することができる。

病院スタッフは、対象者を地域で暮らす生活者としてとらえる意識をもち、入院前から暮らしを見据えた支援を行うことが重要である。そして、対象者・家族の気持ちに寄り添い、意向を確認し、共に退院後の生活を考え続けることで、対象者の思いと必要な医療・ケアをつなぐことができる。

文　献

1) 宇都宮宏子（2011）．退院支援・退院調整を理解するための3段階プロセス．宇都宮宏子，三輪恭子（編）．これからの退院支援・退院調整—ジェネラリストナースがつなぐ外来・病棟・地域．日本看護協会出版会，p.10.
2) 厚生労働省保険局医療課．平成30年度診療報酬改定の概要 医科Ⅰ．
<https://www.mhlw.go.jp/file/06-Seisakujouhou-12400000-Hokenkyoku/0000198532.pdf>
[2018. November 17]
3) 厚生労働省．地域包括ケアシステム．
<https://www.mhlw.go.jp/stf/seisakunitsuite/bunya/hukushi_kango/kaigo_koureisha/chiiki-houkatsu/>[2018. November 17]

第Ⅲ章　地域完結型看護をベースにした臨地実習指導方法

5 病院と地域をつなぐ 看護サマリーの活用

　病院完結型医療から地域完結型医療へと移行し，病院では在院日数の短縮に取り組んでいる。しかし，認知症，糖尿病など様々な慢性疾患を複数有する高齢患者の増加，高齢者単身世帯や高齢夫婦世帯など家族構成の変化に伴う家族介護力の低下などがあり，住み慣れた地域で安心して生活するには，入院前から病院と地域が連携していくことが求められている。病院と地域をつなぐ方法には，病院の地域連携室や病棟看護師から在宅療養支援者への電話による情報共有，在宅療養支援者の病棟訪問，退院前カンファレンスなどで互いに顔を合わせた情報共有，診療情報提供書や看護サマリーなどの文書による情報共有などがある。

　実習に来た学生から「看護サマリーという言葉は授業で聞いたことはあるけれど，どういうものなのかは知らない」という声もあり，看護サマリーについて具体的に学ぶ機会は少ない。また，多くの看護師は入職後，先輩看護師に書き方を教わって見様見真似で作成しているのが現状である。看護サマリーには，「退院後の生活を見据えて考える」という視点が必須である。学生が病院の実習において，こうした視点をもって自分の受け持ち患者の看護サマリーを考え積極的に活用することで，地域連携の看護実践力を養う機会となる。以下，看護サマリーの記載方法を，活用例をあげて紹介する。

I 引き継ぎ先に合わせた看護サマリーの記載

　看護サマリーは，「看護を必要とする人の健康問題の経過，情報を要約したもの」[1]である。これまで，病院から在宅支援者側へ看護サマリーを送った際に，情報があまり役に立たないといわれることが多々あった。齋藤[2]は「情報の共有が必要なことは言うまでもありませんが，その情報は『自分たちが何をした』ではなく，『つなぐ先にとって何が必要な情報なのか』を考えなくてはなりません。独り善がりの情報ではなく，『ケアの継続に生きる情報の提供とは何か』にこだわって共有すべきと考えます」と述べている。引き継ぎ先に合わせて看護サマリーを記載し，情報提供することが求められている。

1. 引き継ぎ先が必要とする情報（図5-1）

看護サマリーの記載では，引き継ぎ先が必要とする情報は何かを重視する。

退院後，外来通院をする対象者の情報は外来看護師あてに，主に入院中の看護の要約・評価，継続する問題について引き継ぐ。訪問看護サービスを利用する場合は訪問看護師あてに，主に在宅で必要な治療と看護，病状についての本人・家族の受け止めや意向，継続する医療処置や必要物品，家族の介護力や指導内容を引き継ぐ。介護保険サービスを利用する場合はケアマネジャーあてに，主に本人・家族の受け止め，意向，日常生活の自立度，家族の介護力，内服管理方法や健康上の留意点，介護サービスの利用計画作成に必要な情報を提供する。ほかの病院や医療機関に転院の際は転院先の看護師あてに，看護の要約と，転院後も継続する問題や医療処置，本人・家族への説明内容，受け止め，意向を引き継ぐ。介護老人保健施設・福祉施設へは施設の看護師や介護福祉士あてに，主に内服管理方法や健康上の留意点，受診継続の有無，介護の必要程度，個別性を重視した具体的な日常生活援助方法を引き継ぐ。

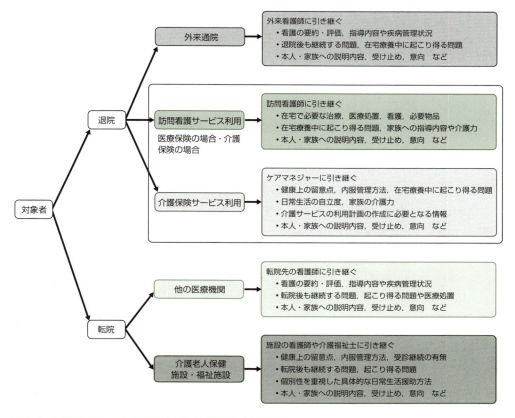

図5-1 看護サマリー（引き継ぎ先別の提供すべき情報）

2. 引き継ぎ先が理解しやすい表現での記載

このように，対象者の退院先によっては，必ずしも看護師が看護サマリーを受け取るとは限らない。看護サマリーは，引き継ぐ先でわかってもらえる表現で記載すべきであり，ケアマネジャーなど看護師以外に引き継ぐ際には，看護問題などの専門用語の使用は避ける。たとえば，「# 皮膚統合性障害」ではなく，「放射線治療による皮膚の発赤」と記載するほうが理解されやすい。

Ⅱ 対象者の暮らしをサポートするための情報を大切にした看護サマリー

山本ら[3]は「病棟看護師は対象者の疾患や治療を中心としたケアを展開するのに対し，訪問看護師は，対象者を地域で暮らす生活者としてとらえ，生活習慣や価値観，生き方を損なうことなく支援することを課題とする」と述べている。地域・在宅志向の医療や看護が推進されるなか，病院勤務の看護師も，病気はその人の人生の一部であり，医療に偏らず生活者という視点をもって退院後の暮らしを見据えた看護を行うことが求められている。

暮らしを見据えた看護サマリーといっても，臨床経験のない学生がイメージするのは難しい。看護サマリーの様式や記載する項目，順序は各施設で設定されているが，対象者を「生活者」としてとらえ，暮らしを見据えた支援も視野に入れた看護サマリーとはどのような内容なのだろうか。**表5-1**に外来看護師あてに記載した看護サマリーの例を示す。また，**表5-2**に各項目の記載のポイントを示す。

「現在までの経過」および「本人の認識」については，疾患の経過や治療内容を簡潔明瞭に記載し，医師が説明した治療方針や今後の予測，本人・家族が医師の説明をどのように理解しているのか，今後の生活に対する意向や希望する支援などを記載する。

「看護援助の必要性，看護の実際・評価」については，看護上の問題点で継続するもの，実施したケアと本人の反応，ケアの効果・達成度，看護計画の目標達成ができていない理由，必要とされるケアなどを記載する。

「継続される看護上の課題や必要とされる支援，キーパーソンや支援者の状況」については，継続が必要なケアを具体的に記載し，退院後の自己管理に向けて実施した情報提供や教育内容，本人・家族の負担を軽減できるように簡素化したケアの方法や内容，家族の介護力，社会資源の活用と連携，病状変化を予測した対応などを記載する。

Ⅲ 看護サマリー活用事例の紹介

実習に出る前の授業で，退院後の暮らしをサポートするために，ケアマネジャーやデイサービスの職員と連携した事例を紹介して学生の理解を助けることも必要で

5 ● 病院と地域をつなぐ看護サマリーの活用

表5-1 外来看護師あてに記載した看護サマリーの例

対象者氏名：A氏　　☑男　□女　　年齢：50歳代
診断名：胃がん，腹腔鏡下胃全摘術後
現在までの経過
20××年○月 胃もたれを自覚し3月末検査にて胃がんと診断
　　　　　○月○日 手術目的にて入院
　　　　　○月○日 腹腔鏡下胃全摘術
　　　　　○月○日 自宅退院

本人の認識
　医師が本人と妻に，胃全摘術と合併症に関して説明
　手術で腫瘍のある胃を全部とったので，食事はしばらくの間6回に分けて少量ずつ，よくかんでゆっくり食べるように言われた。意識しないと今までどおりに食べてしまうが，妻がよくやってくれるので大丈夫だと思う。退院後1か月は休暇をとり，その後は会社と相談して職場復帰をしたい

看護援助の必要性・看護の実際・評価
#1 非効果的自己健康管理
　術後，食事開始時に摂取方法について指導したが，摂取速度が速く15分程度で完食してしまい，ダンピング症状が出現した。ダンピング症状や予防法，食事内容についての理解不足が考えられ，ダンピング症状の原因，症状，対処方法について，本人と妻にパンフレットを用いて再指導した。また，胃切除後の食事内容について，妻と共に栄養指導を受けた
　「なぜ冷汗やめまいがあるのかわかった。食事の内容や食べ方を気をつけなければならない」と理解を示した。退院後，実施できているか確認が必要である

#2 介護者役割緊張リスク状態
　本人は「食事のことは妻に任せる」と述べ，妻は頼る人がおらず，夫の食事や体調管理について不安を抱えている。夫に自信をもって助言できるように，ダンピング症状や食事摂取方法の説明，食品の選び方，食事内容に関する栄養指導を本人と一緒に受けた。また，栄養補助食品の紹介や，胃がん患者・家族の会を紹介した

継続される看護上の課題や必要とされる支援，キーパーソンや支援者の状況
　入院中に説明した以下の内容が継続できているか確認が必要である
- 食事内容は高たんぱくで消化のよいものを摂取する
- 食事を1日5～6回に分けて摂り，間食を増やす
- 一口食べたら箸を置く，一口30回以上咀嚼し時計を見ながら摂取する
- ダンピング症候群の予防と対処はできているか

　妻が一人で食事や健康面の管理を行っているため，負担やストレスが強くなっていないか，困ったときに相談することができているか確認が必要である

　退院後1か月で復職予定である。職場復帰の際は，会社に生活上の注意点を伝えて無理のない業務や就労時間でスタートできるようにすること，職場の産業医などに相談できる場合もあることを情報提供しているが，復職の準備状況の確認が必要である

学生が看護過程演習で展開したペーパーペイシェントの情報を活用。記載項目名は本学の書式に準ずる。

ある。表5-3に示した看護サマリーは，入院中にケアマネジャーが来院して情報交換や退院カンファレンスを行い，対象者の日常生活動作（ADL）や照射部位の皮膚ケア，今後の治療方針についての情報共有を行った事例である。このサマリーは，看護師以外の関係職種に活用されることを考慮し，看護診断名ではなく具体的にどのような状況が問題なのかを記載している。退院後には，照射部位を洗う際の注意

109

第Ⅲ章 地域完結型看護をベースにした臨地実習指導方法

表5-2 看護サマリー各項目の記載のポイント

記載項目	記載のポイント
現在までの経過，本人の認識	・疾患の経過や治療内容を簡潔明瞭に記載する ・医師が本人・家族へ説明した治療方針と今後の予測 ・本人・家族が医師からの説明をどのように理解・反応しているのか ・今後の生活に対する意向や希望する支援　など
看護援助の必要性，看護の実際・評価	・看護上の問題点で継続するもの ・実施したケア，本人の反応，ケアの効果・達成度 ・看護計画の目標達成ができていない理由，必要とされるケア　など
継続される看護上の課題や必要とされる支援，キーパーソンや支援者の状況	・継続が必要なケア（方法，必要な物品）を具体的に記載する ・退院後の自己管理に向けて実施した情報提供，教育内容 ・本人・家族の負担を軽減できるように簡素化したケアの方法，内容 ・家族の介護力 ・社会資源（訪問看護，ケアマネジャー，地域包括支援センターなど）の活用と連携 ・病状変化を予測した対応（連絡が必要な具体的な症状）　など

表5-3 デイサービスの職員あてに記載した看護サマリー（抜粋）

氏名：B氏　　ID：××××　　性別：男・女　　生年月日：　　年　　月　　日
診断名　左大腿部軟部肉腫
看護の経過 　20××年〇月〇日 左大腿部軟部肉腫，術前放射線療法のため入院し，放射線療法を開始 　ADL低下，認知機能低下予防のため，リハビリテーションと週末の外泊を実施し，大きな低下なし 　〇月〇日 放射線治療を終了し，自宅退院となる。今後は整形外科にて手術予定
インフォームドコンセントの内容と本人・家族の理解 　放射線治療開始時に放射線皮膚炎などの有害事象について説明。放射線治療終了後は整形外科で手術予定となるが，日程は退院後の整形外科受診で決定予定と説明 　家族，本人共に「わかりました。よろしくお願いします」と治療に対して不安の言葉はなかった。本人は説明後，時間がたつと放射線治療や手術を行うことを忘れているが，放射線治療前にそのつど説明すると「そうですか」と治療は拒否なく受けていた
継続が必要な看護 ・活動性の低下 　ADLは大きく低下していないが，治療が進むにつれ，リハビリテーションの拒否がみられた。本人は「変わりありません」と答えるが，倦怠感や頻尿が原因で臥床している時間が多くなっている。左大腿の腫瘍も増大あり。痛みはないと話すが，歩行時の歩幅は小さく歩きにくそうな様子がみられる。痛み止めロキソプロフェンナトリウム60mg 3錠 分3（朝・昼・夕食後）内服中 ・照射部位の皮膚症状 　左大腿部の照射部位の皮膚症状は乾燥程度で，皮膚炎の出現はない。入院時から腫瘍で腫れている部分に一部赤紫色の皮膚変化がある。入浴後などにワセリンを塗布していた。悪化がないか娘にも観察を依頼。腫瘍の突出による褥瘡のリスクもあるため，クッションなどで除圧するよう説明している

記載項目名は病院の書式に準ずる。

点についてケアマネジャーから電話で相談があり，より良いケアについて意見交換を行うことができた。

　この事例では，入院中からの情報共有と看護サマリーによる在宅支援者側への情

報提供で，退院後に在宅支援者側が病院側に連絡や相談をしやすくなり，より良い
ケア提供へつながった実際がわかる。

　看護サマリーは万能ではなく限界がある。看護サマリーの書式の改定は重要であ
るが，どれほど工夫したとしても，完璧なものは作成できない。きちんと引き継ぎ
を行うためには，電話やカンファレンス，時には入院前訪問，退院後訪問も必要と
なる。情報の発信側と受信側の環境の違いを意識し，次の療養場所の物理的環境や
人的環境を含め，受信側を理解しようと努めることが必須である。一方，看護サマ
リーを受け取った側もフィードバックをして互いが歩み寄る。引き継ぎ先の相手は
だれか，何を必要とするのか，病院側は何を伝え，どのように伝えるべきか，常に，
退院後を見据えて考える。その模索のなかにこそ，学生が考え，学べるものが多々
ある。

文　献

1）日本看護協会（2018）．看護記録に関する指針．
　　<https://www.nurse.or.jp/home/publication/pdf/guideline/nursing_record.pdf?vos=magazine&route_
　　no=6784>[2018．October 10]
2）齋藤訓子（2015）．これからの病院での看護に期待すること　人の「暮らし」を視野に入れたケア．看護，67（5）：
　　42-45.
3）山本かおり，吉田直子，竹井ひろみ，他（2015）．看護連携強化をめざす訪問看護サマリーの作成．看護実践の
　　科学，40（5）：22-28.

第Ⅲ章　地域完結型看護をベースにした臨地実習指導方法

6 最近の学生の特徴を踏まえた指導方法

Ⅰ 青年期の特徴と発達課題

　青年期から成人前期（18～20歳代）の学生は，体力の充実した身体的最高地点にいる一方で，心理社会的には，自分とは何か，自分には何ができるのかというアイデンティティ（identity；同一性）を模索し，職業などを選択して，親から独立（自立）する時期にいる。この時期の学生には，「アイデンティティの確立」対「アイデンティティの拡散」，また「親密性」対「孤立」という発達課題がある。

　職業をもつことには，収入を得て自立した生活を送るだけでなく，社会的役割を遂行し，社会的人間としてのアイデンティティを確保するという意味がある。青年期は，どのような職業を選択し，それをどのように継続するかという問題に初めて直面する時期である[1]。しかし，自分には何が向いているのか，自分には何ができるのかを明瞭にして職業を選ぶことは容易ではない。臨地実習の場で看護師の仕事を目の当たりにして自分の能力不足や適性に悩み，また仲間との差異を知覚してアイデンティティに揺らぎを覚えることは学生によくみられることである。

　親から独立（自立）することは，子どもが成熟し生殖できる年齢になれば，親から離れていくのが動物の世界における自然の摂理であるが，青年期の学生は身体的に成熟しても，社会的・経済的に自立が困難であるため親から完全に独立できない。このことが親子関係に葛藤を生み出している。アイデンティティを模索している青年期の学生は，親のようにはなりたくないと親を批判し反抗する一方で，内面的には自分のことをわかってほしい，親に認められたいという甘えや依存を抱えている。この親に対する両価的な態度は，時に看護教員（以下，教員）や臨床実習指導者（以下，実習指導者）に投影される。それは臨地実習の指導場面で，学生からの思いがけない反発や依存的態度として，教員や実習指導者に向けられるのである。

1. アイデンティティの確立

　アイデンティティ（同一性）は，エリクソン（Erikson EH）が提唱したego

112

表6-1 アイデンティティ拡散症候群

社会的な自己定義を確立できない状態
①アイデンティティ意識（自意識）の過剰：人目を気にする
②選択の回避と麻痺：選ばない，選べない
③対人的距離の失調：人に近づきすぎる，離れすぎる
④時間的展望の拡散：切迫感，絶望感，見通しがない
⑤勤勉さの拡散：すべきことをやれない
⑥否定的アイデンティティの選択：不適切な価値を選ぶ
※これらは病的状態というより，現代青年の一般心理といえる

服部祥子（2010）．青年期．成人前期．生涯人間発達論―人間への深い理解と愛情を育むために．第2版．医学書院，p.110-125．を参考に作成

identity（自我同一性）からきており，一般的には「自分とは何か？」という問いに対する答えであるとされている[2]。アイデンティティは，過去から未来へと連続し一貫している自分らしさであり，また他者（社会）に対する自己の意味として意識されているものである。

　「自分とは何か？」という問いの答えには，「日本人である」「男性（女性）である」「看護師である」などの国籍，性別，職業のほか，「思いやりのある人である」「スポーツマンである」など性格や能力などもある。このうち，これが自分らしさであると確信がもて，かつ他者にも承認されている自分らしさとは何か，こうした問いを繰り返し，アイデンティティを獲得していくのが青年期である。また，一人の人間として多面的な自分を統合し，一貫した自分という存在を確認しながら生きることも同一性である[3]。

2. アイデンティティの拡散

　アイデンティティは，幼少期から培われてきたすべての自分らしさを統合することによって確立される。アイデンティティには，肯定的なものだけでなく，恥や罰を受けたこと，罪を感じたこと，有能感を失ったこと，孤独を感じたことなど，否定的なものもある[3]。これらも含めて自分の適性や能力を見きわめ，将来の自分がどうありたいかを明瞭にし，社会の一員として機能していくことは容易ではなく，アイデンティティの確立は一生の課題でもあるといえる。アイデンティティの確立の過程では，自分が何になりたいのかわからない，なりたい自分がいろいろあって決められないという混乱が生じる。これがアイデンティティの拡散である。

　表6-1[3]に示したアイデンティティ拡散症候群は，かつて精神医学的な症候群とされたが，現代では，青年に一般的な心理とされている。人目を気にする，選択できない，他者と近づきすぎたり離れすぎたりする，すべきことをやれないなどは，青年期の学生によくみられる状態である。

3. 親密性の獲得と孤立

　親密性の獲得は，成人前期の発達課題である。この時期は，自分のパートナーとなる人を選び，家庭をもつ時期にあたり，異性との性的な親密性を獲得することが

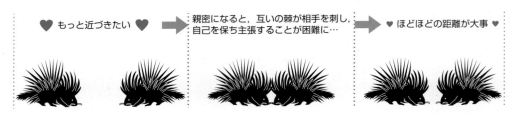

図6-1 山アラシのジレンマ

求められている。「親密性」とは，自分の何かを失うのではないかと恐れることなく，自分のアイデンティティと他者のアイデンティティを融合する能力をいう[3]。また，親密性は，異性との関係だけでなく，自分とは異なる考えをもつ人に共感し，親しく付き合えるようになるという寛容性をもつことも意味する。親密性を獲得するには，自分と他者の間で，図6-1に示す「山アラシのジレンマ」のような葛藤を繰り返したうえで，この葛藤に耐えて柔軟さを身につけていくことが必要になる。

一方で，アイデンティティが十分に確立されていない場合，他者と親密にかかわることは自己のアイデンティティ喪失につながりかねない[4]。そのため，人とのかかわり（自己表出）による風当たりや傷つくことを恐れ，人とかかわらず，自分の殻に閉じこもり，「孤立」することがある。青年期の課題をもつ学生には，自己表出を極端に避けることや，ささいな意見の食い違いから友人とのかかわりを絶つなどの行動が時々みられる。これらの背景には，自分の考えを批判されることへの脅威や，自分と同じ感情を共有してもらえず傷ついている気持ちがあることを考えると，学生の行動が理解できるのではないだろうか。

II 「いまどきの若者」の理解

1. 「いまどきの若者」の背景

年長者が自分と若者を比べて理解しがたいとき，「いまどきの若者」という言い方をするが，いつの時代でも同じようなことがいわれてきた。「いまどきの若者」を理解するには，前述した青年期の特徴と，若者が育った時代背景を知る必要がある。

内閣府は，2013年にわが国と諸外国の若者の意識を調査し，日本，韓国，アメリカ，イギリス，ドイツ，フランス，スウェーデンの計7か国の13～29歳の若者から得た回答をもとに，日本の若者の意識について分析した（図6-2）[5]。この調査によると，日本の若者は，「自分自身に満足している」「自分の考えをはっきり相手に伝えることができる」「うまくいくかわからないことにも意欲的に取り組む」の3項目が諸外国と比較してやや低かった。自分への満足感が低いことに関しては，日本の若者の場合，自分は役立つ存在であるか否かという有用性と満足感が関連していたが，他国では友人関係や恋人と満足感が関係していたという違いがあった。

最近の若者については，素直でまじめ，教えたことにはしっかり取り組み，チー

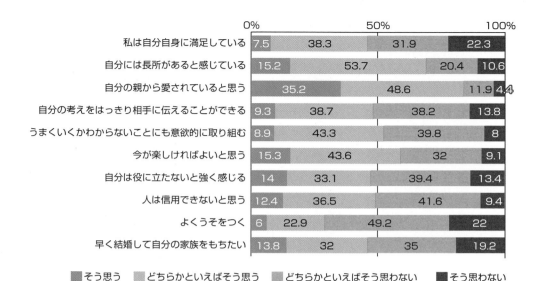

図6-2 わが国と諸外国の若者の意識に関する調査
内閣府 (2014). 平成25年度 我が国と諸外国の若者の意識に関する調査. より引用

ムワークがよい，その反面で，おとなしく，積極性や創造性が低く，打たれ弱いという調査報告がある[6]。一方，看護学生は，コミュニケーション能力が不足傾向にあるといわれている[7]。積極性の低さやコミュニケーション能力の不足には，少子化によって周囲の大人から何かをしてもらうことに慣れて育ったことや，他者とかかわらなくても簡単に情報が入手できるIT社会で育ってきたことなどが影響しているという見方がある。このような若者に対しては，できたことは具体的に褒めて自己効力感を高める，叱るときは感情的にならず具体的な改善方法を説明するなどの方法が，有用な育て方である。これらは看護学生の教育にも共通するといえる。

2. 臨地実習に対する学生の意見

看護学生は，教員や実習指導者をどのようにみているのであろうか。学生の意見のなかから批判的な意見を抽出して表6-2[8]に示す。この内容は2001年のものであるが，今もほとんど変わらない。教員や実習指導者は，これらの意見をどう感じるであろうか。「自分本位で，言いたいことを言っている」と思う部分があるかもしれない。しかし，青年期の学生はアイデンティティを模索中であり，自分の存在を認めてほしくてこうした批判的な意見を言うのではないかと考える。学生がもう少し寛容に物事をとらえられるようにするには，どう教えたらよいだろうかと指導上の課題もみえてくる。批判的な意見をもつ学生も，いずれは実習指導者の立場を理解し，多様な考え方を受け入れられるようになると，長い目で成長を見守ってほしい。

表6-2 臨地実習に対する学生の意見

わかりにくい指導・助言	学生の事情
・患者のことを聞いても答えが返ってこない ・遠回しな言い方で、指導ポイントがつかめない ・調べてもわからないのに、「自分で調べてみて」と言われ、逆に質問されて混乱した ・できないことを突っ込むだけで、どうしていいか教えてくれない ・看護師レベルの話をされて混乱した	・意見を言うと、素直に人の言うことを聞かないと言われ、一方的に否定され、考えを押しつけられた ・自分の気持ちを率直に書いたのに訂正された ・教員や実習指導者と話すのが怖かった
指導の一貫性	学生の人格・プライドの尊重
・教員や実習指導者によって意見が違う ・日によって助言内容が違う	・皆や患者の前で、突っ込まれ、怒られた ・失敗が次の学生に送られて、自分だとばれた
評価のずれ	感情を損なう言葉、対応
・実際の場面を見ずに批判する ・患者のことを知らなくても、知っているような言い方で指導する ・1つの援助場面だけで、性格まで判断された ・やるべきことをやらない学生を見逃している	・指摘するばかりで、ほめてもらえない ・挨拶しても、無視された ・文章の書き方の指摘が多く、内容を見ていない ・「学生さん」と呼んで、個々に名前を呼ばない ・「そんなこともわからないの」と言われた ・学生の報告がスタッフに申し送られていない ・看護師への報告時、迷惑そうな態度だった ・常に「評価」という言葉を出された

市川茂子（2001）．臨床実習指導者会議の充実を図るための工夫─学生の意見をもとにした学習会を取り入れて．看護展望，26(1)：105-110．を参考に作成

III 生活スキルが不足している学生

1. 「生活者」としての対象理解

　看護やケアの対象者は、ライフサイクルのなかでそれぞれの発達課題や役割を担い、地域で生活を営んでいる「生活者」である。在宅療養を見据えた看護を行うには、一人ひとりの暮らしや生き方を尊重してケアを行うことが何よりも重要である[9]。

　核家族化の進んだ今日、学生が在宅療養をしている高齢者と接する機会は非常に少なくなっている。また、学生自身の生活体験も少なくなっている。したがって、対象者の生活を具体的にイメージするには、まず学生自身が自分の生活を振り返り、自立した生活を営むために必要なスキルを十分理解し、体得していくことが求められる。

2. 小中高生の生活スキル

　小中高生の生活スキルについての実態調査[10]では、青少年の「生活力」に関するスキルを、「自立した生活を営むうえで必要となる資質・能力（生きる力）」の要素としてとらえ、行為・技術の具体的項目を示した。このうち、保護者が重要な生活スキルとして上げたのは、表6-3[10]の①コミュニケーションスキル、②礼儀・マナースキル、③家事・暮らしスキル、④健康管理スキル、⑤課題解決スキルであった。なかでも、礼儀・マナースキル、たとえば「『ありがとう』『ごめんなさい』を言うこと」「近所の人に挨拶をすること」「遅刻しないで学校に行くこと」などは、保護者

6 ● 最近の学生の特徴を踏まえた指導方法

表6-3 小中高生の生活スキル

カテゴリー	スキル
①コミュニケーションスキル	1. 友だちの相談にのったり，悩みを聞いてあげること 2. 人の話を聞くときに相づちを打つこと 3. 自分と違う意見や考えを，受け入れること 4. 友だちが悪いことをしていたら，やめさせること 5. 初めて会った人に自分から話しかけること
②礼儀・マナースキル	6. 「ありがとう」「ごめんなさい」を言うこと 7. 目上や年上の人と話すときにていねいな言葉を使うこと 8. 近所の人に挨拶をすること 9. 遅刻しないで学校に行くこと
③家事・暮らしスキル	10. 洗濯物をきれいにたたむこと 11. ナイフや包丁でりんごの皮をむくこと 12. 茶碗や汁椀を正しい位置に配膳すること 13. 休みの日に着る服を自分で選ぶこと 14. お金を計画的に使うこと 15. 家の人に起こされずに，決めた時間に自分で起きること
④健康管理スキル	16. ふだんから積極的に体を動かすこと 17. 夜ふかしをしないこと 18. 上手に気分転換をすること 19. 毎朝，朝食を食べること 20. 家に帰ったら手を洗うこと
⑤課題解決スキル	21. 一つの方法がうまくいかなかったとき，別の方法でやってみること 22. トラブルがあったとき，原因を探ること 23. 目標達成に向けて努力すること

国立青少年教育振興機構 (2015)．「子供の生活力に関する実態調査」報告書〔概要〕．p.1-23．を参考に作成

の約8割が重要と答えたスキルであった。

　生活スキルの多くは，学年が上がるにつれて「できる」割合が高くなる。しかし，健康管理スキルのうち「毎朝，朝食を食べること」「夜ふかしをしないこと」などは，学年が上がるにつれて「できる」割合が低くなる。

　この調査では，生活スキルの高さは，子どもに対する保護者のかかわり方と関係することもわかってきた。保護者が体験支援的なかかわり，すなわち「自分の体験したことを話す，子どものやりたいことをできるだけ尊重する，勉強以外の様々なことをできるだけ体験させる」というかかわり方をしていると，子どもの生活スキルが高かった。同様に保護者が生活指導的なかかわり，すなわち「学校のない日にも早寝早起きさせる，1日3食きちんと食事させる，きちんと挨拶をさせる」というかかわり方をしていると，子どもの生活スキルが高かった。「もっとがんばりなさい」という叱咤激励は，生活スキルの高さと関連していなかった。

　小中高生の生活スキル調査が示す挨拶や遅刻などの礼儀・マナースキル，朝食や夜ふかしなどの健康管理スキルは，看護学生にとっても必要なスキルである。これらのスキルを獲得させるために保護者が行っていたかかわりが，今日では，教員に求められる役割になっているといっても過言ではない。

3. 看護系大学4年生の生活スキル

　先の小中高生の生活スキル調査を参考に，看護系大学生用の生活スキル[11]を作成し，実態調査を行った。調査対象は看護学臨地実習を終了した群馬県内3大学の4年生で，調査時期は2018年，回収数は190件（回収率86.8％）であった（図6-3）。

　看護学生の7割以上がよくしている生活スキルは，「清潔な衣服や所作を身につけている」だけであった。5割前後がよくしている生活スキルは，「困ったときに家族や友人に相談している」「感染予防を日常的に心がけている」「心の健康に関心をもち，自分なりに気分転換をしている」「必要に応じて友人の協力を得ている」「相手の気持ちや健康を気づかっている」で，それ以外の生活スキルは3割前後の実施であった。すなわち，生活習慣を整えること，自分を振り返り問題解決の方法を考えることについては不十分であった。

　青年期にある学生は，体力的に最高地点にあり[12]，多少の無理をしても体を壊すことはほとんどない。学生には勉強や実習だけでなく，アルバイトやサークル活動，友人との付き合いなど，やるべきことが多くある。若者は十分な睡眠や食事をとらず，不規則な生活習慣を続けても何とかなるため，健康維持のために生活習慣を整えるという意識をもつことは難しいと思われる。

　また，問題解決のために自己を振り返り解決の方法を考えることはアイデンティティを模索する時期にある学生にとって重要な課題である。しかし，これらの生活スキルは3割しか実施していない。もし問題解決のために，他者と深くディスカッションすることが苦手なのであれば，自分の意見をしっかり述べて他者と議論する

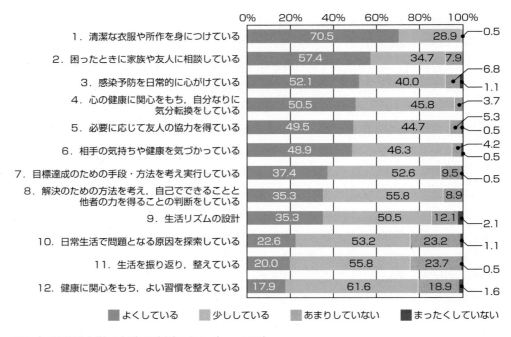

図6-4　看護系大学4年生の生活スキル（n = 190）

6 ● 最近の学生の特徴を踏まえた指導方法

場を設けるような教育的支援が必要といえる。

4. 「社会人基礎力」を育む

「社会人基礎力」[13] は，「職場や地域社会で多様な人々と仕事をしていくために必要な基礎的な力」として，経済産業省が2006年に提唱した。人生100年時代の社会人基礎力は，以下の３つの能力で構成されている。

①前に踏み出す力：主体性，働きかけ力，実行力。

②考え抜く力：課題発見力，計画力，想像力。

③チームで働く力：発信力，傾聴力，柔軟性，状況把握力，規律性，ストレスコントロール力。

これらは，生活スキルのコミニケーションスキル，礼儀・マナースキル，課題解決スキルとも共通する内容である。地域包括ケアシステムのなかで地域生活を見据えた看護ケアを行うためには，対象者の家族や他職種と連携し，チームで働くことが求められる。社会人基礎力は，その際に必要とされる能力であり，これを育んでいくことも看護教育の課題といえる。

Ⅳ 見本型指導：見本を示しシナプスを広げる

1. 見本型指導とは

見本型指導とは，実習指導者がモデル（見本）を示して学習の機会を提供する指導方法である。看護現場では，先輩が自分の実践を見せて，後輩に学ばせる方法がよく用いられている。見本型指導は，説明だけではイメージしにくいことを学ばせる場合や，これまでまったく経験したことのない新しいことを学ばせる場合に適している。

見本型指導の方法には，実習指導者がモデルを示したうえで，学生にそれと同様のことを行うように指示する方法（模倣学習）と，モデルの行動を観察するだけで学生に新しい行動を獲得させる方法（観察学習）がある[14]。

2. 模倣学習の原理

模倣は，規範的なモデルとなる他者の行動を記憶し，自らの行動により正確に再現することを可能にする，きわめて効率的な学習能力である[15]。近年，脳がどのように適切な対象を選び模倣学習を発動させるのかという機構が鳥の研究で明らかにされた。正確な歌の伝承能力をもつキンカチョウの幼鳥の脳は，模倣対象であるオスの成鳥から歌いかけられると強い神経活動を起こすが，同じ歌をスピーカーから流しただけでは顕著な応答を示さなかった（図6-4）[15]。すなわち，キンカチョウの幼鳥はだれの歌でも模倣するわけではなく，適切な模倣対象に出会ったときだけ模倣学習を生じることが示された。人の場合も，適切な対象を選択し，その行動のみを

119

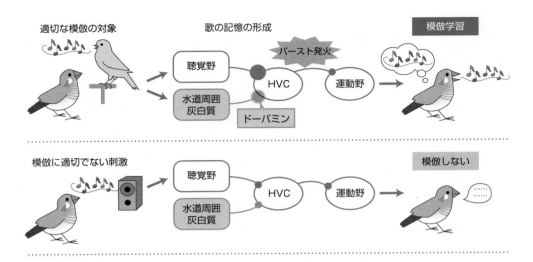

図6-4 キンカチョウの脳において模倣学習が発動される機構
HVC：higher visual cortex（高次視覚野）
Tanaka M, Sun F, Li Y, et al (2018). A mesocortical dopamine circuit enables the cultural transmission of vocal behaviour. Nature, 563 (7729)：117-120. を参考に引用

模倣することができる[15]。すなわち，模倣学習を成立させる重要な鍵は，「適切な対象を選択して発動する」という点にあるといえる。

実習指導者が提示するモデルに対して，学生が模倣できるだろうかと戸惑いを感じたり，あるいは実習指導者間の不一致によって，学生がどの指導者を模倣したらよいかわからなくなったりする事態が起こらないように，準備・調整が重要である。行動学習は，感覚運動ニューロン上のシナプスが，教示体験によって迅速に安定化され強化されることで起こる[16]。実習指導者の適切な教示は，模倣学習に重要な役割を果たすといえる。

3. 見本型指導のポイント

後輩が，先輩の後をついて歩きながら業務を学ぶシャドーイングは，実習指導者がモデルを見せて学習させる見本型指導の一つといえる。看護教育ではよくシャドーイングが用いられるが，実はうまく機能していないことも多い[17]。たとえば，学生が，実習指導者の邪魔にならないようにということに気をとられ，実習指導者を見ていなかったり，まったく違うものを見ていたりということが起こっている。

見本型指導のポイントを以下にあげる。
①何のためにモデルを見せるのか，あらかじめ目的を共有しておく。
②モデルを見せているときは，見てほしい大事な点について説明する。
③見せながら説明できないときは，後で説明することを伝えておき，できるだけ直後に説明する。
④指導者の伝えたかったこと，理解してほしかったことが，学生に伝わったかどうかを必ず確認する。

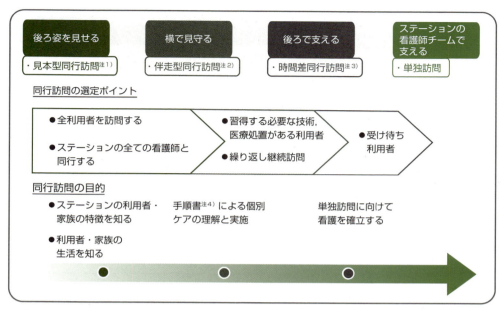

注1）見本型同行訪問
　　指導者やスタッフが新卒者等に訪問看護のモデル（見本）を示し，学習する機会とする同行訪問
注2）伴走型同行訪問
　　新卒者等が主になって訪問看護を実践し，それを指導者やスタッフがサポートし，見守り，伴走しながら学習する同行訪問
注3）時間差同行訪問
　　新卒者等が受け持ち利用者の単独訪問できるように支援する同行訪問である．新卒者等の単独訪問の時間内に指導者が合流し，利用者・家族の状態のアセスメントやケアの実施，家族への説明内容などを確認し，単独訪問内容を支持する同行訪問
注4）手順書
　　利用者の訪問看護実践における個別的なケア方法の手順と根拠を示したもの

図6-5　新卒訪問看護師の成長に合わせた学習支援（一部省略）
千葉県看護協会（2014）．新卒者等訪問看護師育成プログラム―地域で育てよう．千葉県看護協会，p.30．より引用
http://www.cna.or.jp/pdf/visited12.pdf

　なお，学生が，指導者のモデルをそっくり模倣したとしても，その行動の意味が理解できていないことがある．単に行動を模倣させるだけでなく，なぜその場で，そのような行動をとったのかについて，学生と対話しながら，認知・思考レベルで内容を共有していくことが重要である．

4. 見本型学習の活用例

　新卒者を訪問看護師として育成するプログラムとして，見本型学習を取り入れた学習支援マニュアルが開発されている[18]．このマニュアルでは，新卒者の成長に合わせて見本型学習をステップアップする指導方法が示されている（図6-5）[18]．

　初回訪問では指導者が訪問看護の見本を示す，2回目以降は新卒者の実践を指導者がサポートする，継続訪問では新卒者が単独訪問して実践した後に時間差で指導者が合流して確認し支持するという流れで段階を踏み，新卒者が無理なく単独訪問に向かえるように支援している．このステップアップ方式は，看護学実習においても応用できる見本型学習である．

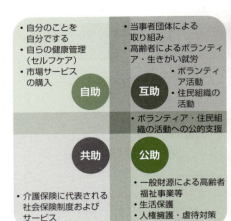

図6-6 地域包括ケアシステムを支える「自助・互助・共助・公助」
厚生労働省．地域包括ケアシステムの5つの構成要素と「自助・互助・共助・公助」．地域包括ケア研究会報告書．より引用

自助・互助を意識したスキルアップ

　わが国の高齢化率は上昇を続け，2065年には国民の約2.6人に1人が65歳以上，3.9人に1人が75歳以上の高齢者となる社会が到来すると推計されている[19]。地域包括ケアシステムは「自助・互助・共助・公助」によって支えられる（図6-6）[20]が，現在，介護保険などの「共助」が中心となっている。しかし，生産年齢人口の減少に伴い，「共助」による支えでは立ち行かなくなる日が間もなくくる。これからは「自分のことは自分でする」「自分の健康は自分で管理する」だけでなく，家族や地域住民同士が支え合えるようにしていく，すなわち「自助」と「互助」がすべての国民に求められる時代となる[20), 21]。

　「自助」には，若い頃から食事や運動に関する適切な知識や情報をもち，健康な生活習慣を積極的につくっていくことが必要である。「互助」には，地域社会とのつながりを希薄にせず，社会活動に参加していく姿勢をもつことが必要である。学生には，まず地域住民の一人としてこれらを自ら実践していくことが望まれる。

　また，学生には地域包括ケアシステムの専門職の一員として，地域住民の活動を支援する役割が求められる。たとえば，体操教室などのセルフマネジメント活動を運営するスキル，またこうした活動を通じて住民同士が交通手段のない参加者の送迎を手助けするなどの関係づくりを支えるスキルを身につけておくことが望ましい。地域社会のなかでインフォーマルな助け合いを生み出すためのスキルを，学生時代のサークルやボランティア活動への参加をとおして，体得できるようにしていきたい。

文 献

1) 舟島なをみ (2005). 青年期の心と身体. 看護のための人間発達学. 第3版. 医学書院, p.142-163.

2) 川瀬正裕, 松本真理子 (編) (1997). 自己をつかむ―自我同一性. 新 自分さがしの心理学―自己理解ワークブック. ナカニシヤ出版, p.42-43.

3) 服部祥子 (2010). 青年期. 成人前期. 生涯人間発達論―人間への深い理解と愛情を育むために. 第2版. 医学書院, p.110-125.

4) 三浦正江 (2002). アイデンティティ. 上里一郎 (監), 心理学基礎事典. 至文堂, p.97-98.

5) 内閣府 (2014). 平成25年度 我が国と諸外国の若者の意識に関する調査.
   <https://www8.cao.go.jp/youth/kenkyu/thinking/h25/pdf_index.html>[2018. November 1]

6) 田村俊之 (2013). 産業セミナー講演「今どきの若者」の特徴と背景―ゆとり世代を戦力化するために.
   <www.osaka-ue.ac.jp/file/general/4141>[2018. November 1]

7) 厚生労働省医政局看護課 (2007). 看護基礎教育の充実に関する検討会報告書.
   <https://www.mhlw.go.jp/shingi/2007/04/dl/s0420-13.pdf>[2018. November 1]

8) 市川茂子 (2001). 臨床実習指導者会議の充実を図るための工夫―学生の意見をもとにした学習会を取り入れて. 看護展望, 26(1):105-110.

9) 牛久保美津子, 神田清子 (2017). 全ての領域の教員が一丸となって取り組む学部教育改革と在宅ケアマインドの養成. 清水準一, 柏木聖代, 川村佐和子 (編). 在宅看護の実習ガイド―事例とSTEPで可視化・言語化する. 日本看護協会出版会, p.174-178.

10) 国立青少年教育振興機構 (2015). 「子供の生活力に関する実態調査」報告書〔概要〕. p.1-23.
    <http://www.niye.go.jp/kanri/upload/editor/96/File/gaiyou.pdf>[2018. November 1]

11) 群馬大学大学院保健学研究科看護学講座 (2016). 看護学専攻学生の生活スキル. 群馬一丸で育てる地域完結型看護リーダー中間報告書. p.12-13.

12) 前掲書1), p.142-149.

13) 経済産業省. 社会人基礎力.
    <http://www.meti.go.jp/policy/kisoryoku/index.html>[2018. November 1]

14) 鈴木純恵 (2011). 学習理論. 日本精神科看護技術協会 (監). 実践精神科看護テキスト. 看護教育／看護研究. 改訂版. 精神看護出版, p.19-25.

15) Tanaka M, Sun F, Li Y, et al (2018). A mesocortical dopamine circuit enables the cultural transmission of vocal behaviour. Nature, 563 (7729):117-120.
    <http://first.lifesciencedb.jp/archives/18798>[2018. November 1]

16) Roberts TF, Tschida KA, Klein ME, et al (2010). Rapid spine stabilization and synaptic enhancement at the onset of behavioural learning. Nature, 463 (7283):948–952.

17) 西田朋子 (2016). 新人看護師の成長を支援するOJT. 医学書院. p.93-100.

18) 千葉県看護協会 (2014). 新卒者等訪問看護師育成プログラム―地域で育てよう. 千葉県看護協会, p.30.
    <http://www.cna.or.jp/pdf/visited12.pdf>[2018. November 1]

19) 内閣府 (2018). 高齢化の状況. 平成30年版高齢社会白書. p.1-2.
    <https://www8.cao.go.jp/kourei/whitepaper/w-2018/zenbun/30pdf_index.html>[2018. November 1]

20) 厚生労働省. 地域包括ケアシステムの5つの構成要素と「自助・互助・共助・公助」. 地域包括ケア研究会報告書.
    <https://www.mhlw.go.jp/seisakunitsuite/bunya/hukushi_kaigo/kaigo_koureisha/chiiki-houkatsu/dl/link1-3.pdf>[2018. November 1]

21) 三菱UFJリサーチ＆コンサルティング (2016). 地域包括ケアシステム構築に向けた制度及びサービスのあり方に関する研究事業報告書. ＜地域包括ケア研究会＞地域包括ケアシステムと地域マネジメント. p.10-12.
    <https://www.murc.jp/uploads/2016/05/koukai_160509_c1.pdf>[2018. November 1]

第Ⅳ章 地域完結型看護の実習指導モデルの提示

1 実習指導モデルの 抽出作業の全容

　病院での看護学実習は，長年にわたり，そして今もなお病院中心の実習指導が行われている。群馬大学（以下，本学）では，時代のニーズに合わせて，全看護学専門分野が一体となって，早期から地域や在宅に目を向けるよう地域完結型看護を意識した看護教育への取り組みを進めてきた。この取り組みにより，看護教員（以下，教員）や学生の地域・在宅志向への意識改革はなされてきたものの，意識改革をしただけでは，地域完結型看護の実践力や指導力が身につくわけではない。

　退院後の生活をイメージするといっても，現代の学生は，世代間のギャップなどから高齢者の生活を理解することが難しい。高齢者だけではなく，国際化が進んでいることもあり，地域の人々の生活は実に様々であり，生活様式や価値観などの多様性を理解することが難しくなっている。また，病院中心の看護教育を受けてきた教員や臨床実習指導者（以下，実習指導者）自身が，地域完結型看護を実践するうえで参考にする指導方法の「見える化」がなされていない状況であり，模索しながら実習指導を行わなければならない。病院完結型看護から地域完結型看護をベースにした実習指導について，具体的にどう変換していけばよいのかと悩んでいる臨床看護師や教員は少なくない。

　本学では，看護基礎教育を行う大学と附属病院看護部とで，地域・在宅志向を高めながら，学生に地域完結型看護の実際に触れる機会をつくり，学生と共に地域・在宅志向（在宅ケアマインド）を具現化する実践力を養えるよう取り組んできた。実際の現場では，受け持ち対象者や家族の状況も重なり退院支援や退院調整がスムーズにいかない現状があり，また学生の資質など，様々な相互関係のなかで臨床現場と協働し，実習指導に取り組んできた。

　その取り組みから，良い意味でも悪い意味でも，地域完結型看護をベースにした実習指導を広めるための参考となるものがあればと考えてきた。教員と実習指導者が，地域完結型看護を意識し，学生に行った実習指導のプロセスを帰納的に分析し，実習指導要素を抽出した。加えて，それらに，実践で使えるよう，具体例を提示することを試みた。実習指導においても，教員不足から，ほかの教員がどのように指導しているのかをみる機会がなかなか得られない。本学教員が行った実習指導過程

から抽出した指導要素と具体例を参考にし，今後の実習指導に生かしていただければと考えている。

なお，抽出作業は，厚生労働省の「看護基礎教育の充実に関する検討会」からうかがい知る方向性を考慮した。つまり，小児看護や成人・老年看護といった看護専門分野を問わず，全看護分野が，地域完結型看護をベースにした実習指導を行うにあたって，参考にできるものという視点でまとめた。

I 実習指導事例の記述

まず，教員が地域完結型看護を意識して実際に行った実習指導過程から，具体的な指導要素や方法を抽出するために，実習指導事例記述シートを作成した（図1-1）[1]。

シートの項目は，①学生の背景（学年，これまでの実習経験，実習に対する意気込みや思い），②受け持ち対象者の特徴（対象者の特徴や暮らし方，大切にしていること），③対象者の看護課題（地域完結型看護に関連して，専門職の関与を必要とした対象者のニーズや課題などの基本的な情報），④地域完結型看護の実習指導の経過（何をどう判断し，学生にどのような指導をしたのかなど，教員の意図を含めた学生と教員または実習指導者とのかかわり）を設定した。

さらに，地域完結型看護をより意識づけるため，対象者の退院先および退院先と

提出教員＿＿＿＿＿＿＿＿　提出日＿＿＿＿＿＿＿

看護実習分野　　　在宅ケアマインド達成目標（1　2　3　4）

タイトル	
教育実践期間	（　　　　　）実習　（　　日間）
教育実践で強調する優れた特徴	
教員と実習指導者や関係者との協力の特徴	

1）学生の背景：
2）受け持ち対象者の特徴： 居住地域（市町村）：＿＿＿＿＿　退院予定先：＿＿＿＿＿＿ （介護保険対象年齢の場合）入院前のケアマネの有無：有・無
3）対象者の暮らし方や対象者が大切にしていること：
4）専門職の関与を必要とした対象者のニーズ・課題：

5）在宅ケアマインド養成のための指導の経過	
（1）看護実践（かかわり方含む）および多職種のかかわりの実際	
学生の実践，看護師・他職種の実践	教員・指導者のかかわり
（2）対象者の身体・心理・社会・行動的な変化：語り，客観的なデータ，行動	
（3）学生の反応と変化，知識，行動，態度	
6）その他（気づいたことなど）	

図1-1 在宅ケアマインド養成に向けた実習指導事例記述シート

牛久保美津子，金泉志保美，他（2018）．地域完結型看護を基軸に据えた看護基礎教育を行うための看護教員の意識改革と力量向上へのチャレンジ．群馬保健学研究，39：133-140．より引用

なる市町村，介護保険対象年齢の場合はケアマネジャーの有無を記載する欄を設けた。そして，学生指導を介した地域完結型看護の実習指導の結果，得られた対象者および学生の変化を記述する欄を設けた。

Ⅱ 事例検討会の開催

2017年度６月の４年生の看護学総合実習において，助教および講師が１例ずつ実習指導事例を記述した。記述されたシートを全教員に配布し，ほかの教員の指導事例から紙上による自己学習を勧め，次からの実習指導に役立ててもらった。さらに，地域看護学分野による実習指導事例をもとに検討会を開催し，臨床看護の視点と地域看護の視点を融合的に学ぶ機会を設けた。

2017年度９月の２年生の基礎看護学実習においては，記述した指導事例をもとに基礎看護学実習指導事例検討会を開催し，地域完結型看護の実習指導についての検討会をとおして教員の質の向上を図った。

2017年度末には，教員と実習指導者を含む実習施設の看護師が合同で全体検討会を開催した。この検討会では，教員が行った実習指導から１事例を選び，担当教員によるプレゼンテーションをもとに，地域完結型看護の具体的な実習指導方法，実習指導における困難な点や課題についてグループワークを実施し，教員と実習指導者間で地域完結型看護の実習指導におけるスキルや課題の共有を図った。

また，全体検討会では触れられなかった教員個人の指導経験上の感想や思い，紙面が限られている実習指導事例記述シートでは表しきれなかった実習施設の様子や実習指導の現状について，在宅看護学の担当教員がマンツーマンで実習担当教員と面接などをする機会を設け，教員のエンパワメントを図った。

Ⅲ 分析対象とした実習指導事例記述シート

教員は，前述の指導事例の記述と検討会参加により，指導のスキルアップを行ってきた。それらを経て，2017年度後期から2018年度前期に行われた以下の３つの実習において，教員や実習指導者が地域完結型看護を意識して行った実習指導事例35事例の記述シートを分析対象とした。

①2017年度看護学領域別実習（３年生）の実習指導事例の記述（各教員２例を担当）（成人，小児，精神，母性，老年看護学分野）
②2018年度看護学総合実習（４年生）の実習指導事例の記述（各教員１例を担当）（在宅・地域看護学分野を除く）
③2018年度基礎看護学実習（２年生）の実習指導事例の記述（各教員１例を担当）

ここまでの，分析対象とした実習指導事例の記述の選定までの経過の概要を**表1-1**[1]に示す。

1 ● 実習指導モデルの抽出作業の全容

表1-1 分析対象とした実習指導事例の記述の選定までの経過

作業の経過	詳細
1. 指導事例の記述シートの作成	教員の声を反映して，複数回の改訂
2. 地域完結型看護の指導事例記述の試験的運用と勉強会の開催	①2017年度看護学総合実習（4年生）の地域完結型看護実習指導事例の記述 　ほかの教員の指導事例の記述を全員に配布し，次からの実習指導に役立てられるよう自己学習を勧奨 ②2017年度基礎看護学実習（2年生）における地域完結型看護実習指導事例の記述 　基礎看護学分野勉強会を開催。別途，教員の個別指導や訪問同行の機会を提供 ③2017年度看護学総合実習（地域看護学領域選択学生4年生）の実習指導事例の記述 　教員間で勉強会を開催 ④全体検討会 　2017年度末に全体検討会として「地域完結型看護実習指導検討会—病院バージョン」を開催。参加者は学内教員と附属病院看護師（実習指導者など）の30名 　内容は，1指導事例のプレゼンテーションをもとに，地域完結型看護の具体的指導方法の抽出・実習指導における困難点や課題についてグループワークを実施 ⑤個別検討会 　個人の指導経験上の感想や思い，実習場所の様子や実習指導の現状について，マンツーマンで聞き取りをし，振り返りを実施
3. 指導事例記述の本格的運用（分析対象の指導事例）	①2017年度看護学領域別実習の指導事例の記述（各教員2例を担当） ②2018年度看護学総合実習の指導事例の記述（各教員1例を担当） ③2018年度基礎看護学実習での指導事例の記述（各教員1例を担当）

牛久保美津子，金泉志保美，他（2018）．地域完結型看護を主軸に据えた看護基礎教育を行うための看護教員の意識改革と力量向上へのチャレンジ．群馬保健学研究，39：133-140．より作成

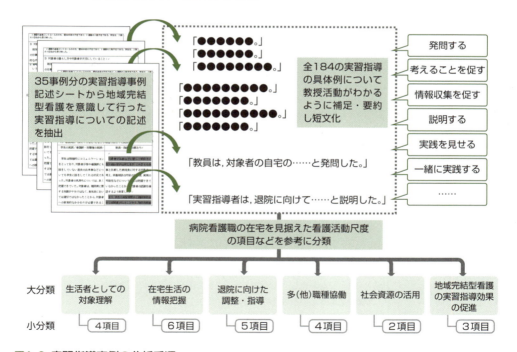

図1-2 実習指導事例の分析手順

1. 分析手順

内容分析の手法を参考に，以下の手順で分析した．図1-2が分析手順を図示した

ものである。

1）指導の具体例の抽出

指導事例を読み，教員または実習指導者が地域完結型看護を意識して行った実習指導に関する記述を抽出し，「発問する」「考えることを促す」「情報収集を促す」「説明する」「実践を見せる」「一緒に実践する」など指導方法が「見える」ように，また教授活動の意図がわかるように１～２文の短文にした。これらの抽出した指導の具体例一つひとつについて，地域完結型看護の実習指導，在宅ケアマインド養成というねらいに照らして校閲を行い，単一で読んでも背景や指導の意図がわかるように，必要に応じて補足するなどの修正および確認作業を繰り返し，表現を改良した。

2）指導の具体例の分類

次に，一つひとつの指導の具体例が，どのような地域完結型看護を教える機会となっているかを分類するために，「病院看護職の在宅を見据えた看護活動尺度」[2)] を構成する４因子「在宅生活の把握」「退院に向けた調整・指導」「多（他）職種協働」「社会資源の活用」に属する項目を参考にして大まかに分類した。さらに，大まかな分類ごとに指導の具体例のねらいや方法など，意味や内容が類似しているものを集めて細分類した。

表1-2 地域完結型看護の実習指導要素

大分類	小分類	具体例
1．生活者としての対象理解	①対象者の生活を見据えた情報収集に向けた具体的な視点の提示 ②対象者を生活者としてとらえてアセスメントするための解説や助言 ③退院後の生活につなぐための看護の必要性の説明 ④対象者の生活を見据えた看護としての意味づけの共有	39例
2．在宅生活の情報把握	①対象者の希望や意向の把握の促し ②入院前の生活状況の把握の促し ③居住環境や自宅の構造（物理的環境）の把握の促し ④セルフケア力，家族介護力，必要な支援に関するアセスメントに向けた助言 ⑤退院後の生活をイメージできるような具体的な視点の提示 ⑥チームで対象者や家族の意向を共有する機会の設定	47例
3．退院に向けた調整・指導	①退院後の生活を想定した入院中の生活・環境調整やリハビリテーションを支援するための助言 ②セルフケア力の維持・向上を支援するための助言 ③早期からの退院後を見据えたかかわりの必要性の説明 ④新たに導入された医療処置や服薬管理の退院後の継続を支援するための助言 ⑤一人ひとりを尊重した個別性のある支援を創造するための助言	47例
4．多職種協働	①対象者に関する協働場面の学習機会の提供 ②看護サマリーの活用による切れ目のない医療やケアの実現についての理解の促し ③多職種協働に関する一般論的知識の提供 ④連携の重要性とその実際の説明	23例
5．社会資源の活用	①対象者の退院を見据えた社会資源についての情報収集や学習の促し ②対象者の居住地域で利用できる社会資源や制度の把握	6例
6．地域完結型看護の実習指導効果の促進	①生活を見据えた看護展開に向けた学生への事前学習の促しと教員-実習指導者間の指導方針の共有 ②対象者の生活を見据えた看護実践の評価・承認による学習の動機づけ ③対象者の生活を見据えた看護実践についてのリフレクション	22例

3）妥当性の検討

以上までの分析結果について，表現や分類の妥当性の検討を繰り返した後，在宅看護学のエキスパートの校閲を得た。

4）倫理的配慮

事例の分析に関しては，対象学生，教員，実習施設の同意を得た。

2. 分析結果

最終的に，抽出した184の実習指導の具体例から見出された地域完結型看護の実習指導の要素は，6つの大分類（生活者としての対象理解，在宅生活の情報把握，退院に向けた調整・指導，多（他）職種協働，社会資源の活用，地域完結型看護の実習指導効果の促進）と，それぞれ2〜6つの小分類で構成されている（表1-2）。各大分類に該当した指導の具体例の抽出数に偏りがあったが，これは実習指導事例記述シートへの記載量をおよそ3ページまでとしており，限られた紙面に表された指導事例からの抽出であったことも影響していると考える。

文 献

1）牛久保美津子，金泉志保美，他（2018）．地域完結型看護を基軸に据えた看護基礎教育を行うための看護教員の意識改革と力量向上へのチャレンジ．群馬保健学研究，39：133-140.

2）吉田亨，牛久保美津子，常盤洋子，他（2015）．「病院看護職の在宅を見据えた看護活動尺度」開発の試み．日本看護科学学会学術集会講演集，35th-suppl：490.

3）舟島なをみ（2013）．授業展開のための基礎知識．舟島なをみ（監），看護学教育における授業展開─質の高い講義・演習・実習の実現に向けて．医学書院，p.11-53.

第IV章　地域完結型看護の実習指導モデルの提示

2 実習指導モデル

　本節では，地域完結型看護実習の実習指導モデルとしてあげられた6つの実習指導要素の大分類（生活者としての対象理解，在宅生活の情報把握，退院に向けた調整・指導，多（他）職種協働，社会資源の活用，地域完結型看護の実習指導効果の促進）に含まれる各小分類（第IV章の**表1-2**，p.130参照）について，184の実習指導の具体例からいくつかを例示しつつ，地域完結型看護の実習指導のポイントや課題，今後の展望などについて解説する。なお，本節でいう実習指導モデルとは，地域完結型看護の実習指導における具体例を指す。

　囲み枠内が抽出された指導の具体例である。指導の具体例のもととなった実習は，基礎看護学実習，成人看護学（急性期，慢性期）実習，老年看護学実習，精神看護学実習，母性看護学実習，小児看護学実習，看護学総合実習である。

　基礎看護学実習における指導の具体例については，具体例の最後に（基礎）と記載している。これは，生活援助を中心とした看護実践の基礎を学ぶことを主な目的としている基礎看護学実習と，3年次以降の実習では地域完結型看護に関する学習進度やレディネスが異なることから，指導の具体例の背景となった条件を示している。同様に，老年看護学実習における指導の具体例については，具体例の最後に（施設）と記載している。これは，老年看護学実習の実習施設が介護老人保健施設であり，医療と生活支援の比重が病院に入院中の対象者とは異なる特徴があることから，指導の具体例を理解する背景条件として示している。

I 生活者としての対象理解

　地域完結型看護の実習指導において，教員や実習指導者は，学生の対象理解を助けるための指導要素として，①対象者の生活を見据えた情報収集に向けた具体的な視点の提示，②対象者を生活者としてとらえてアセスメントするための解説や助言，③退院後の生活につなぐための看護の必要性の説明，④対象者の生活を見据えた看護としての意味づけの共有，の4つが抽出された。

2 ● 実習指導モデル

1. 対象者の生活を見据えた情報収集に向けた具体的な視点の提示

> 教員は，学生が化学療法を受けている対象者の化学療法の看護だけに着目するのではなく，対象者の思いに気づけるよう，対象者が大切にしていることや焦る気持ち，退院後の仕事復帰への思いについて，対象者がどのように話しているのか発問した。

解説：学生は，病気や治療を中心にした視点で看護の対象者をとらえがちである。教員は対象者の暮らし方やセルフケア状況などについて学生に発問することにより，生活を見据えた看護に必要となる情報を，学生と対象者とのかかわりから収集できるように促している。

> 教員は，対象の現在の生活のなかでの思い，過去の生活などについて，学生と共に確認した。 (施設)
>
> 教員は，学生が対象者の過去の仕事や苦労してきた生活についての話を傾聴し，対象者が大切にしている思いに気づけるように学生を支援した。 (施設)

解説：高齢者施設の実習では，疾患や加齢に伴う身体的・心理的な変化だけでなく，対象者の人生観や望んでいる生き方なども含めて対象者をとらえる必要がある。教員は，対象者がその人らしい人生を送ることができるように，現在の対象者の生活だけでなく，これまでの暮らしや生き方を学生と一緒に確認している。

> 教員は，24時間，病院で生活している対象者が，暮らしにくさやストレスを抱えていないか学生に尋ねた。また，母親であり妻であり職業人である対象者が，長期療養していることで，役割葛藤を生じていないか，残された家族の暮らしはどうか，さらに，対象者自身が家族の暮らしに対する不安や気がかりはないか，これらについて看護でアプローチできることはあるかを考えて実践する必要があることを伝えた。

解説：教員は，学生に対して，対象者の病院での生活は非日常の生活であることに気づくように促している。また，対象者について，療養中の患者という側面だけをとらえるのではなく，家庭や一般社会で様々なアイデンティティをもって暮らしている生活者ととらえたうえで，看護師として必要な援助や役割について考えるように助言している。このことは，入院生活は，対象者にとって人生のほんの通過点でしかないということを学生に間接的に教えることにつながる。

> 実習指導者は，対象者の希望に沿った日常生活援助を考えるため，対象者が家でできることとできないことをアセスメントするように指導した。 (基礎)
>
> 教員は，対象者の一日の生活の流れを思い浮かべながら，日常生活に必要な巧緻動作のア

133

第Ⅳ章　地域完結型看護の実習指導モデルの提示

セスメントをするように学生に促した。　　　　　　　　　　　　　　　　　　　　　　（基礎）

解説：病院においてできている食事や入浴，トイレ，移動などが自宅においても同様にできるとは限らない。また，部分的に動作ができるか否かをとらえるのではなく，一日の生活の流れのなかでとらえる必要があり，さらに暮らし方や家庭における役割などによっても本人にとってできる必要がある動作は様々である。一口に日常生活といっても，対象者の個別の状況によって多様性があることに学生が気づき，対象者の暮らしやニーズに合った日常生活の支援について検討できるようかかわる必要がある。

教員は，退院前に自宅でどのようなことを整えたらよいのかを学生に質問した。また，対象者が安心して退院できるようにするために必要な情報や必要な指導・支援，病棟での生活と自宅での生活の違いに目を向けるよう学生に発問した。

教員は，入院中に行っている医療処置について，退院後の生活のイメージ化を促進するために，その処置が退院後も継続するのか，継続が必要な場合にはどのようにするのかを学生に発問した。

解説：学生は，対象者の自宅での生活をイメージできていないことが多い。退院後，何の準備もなく，病院での生活をそのまま自宅で続けると考えている学生もいる。対象者が退院するためには，自宅での療養生活に向けて準備が必要となることがある。教員は，対象者の入院中と退院後を比べて，その暮らし方や継続される医療処置も含めたセルフケア状況などの違いについて発問することにより，対象者の自宅での生活を見据えた看護に必要な情報収集ができるように助言している。

実習指導者は，対象者が入院前に受けていた介護認定が，現在の対象者の身体状態に合っているかを念頭に置いてかかわるよう促した。

解説：学生は，記録類から得られた情報だけに頼って対象者の背景や生活状況をとらえがちである。実習指導者は，学生が介護認定を受けた時期と現在のセルフケア状況などが違っていることを理解し，目の前の対象者の状況に合わせたかかわりができるように，生活を見据えた看護に必要な情報収集を促している。

学生が対象者の麻痺について，リハビリテーションが進んでどんどん良くなっていくだろうというやや楽観的なとらえ方をしていたため，教員は，がんの進行度や予後と，それらが対象者や家族にどう伝えられているのかを情報収集する必要性を学生に説明した。

解説：学生は，リハビリテーションにより対象者の障害が軽減していくと思いがちである。対象者や家族も病状が悪化していくことには目を向けたくないため，学生

134

と同様にとらえていることが考えられる。対象者や家族が疾患や予後についてどのようにとらえているのかを正しく認識し、必要なかかわりを考えるために、教員は学生に情報収集の視点を示唆している。

教員は、入院前に適切な食事療法を行っていなかった糖尿病の対象者が、入院前の食事と病院食を比較してどう考えているか、食事指導の内容をどの程度理解しているか、また食事療法遵守の可能性についてどう考えているか、確認するよう学生に助言した。　　（基礎）

教員は、糖尿病の対象者が食事指導を受けた後にカフェオレを飲んで高血糖を起こし、この経験が退院後の食事療法を適切に行うことにつながり得ると考え、対象者は間違ったとらえ方をしていたのか、またはわかっていたが我慢できずに飲んでしまったのか本人の認識を確認するよう学生に助言した。　　（基礎）

解説：食事療法の知識だけでは、長年親しんできた食生活を変えることは容易ではなく、対象者の食事療法に対する率直な思いや考えを踏まえたセルフケアへの支援が必要である。そこで教員は、食事療法を行う対象者の入院前の食生活についての認識を踏まえて、食事指導の内容の理解度やアドヒアランスを確認することを助言している。また、食事療法の失敗経験を退院後のセルフケアに生かすために、教員は学生に対して、失敗の要因についての対象者の認識を確認することを助言している。

食事の摂取状況により退院先を検討する対象者であったため、教員は学生に対象者の嚥下リハビリテーションを見学するよう伝えた。また、学生がリハビリテーションの場面を見学できるように実習指導者に相談し、時間などを調整した。

解説：嚥下機能の改善度によって退院先が決まるという情報に対し、教員は、学生が実際の嚥下リハビリテーションの場面に立ち会い、食事摂取状況の実際について情報収集できるよう配慮している。学生が多職種と交流できる機会を設定することは、嚥下機能に関して直接、専門職から学ぶ機会になるとともに、退院支援における多職種の役割を学生が考えるモチベーションにつながる。また、嚥下リハビリテーションにおける病棟看護の役割を考える機会にもなる。

教員は、入所日から学生が受け持つまでの時間が経過していた対象者に対し、入所前の趣味に限定せず、学生が受け持つ前の入所中の生活の様子やレクリエーション活動についても、カンファレンス時にスタッフから情報収集するように促した。　　（施設）

解説：教員は、学生に対して、対象者の暮らしや生き方に合った支援のための情報収集を促し、学生が対象者の暮らしや生き方を尊重し理解できるように支援している。対象者の理解には、時間軸を考慮して情報収集することの大切さを具体的に教

第IV章　地域完結型看護の実習指導モデルの提示

えている。

> 教員は，学生が退院後の生活のなかで行われる治療をイメージできるようになるために，学生と一緒にカルテを見ながら退院後に継続される治療計画などを把握できるよう指導した。

解説：学生にとって，退院後の生活のなかで継続される治療や医療処置を具体的にイメージすることは難しいことが多い。教員や実習指導者は，入院中だけでなく退院後までを見通した治療計画や医療処置について学生が情報を得られるように，解説しながら一緒にカルテを確認したり，医師の方針を直接聞ける機会を設けることも必要なかかわりである。

2. 対象者を生活者としてとらえてアセスメントするための解説や助言

> 教員は，退院間近という情報だけで退院指導をする必要があると認識している学生に対し，現在の看護ニーズに気づけるように発問した。

解説：退院間近の対象者を受け持った学生は，パンフレットなどを作成して退院指導をしなければならないと思いがちである。しかし，対象者によっては退院間近であっても疾患や障害の受け止めができていないなど，退院指導を受け入れる準備段階に至っていない場合がある。教員は，自宅での生活に向けた具体的な情報収集と分析とともに，現在の対象者に求められている必要な看護援助について考えられるように，学生に指導している。

> 「自宅に帰りたい」と話す一方で，「まだ家に帰る自信がない」と話す対象者の真意がわからず困っている学生に対し，実習指導者は，対象者本人は自宅退院をまだ難しいと思いながら，帰りたいという希望を学生に話しているのではないかと助言した。

解説：学生は，対象者が話した言葉をそのまま受け止め，言葉の背後にある対象者の気持ちに気づきにくい。実習指導者は，学生が対象者の退院先や退院後の生活への思いに気づくことができるように助言している。

> 教員は，対象者が退院後に一人暮らしになること，再発を繰り返す疾患であり肝臓に負担をかけない生活を送るための支援が必要であること，また対象者には生活を変えるための動機が欠如していることについて学生の気づきを促した。

解説：教員は，学生が対象者の退院後の生活を見据えたケアを立案するために，疾患が生活に及ぼす影響だけでなく，居住形態，対象者の生活習慣変容の必要性，対象者の動機の程度について，学生の気づきを促している。

2●実習指導モデル

> 学生は，スタッフから対象者の自宅での様子や今回の長期入所に至る際の家族との面談での情報を得た。教員は，対象者にとって移動，排泄能力の維持・向上がなぜ重要なのか，学生に質問し，対象者の自宅での生活の様子をイメージできるよう促した。　　　　　　（施設）

> 教員は，対象者が家族の介護負担がきっかけで長期入所に至ったという経緯とともに，自宅に戻った際に日中は一人で過ごさなければならず，できることは自分で行うことが重要であるという情報を学生に伝え，対象者の生活能力の維持・向上がなぜ必要なのかに気づくことができるように指導した。　　　　　　　　　　　　　　　　　　　　　　　　（施設）

解説：教員は，対象者の暮らしに合わせた支援の必要性について，学生が気づくように促している。学生は，目の前で行われているケアが対象者の自宅での生活にどう結びついていくかイメージしづらい。たとえば，高齢者施設で日常生活が「ほぼ自立」していても，夜間の排泄の見守りや移動において家族の援助が必要な自宅では，「自立」しているとはいえない場合もある。そうした対象者への機能維持・向上に向けたかかわりは，自宅での生活にとても重要である。教員は，対象者が自宅での生活を維持していくために今何が求められているのかを学生が考えられるように，対象者の生活能力だけでなく，それを支える家族の生活，サポート体制も含めてアセスメントできるよう助言する必要がある。

> 対象者がどのような状態になったら退院できるかを学生がイメージできるように，教員は実習指導者にGrowing Care Unit（継続保育室）での基本的な退院の目安の基準について学生に対し説明するよう依頼した。

解説：学生にとっては，目の前の対象者が退院後に生活している姿や，対象者がどのような状況になれば退院できるのかをイメージすることは難しい。教員は，学生が退院のための看護や退院後の生活を見据えた看護の必要性に気づくとともに，対象者の退院や転院の時期を予測できるように説明を依頼している。

> 教員と実習指導者は，学生に，対象者が幻聴と現実とを区別できており，たとえ幻聴があったとしても在宅での生活が可能であることを説明した。

> 教員と実習指導者は，健康な乳児と疾患をもつ乳児との身体的機能の違いを整理し，障害があっても家族の協力により自宅での生活が可能となることを学生に説明した。

> 疾患をもった子どもが自宅で家族と過ごすことをイメージできない学生に対し，教員と実習指導者は，疾患や治療による副作用の対処により自宅でも暮らすことができることを具体的に説明した。

解説：学生は，病気が完治しなければ退院できないと考えたり，「退院＝健康」と考えたりしがちである。また，在宅療養をしている人とのかかわりがない学生が，障害を抱えながら自宅で生活することをイメージすることは難しい。教員と実習指導

137

第Ⅳ章　地域完結型看護の実習指導モデルの提示

者は，対象者の現在の病態（症状）や障害について解説し，症状や障害がありなが
らも自宅での生活は可能であることを学生に説明することで，対象者の生活を見据
えた看護を具体的に検討できるよう導いている。

3. 退院後の生活につなぐための看護の必要性の説明

> 教員は，対象者の看護診断の優先順位を精査し，退院指導のタイミングを見きわめること
> の重要性を学生に伝えた。

解説：退院を見据えた看護を強調すると，学生は退院指導をすることに目が向きが
ちで，対象者が現在置かれている状況に気づかず，看護診断の優先順位を見失うこ
とがある。退院を見据えつつ，まず今必要な看護を提供すること，対象者の性格や
生活背景を踏まえ適切なタイミングで支援することが，より効果的な看護につなが
る。教員は，退院指導の時期の見きわめと必要な看護援助について考えられるよう
助言している。

> 教員は，「自分でできることは自分で行い，自宅生活ができるようになる」という対象者
> の入所目的を学生と確認し，現在の対象者が自宅でのベッドから車椅子への移乗の方法を
> 実施していることを学生と共に確認した。　　　　　　　　　　　　　　　　　（施設）

解説：対象者自身が自宅での生活を目指して実践していることに学生が目を向け，
退所後の生活をイメージしながら対象者の意思を尊重した実習中のかかわりについ
て考えられるよう，具体的な場面をとおして方向づけを行っている。

> 実習指導者は，自宅退院に向けて対象者のセルフケア拡大を促す看護介入について学生
> が気づけるよう，対象者のできることは多少時間がかかっても見守る必要があることを伝
> えた。　　　　　　　　　　　　　　　　　　　　　　　　　　　　　　　　　（基礎）

解説：学生は，基礎看護学実習で対象者の個別性を考慮した生活援助の基礎を学ぶ。
学生はこれまで学んできた看護技術を活用し，対象者に直接援助することで達成感
を得ることがある。実習指導者は，対象者のセルフケア能力の向上のためには，直
接援助するのではなく見守ることもケアであることを学生に指導している。

> 教員は，対象者の術後の全身状態が安定していることから，近々転院できる可能性が高く，
> 転院先の病院またはその病院を退院した後の生活を見据えて看護を行う必要があることを
> 学生に指導した。

解説：学生にとって，クリニカルパスどおりに治療が進まない対象者の退院や転院
の時期を把握することは難しい。教員は，対象者の退院や転院の見通しを伝え，学

138

2●実習指導モデル

生が退院や転院後の生活を見据えた看護の必要性に気づけるように促すことも必要
である。

4. 対象者の生活を見据えた看護としての意味づけの共有

教員は，痛みをコントロールすることも退院支援の一つであることを学生に伝えた。

教員は，自宅への退院ではなく転院であっても，対象者の家族状況や生活状況についての
情報を転院先に提供することで，対象者のニーズに合わせた切れ目のない看護支援につな
がることを説明した。

解説：学生は自宅への退院だけが退院支援ととらえがちである。その人らしさを支
える退院支援は，対象者によって異なり，退院場所や支援の内容，求められる援助
内容も一人ひとり異なっている。教員は，学生に退院支援への認識の変容を促し，
退院を見据えた支援の意義を説明している。

教員は，統合失調症を患う対象者が学生とのかかわりで場をもたせようと沈黙しないよう
に無理に話すのと同じような状況が，自宅での父親との関係性においてあったこと，学生
と人間関係を築いていくことは退院後の生活において役に立つことを説明した。

解説：精神看護学実習において，学生は自分が何も援助していないのではないかと
不安を抱きやすい。教員は学生に，精神疾患をもつ対象者の入院中の看護師とのか
かわりや入院中の言動（生活の様子）が，自宅で家族と生活していく際に役立つ練
習になっていることを説明し，日々の学生とのかかわりが他者との関係を築いてい
くうえで重要な役割を担っていることを説明している。

Ⅱ 在宅生活の情報把握

　在宅生活の情報を把握することは，対象者を地域で生活する生活者としてとらえ，
その思いに寄り添い，その人らしい生活を支援することにつながる。今後，病院で
はなく在宅療養が増えていくなかで，対象者の生活について本人だけでなく家族や
地域のことも踏まえてとらえていくことが重要である。

　在宅生活の情報把握において，教員や実習指導者の学生に対する指導要素として
は，①対象者の希望や意向の把握の促し，②入院前の生活状況の把握の促し，③居
住環境や自宅の構造（物理的環境）の把握の促し，④セルフケア力，家族介護力，
必要な支援に関するアセスメントに向けた助言，⑤退院後の生活をイメージできる
ような具体的な視点の提示，⑥チームで対象者や家族の意向を共有する機会の設定
の6つが抽出された。

139

1. 対象者の希望や意向の把握の促し

> 教員は，頸椎疾患によりカラーを装着してリハビリテーションに励み，できるだけ自分のことは自分でやりたいという希望をもちながらも，退院後の生活に不安を抱く対象者が，自身がどうなったら自宅に戻れると考えているのかを情報収集するように学生に促した。
>
> （基礎）

> 教員は，公的サービスを受けることに対する対象者の思いを確認するために，自身の母親の介護経験がある対象者に，その際どのようなサポートを受け，それらに対しどう思っていたのかを確認するよう学生に指導した。

解説：学生が対象者の暮らしや生き方に合った支援ができるように，教員は対象者の思いや意向についての情報収集を促しており，対象者の気持ちに寄り添いながら学生でも具体的にイメージできるようなかかわりをしている。

1例目の対象者は，退院後の生活に対し漠然とした不安はあるものの，具体的な対処行動についてはイメージできない状況である。学生の指導にあたっては，対象者のできることとできないことを具体的にアセスメントして，できないことに関しては，どのようなサポートが必要なのか（物的・人的資源），そのサポートをだれが担うのかを家族と共に考えていく必要性について気づけるようかかわる。2例目では，教員は，対象者の自らの介護経験を強みととらえ，対象者自身の公的サービスに対する思いを引き出すよう促している。

> 教員は，入院中には8時と20時に内服している薬（食後などの服用の決まりがない内服薬）について，退院後の生活を考えて，対象者にとって一番内服しやすい時間を対象者に確認するよう学生に指導した。

> 教員は，退院後の生活で必要となる介助を見越して，対象者の他人に見られたくないという気持ちを尊重しながら，入浴をだれが介助するのかなど細かく情報収集することの必要性について学生に指導した。

解説：教員は，退院後を見据えた看護を提供するために，自宅での生活などに関して対象者の気持ちや生活スタイルを尊重しながら具体的に情報収集するように指導している。1例目では，薬に対する正しい知識が不可欠であり，対象者の生活リズムや本人の希望を考慮しながら総合的，多角的に支援していくことが求められる。教員は，対象者が住み慣れた場所で自分の希望や意向にできるだけ沿ったその人らしい生活を送れるように，学生の不足している情報を補い学びを深めるように支援していく必要がある。

2 ● 実習指導モデル

2. 入院前の生活状況の把握の促し

> 教員は，学生が電子カルテから情報収集をする際に，化学療法中である治療の状況だけで
> なく，働き盛りで一家の大黒柱である対象者の入院前の生活や仕事の状況，本人の役割，
> 居住地域の状況などにも着目するよう助言した。

> 教員は，学生が対象者の治療の状況だけでなく，入院前の生活，仕事の状況，役割などに
> ついても目を向けて対象者と話ができるよう，学生がコミュニケーションをとっていると
> ころに同席し，さりげなく話を聞く見本を示した。

解説：1例目の対象者は，感染予防や転倒予防が重要となる化学療法中に，必死に
筋力トレーニングを行っていた。その背景として，対象者には夫や父親としての役
割があり，経済的な面からも家族を支えたいとの思いで，今後の見通しがつかない
化学療法に焦り，筋力や体力の低下を感じながらも，最終的には仕事へ復帰するこ
とを目指して筋力トレーニングをしているという状況があった。このように，単に治
療の状況だけをみていてもわからないことは多くある。教員は，対象者を地域で暮
らす生活者としてとらえ，入院前の生活状況を把握し，様々な背景を理解すること
が，対象者の気持ちを尊重した退院後を見据えた支援につながることを学生に教え
ている。

　退院後の生活を見据えるということに対し，「プライバシーの侵害になるので，ど
こまで何を聞いたらよいのかわからない」と学生から相談を受けることがある。ま
ず，対象者のこれまでの在宅生活をなぜ把握する必要があるのかという目的を，学
生自身が理解することが求められる。2例目のように，具体的状況をイメージでき
ない学生に代わって，対象者を生活者としてとらえたとき，どのように生活状況や
それに対する思いを聞いていけばよいか見本を示すことも有効である。

> 教員は，半年間自宅で流動食を摂取し肺炎を繰り返していた対象者が，自宅ではどのよう
> に食事をしていたのかについて，対象者と家族から具体的に情報収集するよう学生に指導
> した。

> 実習指導者は，学生が対象者の入院前の自宅での生活について情報収集をすることが難し
> かったため，対象者の家での生活（食事，トイレ，入浴，ベッドか布団かなど）や今の気
> 持ちを聞くことを促した。

> 教員は，入院臥床に伴う著しい筋力低下により転倒リスクが高い対象者に対して機能訓練
> を行うとともに，対象者が入院前に自宅のトイレまでの移動や排泄をどのようにしていた
> のかなどの具体的な情報収集が必要であることを学生に指導した。

解説：対象者の入院前の日常生活動作（ADL）や手段的ADL（IADL）の状況など
の把握を学生に促した具体例である。教員や実習指導者は，対象者の具体的な生活
をイメージするように学生に働きかけている。入院前と退院後では対象者の状態が

141

第IV章　地域完結型看護の実習指導モデルの提示

変化している場合も多く，具体的にどの動作ができないかをアセスメントして，それに関連する生活動作を結びつけて，学生への指導に生かしていくことが大切である。

3. 居住環境や自宅の構造（物理的環境）の把握の促し

> 教員は，対象者の暮らしのなかで通院がどのくらいの負担になっているかを学生が把握できるように，居住地域の場所や通院に要する時間，通院手段について発問した。
>
> 教員は，入院の1か月ほど前から痛みの増強により生活スタイルが変化していた対象者が，退院時にどのような移動手段を考えているのか，駐車場からベッドまでの動線上にどの程度の段差があるのかなどを対象者や家族に確認するよう，学生に指導した。

解説：教員は，対象者の居住地域から通院までのアクセスについて，学生が具体的に情報収集できるように支援している。自宅内での生活だけでなく，仕事や買い物，通院などの自宅以外の生活について，1日，1週間，1か月という単位で必要となる支援は何かをアセスメントすることを学生に伝えていく。

> 実習指導者は，対象者と共に手すりや段差の位置，部屋の広さ，床の構造なども踏まえた詳細な自宅の見取り図を作成した学生に対し，これをもとに自宅での転倒リスクのアセスメントができることを助言した。
>
> 教員は，学生の立案したシャワー浴の介助の計画が病院の浴室内での介助に限られていることを指摘し，浴室までの移動方法，自宅やデイサービスでの入浴方法や浴室の構造など，入院前の自宅やデイサービスでの入浴方法について発問した。　　　　　　　（基礎）

解説：対象者の退院後の生活支援を検討するには，対象者の家屋構造や生活をより具体的にイメージできるような指導が必要である。学生に対象者の自宅の見取り図を作成するよう提案したり，また病院と自宅の広さや構造などの違いを明らかにして，自宅で暮らすために必要な動作や補助具，人的サポートなどを具体的に把握できるよう指導する。たとえば，和式の浴槽は深さがあるため，またいで入るのが難しい場合や，浴槽の縁に腰かけると危険な場合がある。対象者のADLを考えながら，どのような支援が必要かについて，詳細にアセスメントすることやリハビリスタッフへの相談を学生と共に行う。

4. セルフケア力，家族介護力，必要な支援に関するアセスメントに向けた助言

> 教員は，認知機能低下と難聴がある糖尿病の対象者の退院後の生活について，食事のことしか考えていなかった学生に対し，対象者の活動および運動の状況，同居する娘の協力の可能性などについて，入院前の生活を確認しながら退院後の生活を考えるよう助言した。　　　　　　　（基礎）

2●実習指導モデル

解説：学生は「糖尿病＝食事療法」というように，疾患や治療による直接的な看護ケアについては着目できるが，対象者を生活者という広い視点でとらえられない場合も多い。糖尿病に加え，認知機能低下と難聴により生活にどのような支障があり，入院前にどのように生活していたか，家族にどのような協力を求めていたかなどを具体的にアセスメントできるようかかわる必要がある。

> 実習指導者は，学生が，対象者の自宅での生活について情報収集をすることが難しかったため，毎日のように面会に来る夫からも話を聞いてみるよう伝えた。
>
> 教員は，独居で医療処置を一部継続した状態での退院が見込まれる対象者の入院前の生活を把握できるように，対象者が自宅でどのような生活を送っているのか聴取するよう学生に助言した。

解説：教員は，対象者の生活を見据えて，対象者だけでなくその子どもや配偶者など家族からの情報を踏まえながら学生の学びを支援している。必要な支援に関しては，家族が同居している場合には，家族のだれから，いつ，具体的にどのようなサポートを受けられるのかを尋ね，社会的支援が必要な場合には，医師，退院支援センターの看護師や病棟スタッフ，医療ソーシャルワーカー（MSW）などと共に具体的な社会的サービスが受けられるかなどを検討し，地域につないでいく視点をもってアセスメントする必要性に学生が気づけるようかかわる。

> 実習指導者は，現時点で学生が対象者を介助していることは何か，それを自宅で担ってくれる人はいるか，対象者に確認するよう促した。
>
> 実習指導者は，放射線治療終了後，対象者が自宅に帰って自分でできること，援助やサービスが必要なことを見つけられるような看護計画の立案を，学生に助言した。

解説：実習指導者は学生に対して，対象者の現在の状態での具体的な支援を明らかにすることで，自宅に戻ったときにどのような支援が必要なのかをアセスメントし，看護計画につなげるように指導している。学生は，今現在の自分のかかわりに目が向きがちであり，直接ケアをする看護計画に終始することが多い。対象者自身がどの程度のセルフケア力をもち，どの部分は他者の支援が必要になるのか，看護師が行っている援助を担う家族はいるのか，その家族の介護力はどの程度か，家族のサポートが見込めない場合，どのようなサービスをどの程度利用する必要があるのかなど，退院後もケアをつなげることを意識したアセスメントや看護計画を展開できるようかかわる。

5. 退院後の生活をイメージできるような具体的な視点の提示

> 教員は，転倒リスクが高い対象者が自宅内でシルバーカーを利用する場合の転倒リスクに

143

> 関係する情報（廊下の幅はどのぐらいか，脱衣所の壁の手すりはすぐ届く距離なのか，脱衣所はどのぐらいの広さか）を学生に問いかけ，不足している情報に気づけるよう促した。また，自宅での生活における安全性に配慮した情報（トイレまでの距離が遠い，シルバーカーでは絨毯の上は歩きにくくないか，スリッパを使用しているか，夜間の足元灯などはあるのかなど）を確認する必要性を説明した。

解説：教員は，自宅内でシルバーカーを使うことが可能なのか，対象者の自宅の構造や安全な歩行に妨げとなる要因はないかなど，自宅における生活を具体的にアセスメントできるように指導している。病院という均一で整備された環境から，自宅という雑多な環境に置き換えた場合の対象者の生活行動についてアセスメントする際は，どれだけリアルに細やかな視点をもって自宅の空間をイメージし，さらに時間帯や生活様式，生活習慣などの条件による違いにまで目を向けられるかがポイントとなる。生活体験が乏しい学生が，最初から具体例のような詳細なレベルまで掘り下げて情報収集する必要性に気づくことは困難であるため，学生が対象者の生活をイメージできるよう具体的な視点を提示し，学んでいけるよう導くことが求められる。

> 教員は，右半身麻痺がある対象者の自宅における食事準備などの生活行動について認識不足がある学生に対し，対象者はフライパンが持てそうか，作った食事を運べるかなど，身体状況を踏まえたセルフケアの見通しについて具体的に問いかけた。また，対象者と栄養士との面談に同席することで，退院後の食事をだれが作るのか，どのような調理が可能かを情報収集する必要性について学生と確認した。

解説：教員は，対象者の自宅におけるADLやセルフケアをアセスメントする際に，自宅における生活の流れを具体的にイメージし，一連の生活行動として情報を詳細に確認できるよう発問している。この具体例では，対象者が栄養士と面談する場面に参加することで，栄養士の指導する食生活を対象者が実現するためには，何を食べるかという知識の提供だけでなく，だれが，どのように食事を準備するのかなど具体的なところまで確認する必要があることに気づけるよう促している。学生自身の生活スキルが乏しい場合，このように具体的な視点を提示して必要な情報収集やアセスメントができるよう導く必要がある。

> 学生が対象者の自宅での生活について情報収集することが難しかったため，教員は，対象者が試験外泊で実際に家に帰ってみて困ったことや良かったことなど，退院後の生活に向けて情報収集するよう促した。
>
> 学生は目の前の対象者の生活像はイメージできるが，退院後の生活をイメージするのが困難であったため，教員は対象者に対し，自宅での生活の様子や感じていること，困ってい

ることを学生に伝えてほしいと依頼した。

解説：対象者の退院後の生活をイメージするのが難しい学生に対して，教員は，外泊を実際に経験した直後の対象者から，自宅での状況について情報収集するなど有用な情報をタイムリーにとらえられるよう導いたり，時には対象者本人の協力を得て生活を具体的に把握できるようにするなど，学習機会を調整することも必要である。生活体験が乏しい学生の場合，本人の生活スキルを向上するような取り組みや，地域社会とのコミュニケーションを意識的にとることができるように，アルバイトやボランティア活動などに参加することも有効である。

6. チームで対象者や家族の意向を共有する機会の設定

学生が対象者の退院に向けた目標や今後の希望を聴取できていたため，教員はその内容を看護師カンファレンスで発言するよう学生に伝え，カンファレンスで学生がどのように発言したらよいかについて，実習指導者と共に検討した。

学生が退院後の生活に向けた家族の思いを聞くことができていたため，教員はその内容を病棟スタッフと共有するために，病棟の看護カンファレンスにあげてみてはどうかと学生に提案した。

解説：教員は，学生が対象者の生活を見据えて情報収集した対象者の思いや希望をスタッフと情報共有できるように，チームの一員として病棟の看護カンファレンスへの参加を促し，発言できるように調整をしている。具体例は看護師間のカンファレンスであるが，この情報を状況に応じて対象者の家族や訪問看護師，ケアマネジャーや訪問介護員（以下，ヘルパー）などとも共有し，病院内に限らず対象者を取り巻く関係者がチームとなって対象者の思いやケアをつなげていけるよう連携していくことの必要性を学ぶ機会とする。

Ⅲ 退院に向けた調整・指導

退院に向けては，様々な調整や，対象者およびその家族への指導が必要となってくる。ここでは，病院という環境のなかでの対象者のADLの状況を踏まえながら，退院後に実際に自宅で生活することを想定した環境調整や指導を行うこと，また，病院とは人的・物理的環境の異なる自宅で対象者が療養行動をとっていくために必要な指導や様々な調整を行うことに関連した，実習指導の取り組みを取り上げた。

指導要素として，①退院後の生活を想定した入院中の生活・環境調整やリハビリテーションを支援するための助言，②セルフケア力の維持・向上を支援するための助言，③早期からの退院後を見据えたかかわりの必要性の説明，④新たに導入された医療処置や服薬管理の退院後の継続を支援するための助言，⑤一人ひとりを尊重した個別性のある支援を創造するための助言の5つがあげられた。

第Ⅳ章　地域完結型看護の実習指導モデルの提示

1. 退院後の生活を想定した入院中の生活・環境調整や
リハビリテーションを支援するための助言

> 「歩行練習は危険」「自宅に帰れば手すりがあるから大丈夫」などと話し，リハビリテーションについての誤解と必要性の認識不足がある対象者へのかかわり方として，教員は学生に対して，自宅の見取り図を対象者と一緒に描きながら，自宅での生活と転倒リスクを具体的に話し合うことを提案した。また，自宅のベッドからトイレまでの距離などを病院に置き換えて，「家で〇〇まで行く練習として，ここまで歩きませんか?」とリハビリテーションの目的を具体的に伝えること，シルバーカーを想定した歩行器の高さにすることを提案した。
>
> 教員および実習指導者は，日常生活動作チェックリストに対し，「つかまり歩行ができる→つかまってリビングから玄関までの〇m歩行できる」など，在宅生活をイメージした具体的な目標に修正するよう学生に指導した。

解説：現時点で病院で行っている動作を，自宅の環境でもそのまま行えるのかという視点をもって考える必要がある。その際には，現実的な「その人の家」で考えなければならない。玄関から居室までの距離，居室からトイレまでの距離，部屋と廊下の間の段差の有無，つかまるところはあるのか，居室やトイレの戸はどのような造りなのかなど，自宅の環境や生活を具体的に把握したうえで，今の対象者の身体機能でその環境で生活することを想定してアセスメントする必要がある。そのための方法として，1例目では，対象者と一緒に自宅の見取り図を描くことを提案した。この作業をとおして，学生は退院後の「その人」の生活をイメージしやすくなり，対象者にとっては，リハビリテーションの必要性の気づきから，入院中のリハビリテーションの動機づけを高めることにつながる。また，退院後の自宅での移動方法や身の回りのことの介助方法については，病院のなかだけで考えることには限界があるため，実際に退院後に支援に入るヘルパーなどとも連携して進めていくことが望ましい。

> 教員は，介助が必要な高齢女性の入浴介助を計画している学生に対し，病室から浴室までや浴室内での移動を，デイサービスで受けている介助と同等にすることによって，入院中も退院後も，転倒や苦痛を防ぎ安全に清潔ケアが実施できるのではないかと提案した。
>
> （基礎）

解説：地域で生活している対象者が，疾患などの治療のために入院し，しばらくの期間を病院で過ごし，退院し地域へ戻っていく。その一連の経過のなかでの入院中の期間に，学生は実習としてかかわっている。病院には病院のルーチンとしての入浴介助の方法があるかもしれないが，退院後の生活環境を見越して，入院中のケアの方法を調整することで，スムーズな退院につなげていくことが可能となる。特に，

146

2 ● 実習指導モデル

高齢の対象者や認知症のある対象者などでは，変化に適応するまでに時間を要するため，入院前-入院中-退院後をとおして，可能な範囲で変化を少なくできるような視点をもてるとよい。そのためには，入院前の生活についての情報収集が必要なことはいうまでもないが，そこから，入院中のケアの方法のどの部分をどのように調整することで，対象者にとって安全で安楽なケアを提供できるか，学生と共に考えていくことが大切である。

実習指導者は，対象者が最終的には自宅での生活を目指しているので，清潔ケアの際にもできることは自分で行ってもらうなどリハビリテーションの視点をもってかかわるよう学生に指導した。

解説：まだ退院の見通しが立たない段階であっても，最終的には自宅で生活をするということを見据えて，対象者本人にできることは自分で行ってもらい，できない部分についても，できることを拡大していけるような，自立支援の視点をもってかかわることが重要となる。

2. セルフケア力の維持・向上を支援するための助言

教員は，対象者が短期入院となるため，退院後の誤嚥性肺炎や創部感染を予防するために，退院後にも口腔内の清潔保持を継続してもらえるようかかわる必要性について学生に助言した。

解説：対象者の健康問題は退院後にも持続すること，そのために現在行われているケアを退院後には対象者自身で行えるよう，対象者のセルフケア力を高めていくことが求められる。この具体例は，口腔内の手術後の対象者であるが，もともと口腔ケアの習慣が乏しく，創部感染のリスクが高まることが考えられた。また，既往として拘束性肺障害があったことから，誤嚥性肺炎予防の観点からも口腔ケアの必要性が高かった。

　急性期病院で，術後このような対象者を受け持った場合，学生も口腔内の清潔保持の必要性に気づき，感染予防のための看護計画を立案するが，そのまま，どのような状態で退院となっていくのかをイメージすることは難しい。現在，このような対象者の入院期間は短く，この具体例でも，術後の口腔内清潔保持のための看護介入を行う際には，早期から対象者本人がセルフケアを継続できるようになるための視点をもってかかわっていく必要があり，学生がそのことに気づけるような指導・助言を行っている。

実習指導者は，内服薬の説明や緊急時の連絡先など，独居の対象者が一人で外泊する際に必要となる事項について学生に説明した。

147

第Ⅳ章 地域完結型看護の実習指導モデルの提示

解説：入院中の「外泊」は，たとえば，継続的な治療を受けている対象者が，治療のない週末などを自宅で過ごす場合や，退院前に実際に自宅で過ごしてみて問題点がないか確認する場合など，様々な状況がある。具体例の対象者は独居であるが，自己管理が可能な状態であり外泊が許可されていた。入院中は，医療スタッフの目があり，自己管理についても医療スタッフによる確認が行われている。周囲の目がない状態で安全に療養するために，何が必要かについて考えることは大切である。実際に自宅に戻った状況に思いを巡らせながら，服薬管理やADLなど，一つひとつについて学生がイメージできるように説明することで，退院後を見据えた看護の考え方が深まっていく。

　この具体例では，指導する側から学生へ説明するというかかわりであったが，学生に対して発問をして考えさせ，学生の発言に対して補足する方法がとれれば，学生自身が気づくことにつながり，さらに学びを深めることも可能である。

身の回りのことは自分で行いたいという希望がある対象者に，教員は本人の希望を取り入れながら退院指導にかかわるよう学生に提案した。実習指導者は，学生が対象者に一方的に説明するだけでなく，対象者の自律性も尊重するとよいのではないかと助言した。

解説：「退院指導に取り組む」という場合，学生は，どのようなことを指導するかということにとらわれがちになる。しかし，退院後にも継続できるような指導のためには，一方的な指導ではなく，対象者の思いを尊重しながら，対象者のこれまでの習慣や生活環境などを踏まえて取り組めるように考えていく必要がある。この具体例のように，身の回りのことは自分で行いたいという希望をもっていることは，対象者の強みである。退院指導にあたっては，このような対象者のもつ強みを尊重し生かすことが重要である。

実習指導者は，日本語のわからない母親が自宅に帰ってから困らないように，児の授乳や排泄の記録用紙を共に作成しようと学生に提案した。

解説：近年は外国籍の対象者の入院も増えつつあり，その国籍や言語は多様である。基本的な退院指導ツールとして準備されているものはそのままでは使えないため，工夫が必要である。実習指導者は，具体的なツールの一つを提案している。外国籍の対象者のセルフケア力を高めるうえでは，言葉だけでなく文化の違いも理解する必要がある。

3. 早期からの退院後を見据えたかかわりの必要性の説明

実習指導者は，経済的に家族を支えるために早期の復職を望んでいる対象者に対し，安全に治療を受けることが最優先であることを踏まえつつ，退院後の目標や希望に近づけるた

めに，対象者が望んでいるトレーニングができるよう支援する必要性を学生に説明した。

解説：急性期には治療が優先され，退院後にまで視点を向けることが難しい。しかし，地域の生活者でもある対象者が，現在は治療のため入院をしているととらえて，本来の対象者の望みを尊重した看護を実践することが重要である。この例の対象者は，今後の治療方針がまだ定まっておらず，先の見通しが不安定ななか，経済的に一家を支える主として早期の復職を望んでいた。そのため，体力や筋力の低下に対する不安を抱いており，筋力トレーニングを強く希望していた。医療者側の視点で考えると，安全に治療を受けることが優先される現状と対象者の行おうとしていることの間に乖離があった。そこで，早期の復職を望む対象者の思いをくみつつ，現時点での治療の状況を加味しながら，少しでもその希望に近づけるように安全に行えるトレーニングの方法を提案していくことを指導した。

　治療が優先される急性期においても，対象者の退院後の目標に近づけるよう，現時点でできる支援を考えることは，その後のスムーズな退院支援の一助になる。

4. 新たに導入された医療処置や服薬管理の退院後の継続を支援するための助言

教員は，現在行われている医療処置を退院後も継続する場合は，退院後の生活のなかでどのように継続していくか，早めに考えておくことが重要であることを学生に助言した。また，治療方針としては退院後にも継続するのかどうか，また，継続する場合の自宅での注意点について，早めに看護師に質問してみるよう促した。

解説：急性期病院に入院している対象者の多くは，治療が必要となり入院しているが，状態が安定すれば在宅療養も可能となる。新たに導入された医療処置や服薬などを退院後も継続する場合には，そのための指導が必要となる。退院が近くなってから指導を開始した場合，たとえば，対象者の視力が弱かったり筋力低下があったりして手先の細かな作業が難しかった，家族に指導を行おうとしたが，家族の生活スタイルから協力を得ることが難しかったなどの状況に遭遇することがある。医療処置が新たに加わることで，対象者は入院前とは異なる生活を送ることとなり，これらを生活のなかにどのように組み入れていくのかを考えていかなければならない。そのため，まだ退院の時期はみえなくても，早い段階から対象者や家族のセルフケア能力を踏まえて具体的な実施方法を検討していくことが重要である。

　この具体例では，いくつかある医療処置のうち，退院後には継続しない処置もあった。学生がこのような情報を得ることができるよう，教員は，学生の気づきを促すとともに，実習指導者との密な連携を図っていく必要がある。

第Ⅳ章　地域完結型看護の実習指導モデルの提示

> 服薬管理に不安を抱いている対象者のために，退院後に飲み忘れなどを防ぐために使用する服薬カレンダーやチェックリストを学生が作成することになったが，学生は大きさや必要なポケットの数などがイメージできていなかったため，教員は，実際に対象者に処方されている内服薬を見せながら，作成方法について学生と話し合った。その後，どのような大きさのものがよいのか，何個のポケットが必要なのかなど，対象者が日常生活で使用するための具体的な部分を対象者と話し合うよう，学生に指導した。

解説：内服管理の援助は，臨地実習のなかで学生に経験させたい看護であるが，朝・夕の1日2回の処方の場合など，日中の実習時間内に実際に内服場面にかかわれないケースも経験する。退院後を見据えて，対象者のニーズに合わせたツールなどを作成するためには，対象者の24時間の生活をイメージする必要があり，初学者である学生に対しては，実物を示したり，具体的な助言を行ったりすることで，その後の学生自身の工夫につなげていくことができる。さらに，作成方法について具体的に対象者と話し合うことは，対象者のセルフケア意識を向上させることにもつながる。

5. 一人ひとりを尊重した個別性のある支援を創造するための助言

> 教員は，入院前と退院後の生活のギャップに自己概念の混乱が起こることを予想するなど，対象者の気持ちの揺らぎを踏まえたうえで，リハビリテーションの目標設定をどこにするかを対象者と一緒に考えるよう学生に促した。
>
> 教員は，対象者にとって自分らしい療養生活が何かを把握するために，病棟での具体的な過ごし方や対象者自身が療養生活を送るうえで気をつけていることについて学生と対象者が話す場面を設定した。

解説：退院に向けた調整や指導を行うにあたっては，対象者一人ひとりの生き方や性格，考え，思いなどを尊重し，個別性のある支援を行う必要がある。そのために，まずは，退院後の生活について学生が対象者と共に考える機会をもつことが重要である。

> 教員は，学生が作成したパンフレット原案を添削し，対象者の特性や現状を踏まえ，対象者の個別性を盛り込んだ指導内容になっているか見直すよう指導した。その際，喫煙やコーヒー摂取は対象者にとっての楽しみであるため，すべてを否定するような姿勢で指導すると，信頼関係が崩れるおそれがあることを助言した。

解説：疾患の経過にマイナスの影響を及ぼす嗜好習慣が，対象者にとっては生活のなかでの楽しみになっているというケースは少なくない。対象者にとっての嗜好習慣の意味を理解し共感したうえで，必要な指導を行えるよう学生をサポートすることが，実習指導では求められる。この例の対象者は，これまでに繰り返し禁煙の指

導を受けてきていることから，退院指導として再度禁煙を指導しても，かえって対象者との信頼関係を損なう可能性があることを学生に伝え，学生は，入院中には禁煙できていたことを踏まえて，そのまま継続するための「提案」という形にして対象者に提示することとなった。対象者は，最初は「禁煙」という言葉に苦い表情を見せたが，指導の内容が禁煙継続のための提案であったため，最後まで興味をもって聞き，「なるほどね」という発言を得ることができている。

　何よりも，対象者のことを理解しようとする姿勢をもち，思いに寄り添った退院指導に向けた実習指導が求められる。

対象者は，入院前から要介護認定を受け訪問介護を利用していたが，入院中はシルバーカーを押して何とか身の回りのことを行っている。学生が対象者に退院指導を行うにあたり，教員は，対象者の性格を考慮し，対象者が行っていた入院前の生活習慣を否定しないことを助言し，入院中に対象者が行えていたことは，退院後も自分で行うことができることから，その内容をヘルパーと共有するために紙面に残すよう助言した。

解説：外科系の病棟では，術後の創部やその周辺の保清のためのケアが必要になる場合も多いが，望ましいケアの方法を提示しても，もともとの清潔習慣と異なる方法を受け入れられない対象者もいる。その場合，対象者の方法を尊重し，意欲を引き出していくかかわりが求められる。この例の対象者は，退院後にはヘルパーに頼りすぎないようにしたいという意欲が確認できたため，その意欲を尊重し生かせるように学生を指導している。入院中に行えている方法を，退院後にも対象者自身が継続できるように，退院後にケアを担う人へ引き継ぐことも大切である。直接の伝達が難しい状況でも，紙面にまとめて，退院の記念として対象者に渡すことも，退院後のケアへと引き継ぐ一つの方法である。

教員は，人工喉頭となった対象者の「話せるようになったら息子に聞いてほしい」という思いを知り，それを目標に毎日目標を少しずつ上げて，リハビリテーション以外でも練習できるように，自主練習のための指導内容や伝え方を学生と共に考えた。

解説：教員は，学生に対して，対象者が大切にしていることなどを生かしたうえでの目標設定を助言している。退院後の生活の質の向上のためにも，対象者のリハビリテーションへの意欲を引き出すことが必要となる。対象者の強みを見つけるためには，まずは，対象者の個別性を引き出せるような，学生と対象者とのコミュニケーションの促しが基本となる。この例の対象者は，定時で行われるリハビリテーション以外にも，自主練習ができるよう，その方法などを言語聴覚士と相談した。対象者の個別性をケアに生かすうえで，多職種と協働することでより良い介入が行えることもある。

第Ⅳ章　地域完結型看護の実習指導モデルの提示

Ⅳ　多職種協働

多職種連携の重要性は，講義やチームワーク（interprofessional work：IPW〈専門職連携協働〉）実習で多々取り上げられているが，臨床実習においては，看護の対象者と密にかかわることに重きが置かれ，他の職種とかかわる機会は少ないのが現実である。対象者の支援においては，看護師だけでなく，多職種がかかわっている実際を知り，各職種の役割分担を実践から学ぶことをとおして，学生が看護師の役割を深く考えられるような指導が求められる。そのため，教員と実習指導者の情報共有を密に行い，看護師が他の職種と協働する場面に積極的に学生を巻き込む指導が求められる。

この多職種協働に関する実習指導は，①対象者に関する協働場面の学習機会の提供，②看護サマリーの活用による切れ目のない医療やケアの実現についての理解の促し，③多職種協働に関する一般論的知識の提供，④連携の重要性とその実際の説明に分類された。地域の支援者として多くあげられた職種は，ケアマネジャーであった。③の一般論的知識の提供に関しては，主に基礎看護学実習での指導例から抽出された。

1. 対象者に関する協働場面の学習機会の提供

> 実習指導者は，理学療法士やケアマネジャーなど，院内外の多職種が対象者とかかわる機会に，学生が同席できるよう調整した。

解説：学生の多職種への理解を促すためには，カンファレンスという場だけでなく，看護師がインフォーマルに多職種とかかわる場面にも学生が参加できるよう調整することは重要である。

> 痛みのコントロールや飲酒について，対象者への教育内容をより正確に把握するために，実習指導者が担当医や病棟薬剤師に確認している場面に学生を同席させ，連携の場面を体験させた。
>
> 学生が退院後の治療計画を十分に把握できていなかったため，実習指導者は，学生と共に医師に退院後の医療処置の必要性を確認し，医師から指示を受ける場面を学生に見せた。

解説：臨床看護学実習において，学生が多職種と交流できる機会はあまりないという実態がある。実習期間中，担当医とさえ一度も顔を合わせる機会がなかったという学生も多い。それゆえ，病棟看護師と多職種との連携場面に同席させることは，チームで対象者を支えていることを学生が理解できる良い機会となる。大規模な病院では，リハビリテーション室や検査室への移送を，看護師ではなく看護補助者が行っており，看護学生が同行することは少ないようである。対象者が他部門や他部

署に移動する際，学生も同行し，他の職種から指導を受けたり，意見を聞いたりできるように調整する。

> 教員は，病院での退院支援の流れや多職種の役割と協働の必要性について理解し，生活を見据えた看護実践を学ぶため，退院支援カンファレンスやリハビリテーションカンファレンスに学生が出席できるように調整した。
>
> 教員は，学生が（院内）多職種カンファレンスに参加し，看護師と理学療法士，作業療法士が病棟での生活やリハビリテーション時の様子について意見交換し，情報を共有している様子を見学できるよう調整した。また，多職種カンファレンス終了後に，教員は学生に，多職種間で対象者のニーズを共有して支援する重要性について補足説明した。

解説：学生が多職種カンファレンスに参加できるよう調整している。参加の機会を提供するだけでは，学生は一人の対象者に多くの職種がかかわっているということしかわからない。各職種の役割や分担，多職種協働の意味や重要性を理解できるように，教員あるいは実習指導者が説明を加える必要がある。

> 実習指導者は，対象者・家族と院内外関係者との話し合い（退院前カンファレンス）が実習時間外に行われたため，その内容を学生に伝えた。

解説：家族や地域支援者が集まるカンファレンスは，実習時間外に開かれることが多い。「切れ目のない連携」を意識づけるために，そのカンファレンスの内容を臨床側から学生に伝えることは重要である。また，学生側から，カンファレンス内容を知りたいとの要望が出せるように促すことも重要である。

> ケアマネジャーが来院し，要介護度の認定調査に同席することができた学生に対し，教員は，病院の看護師による入院中の情報提供は医療施設以外の支援者にとって重要であり，退院後の対象者の生活に影響することを補足した。
>
> 教員は，学生に対し，ケアマネジャーが来院した意味と，ケアマネジャーがどのような情報を収集し，それを対象者のケアにどう反映させていくのか考えてみるよう促した。

解説：要介護度認定調査などで，ケアマネジャーが来院することも増えてきた。医療と介護の連携が推進されており，学生がケアマネジャーの役割を考える良い機会となる。入院中のどのような情報提供が，暮らしを見据えた支援に生かされるのかを学生に考えるよう促している。

2. 看護サマリーの活用による切れ目のない医療や ケアの実現についての理解の促し

> 教員は，転院する対象者の看護サマリーについて意見交換している看護カンファレンスを学生に見学させた直後に，実際の対象者の電子カルテ画面を見せながら転院時にどのような内容を看護サマリーに記載するかを補足説明した。
>
> 教員は，対象者が生活支援に対する希望を次の施設に伝えられないまま退所した場合に，対象者がそこで受ける生活支援について想像できるように解説した後，対象者が希望する生活支援を次の施設に簡潔に伝えるために必要なサマリーの内容を，学生の考えを聞きながら共に考えた。 (施設)

解説：看護サマリーは，病院からの次の療養場所へ，対象者の医療やケア，思いをつなぐ一つの連携ツールである。学生は電子カルテ上に記載することはできないが，「看護サマリー」をとおして，情報として何を伝える必要があるか学生と考えることは，切れ目のない医療やケアを実現するための重要なかかわりである（看護サマリーについては第Ⅲ章5，p.106参照）。

3. 多職種協働に関する一般論的知識の提供

> 教員は，ケアマネジャーの役割について自己学習をしてきた学生に対し，「対象者の退院時に病棟の看護師がどのような情報提供をすればケアプランの作成やサービスの管理に役立つか」と発問した。 (基礎)
>
> 実習指導者は，デイサービスで実施してほしいケアなどについて病棟看護師が記載した退院時看護サマリーが，ケアマネジャーに渡され，情報提供の手段となっていることを説明した。 (基礎)

解説：在院日数が短縮化されるなか，病院看護だけで解決できないことを地域支援者に切れ目のないように引き継ぐにあたり，教員はケアマネジャーという職種をあげて，地域に情報を引き継ぐ必要性を説明している。

> 病棟看護師と患者支援センター，ケアマネジャーとの連携の現状や，病棟で用いている退院支援マニュアルについての学生の理解を深めるために，教員は，一日の実習の振り返り時に，実習指導者へこれらについての説明を依頼した。 (基礎)
>
> 教員は，副看護師長に依頼し，MSWとの情報共有の実際や，退院支援フローチャートの使用状況について（ケアマネジャーへの連絡方法，自宅退院する対象者だけに活用など）学生に説明してもらった。
>
> 教員は，退院支援フローチャートを学生に見せながら，入院時から退院までの医師，病棟看護師，患者支援センターの役割と支援の流れ（退院調整スクリーニング，ケアマネ

> ジャーへの連絡，退院支援計画書の作成，多職種による退院カンファレンス，患者支援センターによる退院調整など）を補足説明した。

解説：実習先の病院における院内外の連携の状況や，病院独自に作成した退院支援マニュアル，退院支援フローチャートについて臨床側から学生に説明してもらい，その病院独自の取り組みや病棟独自の取り組みを学生が把握できるようにしている。

4. 連携の重要性とその実際の説明

> 教員が学生に，低出生体重児の退院に関する地域との連携の実際について病院スタッフに質問することを促した後，実習指導者が学生に，退院時連絡票の作成とそれに基づく保健師の家庭訪問，訪問結果の報告による連携について説明した。

解説：低出生体重児とその親への支援が退院後も継続して行われるように，病院から地域へ情報を発することで，地域からどのような支援が受けられるのかを説明し，地域との連携の重要性を説明している。その児の子育てが，地域生活のなかで安心して行われ，児の健やかな成長を支援するために，教員は，入院中のケアだけでなく，その先のことに学生の目を向けさせている。

> 教員は，退院後の対象者が尿失禁対策を実施できているかの確認を外来看護師へ依頼することなどを学生に提案した。
> 指導者は，家族やふだん入浴介助をするデイサービススタッフに向けた照射野へのケア方法や晩期有害事象についてまとめたパンフレットを作成してはどうかと学生に提案した。その後は，学生が作成したパンフレットの内容についての修正点や緊急連絡先などの記載方法を指導した。

解説：退院後も，必要な医療的管理や医療処置を実施できるよう外来看護師との連携の必要性を伝え，家族介護者やデイサービスのスタッフ（福祉職）からも適切かつ必要なケアを受けられるように，パンフレット作成を題材にしながら，継続看護について指導している。臨床現場には，イラスト入りで見やすくわかりやすく工夫された患者指導用のパンフレットがたくさんある。また，インターネットを利用して容易にダウンロードできるパンフレットもあるので，学生にそれらを紹介する。学生に，それらのパンフレットに記述されている標準的な内容を参考にし，自分の受け持ち対象者の個別性をいかに加味できるかを考えるよう指導する。それが退院後の生活をイメージする力の養成につながる。

V 社会資源の活用

社会資源の活用について，実習指導事例の記述から抽出された指導要素は，①対

象者の退院を見据えた社会資源についての情報収集や学習の促しと②対象者の居住地域で利用できる社会資源や制度の把握のみであり，数が少なかった。これらは，社会資源の紹介やどんなサービスを利用するとよいのかといった具体的なサービスにつなぐ前段階の指導であったと考えられる。

　病院看護師の「在宅の視点」についての調査[1] では，「社会資源の活用」に関する項目は得点が低かったことが報告されている。このことから，臨床の看護師や教員は，地域の社会資源に関する知識が不足しており，そのため，学生への実習指導上のかかわりも少なかったことが推察される。実習生が，地域の支援者に直接，連絡をとりサービスにつなぐということはないため，実習指導にあたる病棟看護師らの地域につなぐ力量をあげることが大きな課題である。

1. 対象者の退院を見据えた社会資源についての情報収集や学習の促し

> 教員は，対象者の予後を見据えて，65歳未満のがん患者が介護保険を使うための条件を調べるよう学生に伝えた。

> 教員は，対象者の自宅での生活に向けて，ヘルパーが行える範囲や費用，可能な利用時間などを調べるよう学生に指導した。

解説：利用できる社会資源や制度について，学生が一般的な知識を理解する必要があるため，調べるよう復習を促している。介護保険制度だけでなく，地域特性の把握に発展させて，より深い対象理解や支援に結びつけていけるとよい。

2. 対象者の居住地域で利用できる社会資源や制度の把握

> 教員は，介護保険の申請について対象者に教育できるように，対象者の居住市町村のホームページから情報収集するよう学生に助言した。

解説：対象者が利用できる社会資源は各地域で異なるため，対象者への教育を行うにあたり，まず学生自身が理解することを促す指導である。

> 教員は，対象者と学生との会話に加わり，障害者手帳などの有無や市町村によって利用できる福祉サービスが異なっていることを話題に出した。

解説：地域包括ケアシステムは，地域の実情に合わせて各市町村単位で整備が進められているため，福祉サービスについての一般的な知識だけでなく，対象者の居住地域の状況を把握する必要がある。対象者の自宅での生活に向けて，その地域で利用できる社会資源や制度について，教員が説明を加えている。

2 ● 実習指導モデル

Ⅵ 地域完結型看護の実習指導効果の促進

　すべての教育において学生の力を引き出す教育方法として，学生がその事柄に向き合うことができる学習の準備性や動機づけが不可欠である。地域完結型看護の実習指導に際してもそれらの教育手法を用いており，指導要素には①生活を見据えた看護展開に向けた学生への事前学習の促しと教員－実習指導者間の指導方針の共有，②対象者の生活を見据えた看護実践の評価・承認による学習の動機づけ，③対象者の生活を見据えた看護実践についてのリフレクションの3つがあげられた。

1. 生活を見据えた看護展開に向けた学生への事前学習の促しと教員－実習指導者間の指導方針の共有

教員は，「ケアマネジャーはデイサービスに連絡をする職種」と認識している学生に対し，ケアマネジャーがどのような職種であるかについて調べることを促した。　　　　　　（基礎）
教員は，対象者の自宅の見取り図を聴取し，自宅の環境や生活を想定したうえでリハビリテーションを提案するため，その事前準備として古い日本家屋の見取り図をいくつかみてイメージしておくよう学生に指導した。
実習指導者と教員間で，対象者の入院前の生活状況や介護認定，ケアマネジャーの存在，居住地域，家族の支援状況について学生が意識できるようかかわるという方向性を確認・共有して日々の指導にあたった。
退院後を見据えた看護実践として，学生がかかわれることは何かについて，日々教員と実習指導者間で相談し，情報を共有した。

解説：生活を見据えた看護展開に向けた内容には，学生への事前学習の促しをすることや教員－実習指導者間の指導方針の共有を図る内容が抽出された。1例目の学生では，初めての実習（基礎）に臨み，ケアマネジャーに関して狭い範囲の知識しかないと判断した教員は，その役割に関する一般的な知識の獲得（事前学習）を促した。また，2例目の日本家屋に居住している対象者では，退院後もリハビリテーションを継続する必要性があり，その環境に適した指導（看護実践）ができるよう，学生のイメージを促進する事前学習（事前準備）を提案した。これらは，対象者の退院後の生活のなかでリハビリテーションやこれまでの生活が継続できるような視点でかかわることができるように知識の獲得のため学習を促していた。

　一方，実習指導者側は，学生に対して効果的な地域完結型看護の実習指導ができるように教員－実習指導者間において，学生への指導方針について共有を図っていた。

　病院のなかでは，福祉に携わる職種の身近なモデルが存在しないことも多いため，実践はおろか学習すら追いつかないことが予測される。教員は福祉系の多職種と意図的にかかわれるように学習の機会を設けることも必要である。

157

第Ⅳ章　地域完結型看護の実習指導モデルの提示

受け持つ対象者の生活の状況や環境は，居住する家屋だけでなく，年齢，性別，居住する地域や職業など様々な影響を基盤として形成されていく。退院後のリハビリテーション指導や生活指導に際しては，対象者の多様な背景を踏まえた個別的な指導ができるよう，生活経験が浅い学生であることを頭に入れて指導する。

2. 対象者の生活を見据えた看護実践の評価・承認による学習の動機づけ

教員は，対象者の生活を断片的にとらえるのではなく，「入院前から現在まで」の連続した生活のなかから，対象者の個別性や現状に合わせたかかわりを考え実践するよう学生に促した。その後，学生の認識が変わり，声かけも変化した。そのことにより対象者がいきいきと活動をする様子や反応が良くなっていることを学生にフィードバックした。（施設）

実習指導者は，学生が受け持つ対象者が退院後も継続してADLを自立していくには家族と話し合う必要があり，そのツールとして学生が作成した日常生活動作チェックリストが有効であることを伝えた。実習指導者は，学生の実習が終了しても看護チームでその共有を図り，退院まで継続していくこと，学生の行った看護が現場でも生かせることを学生に伝えた。

実習指導者は，対象者と一緒に，手すりや段差の位置，部屋の広さ，床の構造なども踏まえた詳細な自宅の見取り図を作成した学生に対し，「プライマリー看護師に見せたいぐらい家の構造がわかりやすい」とフィードバック（承認）した。

教員と実習指導者は，対象者の担当ケアマネジャーが来院し，対象者の状態について看護師に聞き取り調査を行うカンファレンス場面に立ち合った。学生が日々の対象者とのかかわりのなかから自身がとらえた対象者の像を学生自身でケアマネジャーに説明できたことを評価し，承認した。

解説：実習における学習への動機づけを促す評価や承認は，あらゆる場面で行われていた。評価，承認は，学生が対象者あるいは種々の関連職種に対応する看護実践場面（援助技術，指導技術，コミュニケーション技術など）に教員や実習指導者が立ち会って初めて成立する教育活動である。評価は，看護の判断や実践の妥当性や適切性を考慮し，「よくできた」と認める場合と「修正し強化したほうがよい」と教育する場合がある。事例では学習者の動機づけや成長を促す評価や承認が明らかにされていた。

実習において，看護師は学生に「対象者のこれまでの生き方や個別性をとらえなさい」と指導することが多い。しかし，学生は「どう接すればそれらがとらえられるのかよくわからない」と発言する。1例目では，教員は個別性や対象者を尊重したかかわりにおいて「生活の連続性」の視点から指導し，学生がそれに関与できたことで対象者が変わったという評価も交えて承認している。

2例目，3例目では，実習指導者は，学生が対象者の指導として作成した「教育の媒体」や「自宅の見取り図」に関して，対象者の在宅生活や家族との関係性も視野に入れた方法になっていると承認している。これらは「臨床でも継続して適用で

2●実習指導モデル

きる」「退院後も継続できる」素晴らしい内容であると承認している。教員や実習指導者が承認した視点は，これまでの生活のなかでの連続性や継続性，そして看護の継続性という要素である。

　4例目では，教員と実習指導者は，退院調整カンファレンスにおいて学生が他の職種にもしっかりと対象者をとらえ，自分の言葉で説明できているとその実践力を評価し，承認していた。特に，福祉系の職種とは病院内で接する経験が少なく，学生にとっては，「多職種と関係性をつくる」こと自体にもハードルがある。教員や実習指導者は，学生を見守り，実際に実践できるような環境と機会を設定していた。そして終了後は学生が「多職種との連携」「対象者を適切に把握できていたこと」「言語化できたこと」を評価し，承認した。これらは，多職種と連携していけるという自信をつけることや学習の動機づけを促すことに効果がある。

3. 対象者の生活を見据えた看護実践についてのリフレクション

> 教員は，対象者の退院後のIADLの認識が現状に合った内容に変化したきっかけや，どのような看護が効果的だったのかを振り返るよう学生に伝えた。
>
> 学生が「対象者のコルセットの装着方法について，理学療法士の説明に比べて自分の説明は対象者の退院後の暮らしを考慮できず，具体性に欠けていた」と発言した。教員はその気づきを承認し，実習指導者はどのように説明すればよかったのかと発問した。

解説：1例目では，教員は学生に対して，実習で対象者に実践した看護において，対象者の退院後のIADLの認識が現状に合うように変化したのはどうしてなのか，どのような看護の効果であるかを振り返るよう促し，自分自身でその効果を見出せるよう導いている。

　2例目では，実習指導者は，学生が内省することにより，退院後の暮らしを考慮できずに具体性に欠けていたことに気づいたことを承認した。その後，学生の成長を促すために，さらに自宅での生活に向けた具体的な情報収集とニーズの分析をどのようにすればよかったのか，具体的な方略を考えるように助言した。

　いずれも対象者の生活を見据えた看護実践として，「退院後の暮らし」がわかっている場合の接近の効果，できない場合ではできないことを客観化して振り返り，自己の関与を振り返ることを促している。また，両者共に，今回の体験を次に生かせるようリフレクションを取り入れた教育指導を展開している。学生の看護実践を向上させていくためには不可欠なことであり，実習指導でも大いに取り入れたい要素である。

　以上，地域完結型看護の実習指導の要素と具体例を記した。1年次から4年次まで「在宅ケアマインド」と称した地域・在宅志向の意識を養いながら，看護基礎教育カリキュラムにおいて，地域完結型看護をベースにした分野別実習の実習指導を行うにあたり，要素の構造化を試みた（図2-1）。

159

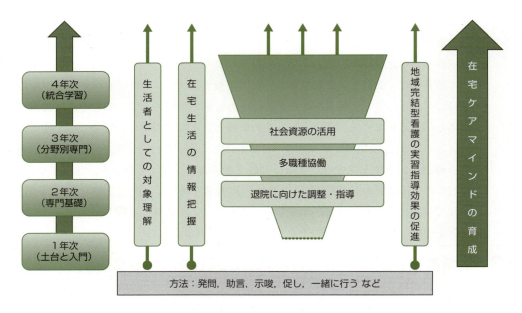

図2-1 地域完結型看護の実習指導の要素の構造化

　1年次から,「生活者としての対象理解」「在宅生活の情報把握」を指導する。2年次から学年が上がるごとに,「退院に向けた調整・指導」「多職種協働」「社会資源の活用」についての実習指導を徐々に強化していく。その実習指導においては,各学生のレディネスや理解度などを考慮しながら,「発問する」「一緒に実践する」などの教育技法を使い分けてかかわる。同時に,「地域完結型看護の実習指導効果の促進」を取り入れ,学生の反応をみながら,実習指導を行っていく構造になると考えられる。

文　献
1) 近藤浩子, 牛久保美津子, 吉田亨, 他 (2016). 群馬県内病院看護職の在宅を見据えた看護活動に関する実態調査. The Kitakanto Medical Journal, 66 (1) : 31-35.

第Ⅴ章 看護学領域別における地域完結型看護実習の指導事例

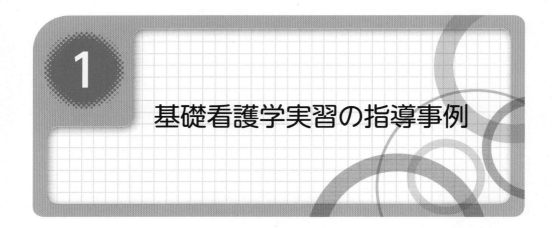

テーマ：慢性心不全の悪化で再入院となった対象者の退院後の日常生活を見据えた看護の指導

1. 指導事例の概要

　　本事例の対象者は独居であったが，退院後は自宅での暮らしを強く希望していた。学生は看護師や医師が対象者のニーズに寄り添い，退院に向けた支援を行う様子を知り，対象者の心情を理解して思いを尊重したかかわりが重要であることに気づくことができた。看護師からの一方的な助言ではなく，対象者とコミュニケーションを良好にとり，対象者にとって必要な支援が何かを考えていくことが重要であると認識できた。

　　また，学生は対象者とのコミュニケーションをとおして入院前の自宅での生活について情報収集し，退院後の自宅での生活を見据えた看護支援につなげることができた。看護師のほか，医師や医療ソーシャルワーカー（以下，MSW）など多職種が対象者の思いを支えるために連携している様子を知り，多職種協働の重要性についても学ぶ機会となった。自宅への退院に向けて介護認定の見直しが検討されており，社会資源の活用の必要性も学ぶことができた。

2. 学生が受け持った対象者の特徴

1）入院前の生活

　　Aさん，80歳代前半，女性。山間部で一人暮らし。夫は10年前に肺がんのため他界。娘が1人いるが他県に住んでおり，2か月に1回程度，Aさんを訪問している。

　　現在の介護度は要支援2であり，週2回のデイサービスと訪問介護サービスを利用している。デイサービスの入浴で湯につかることを楽しみにしていた。家事は自身で行っており，入院前の生活は自立していた。食料品などの買い物は訪問介護員（以下，ヘルパー）が週2回行っている。食事は自分で作っているが，塩分は気にし

ていない。自宅の廊下には手すりがついており，つたい歩きをして移動は自立している。屋外ではシルバーカーを利用し自立して歩行している。Aさんは以前，農業を営んでおり，自宅近くの畑で野菜を栽培していた。入院前は自宅用として野菜を作っていた。近隣に同世代の友人が数人おり，自宅を行き来してお茶を飲むなどの交流があった。

2）現病歴

Aさんは2年前に心筋梗塞を発症して経皮的冠動脈形成術を施行し，病状は軽快して退院後，自宅で過ごしていた。今回は2週間前に心不全の状態となり，緊急入院となった。入院後はカテコラミン持続点滴などの薬物療法を実施され，受け持ち時は心不全症状が改善してきている。安静度はベッドサイドにあるポータブルトイレまでの移乗の許可がおりている状況で，排泄行動は自立している。

3）対象者の思い

Aさんは「また野菜が作りたい」と発言し，野菜作りが生きがいと話していた。また，Aさんは，「見慣れた山を見ながら生活したい」「住み慣れた地で生活したい」と発言し，退院後は，以前のように畑仕事をして自宅で暮らすことを希望していた。

3. 学生の特徴

学生は2年生で，これまでの看護早期体験実習では，附属病院に入院中や外来通院中の対象者とコミュニケーションをとる経験をしてきているが，対象者とのコミュニケーションは不慣れで自信がない。1，2年次には，基礎看護学のなかのフィジカルアセスメントや日常生活援助を演習で習得し，今回は初めて入院対象者を受け持ち，看護過程を展開する。

学生はコミュニケーションスキルに乏しく，遠慮がちであり，Aさんともあまりコミュニケーションがとれていない。しかし，Aさんのわずかなしぐさなどを観察する力があり，Aさんのために何かできないかと自主的に考える姿勢がみられ，実習への意欲はあると考えられた。

4. 実習指導のプロセス

1）対象者の心情の理解

Aさんは「自宅に帰りたい」と自宅退院を希望していた。学生はカルテからの情報収集により，どのような意思決定がなされたのかを把握していた。しかし，学生はコミュニケーションが苦手で，今後どのように過ごしていきたいのか，Aさんから思いを聞き出すことはできていなかった。

教員は学生がAさんの心情を理解することが必要であると考え，退院後の生活についての思いやニーズなどの情報をAさんとのコミュニケーションをとおして得るように促した。その結果，学生はAさんとのコミュニケーションをとおして，今後どのような生活を送りたいか直接聞くことができた。

2）入院前の日常生活に関する情報収集

　Aさんの病状は回復期であり，退院に向けて安静度が拡大している状況にあった。
　しかし，学生は自宅の構造や入院前の手段的日常生活活動（以下，IADL）などの情報収集ができていなかった。
　教員は買い物や食事の準備，掃除，洗濯などIADLや自宅の構造など，今後の自宅での生活に関する情報を収集するように促した。情報収集するにあたっては，Aさんの1日の生活の流れを思い浮かべながら，できることとできないことを具体的に考えてみるようにアドバイスした。
　学生は教員の促しにより，自宅の構造や入院前のIADLについて情報収集をすることができた。デイサービスでの入浴方法についても情報収集した。

3）退院後の生活を見据えた看護援助

　学生は，Aさんが内服薬管理の段階的な訓練を開始していることや，血管拡張薬の貼付の練習の観察をとおして内服薬管理の認識についても把握することができた。また，看護師がAさんに対して，塩分制限や体重測定をして記録することや動悸や呼吸苦が出現した場合には受診が必要になることなど，Aさんが退院後に自己管理するための指導の場面を見学した。学生は，Aさんが自宅で安全に暮らすために，退院後を見据えてセルフケア能力を高めるような援助が必要であることを理解することができた。
　Aさんは自宅退院に向けてセルフケアを拡大する必要があるため，Aさんのできることは時間がかかっても見守る必要があることや，Aさんが何を望んでいるのか，どのような生活をしたいのか確認し，どのような支援が必要であるのか考える必要があることなど，実習指導者は，学生に指導した。
　学生は，Aさんが退院に向けてセルフケア能力を高める必要があると考え，Aさんが湯につかることを好んでいることやデイサービスでの入浴方法に準じた入浴介助を実施することができた。

4）地域での暮らしにつなげるための看護師間の連携

　学生は退院支援カンファレンスに参加し，病棟看護師と退院調整部門の看護師間でAさんと家族についての情報交換の場面を見学した。学生は，実習指導者からカンファレンスで家族の情報を共有することや家族を含めたケアの必要性について指導を受けた。
　これらのことから，学生は院内の看護師間での情報共有の必要性や，家族を含めてとらえて支援する必要性があることについても学ぶ機会となった。また，要介護認定の介護度の見直しを検討しているとの情報を得ることができ，社会資源の活用についても知ることができた。

5）多職種の連携

　教員は，カルテから看護師，医師，MSWなどの退院支援の様子を確認するように促した。学生は，自宅への退院に向けて病棟看護師や退院調整部門看護師，医師などの多職種が協働してAさんを支えている様子を看護記録や医師のカルテから情報

収集することができた。

　教員と実習指導者は，学生が附属病院での退院支援の流れや看護師を含め多職種の役割と協働の必要性について理解するため，多職種カンファレンスに出席できるように調整した。

　Aさんには急性期リハビリテーションが行われておらず，活動制限によって筋力低下を認めたため，歩行訓練などのリハビリテーションが開始となった。学生はリハビリカンファレンスにも参加し，看護師や理学療法士，作業療法士の間で情報共有する場面を見学し，多職種間での情報共有の必要性を知ることができた。

5. 考察・評価

1）コミュニケーション能力の向上

　コミュニケーションは，看護師が対象者との信頼関係を築き，対象者を理解するための基本的技術であり，看護学生にとっても重要である。しかし，「看護基礎教育の充実に関する検討会報告書」では，看護学生の基本的な生活能力や常識，学力の変化と同時に，コミュニケーション能力が不足している[1]ことが指摘され，対象者の理解や関係性を発展させるために，コミュニケーション能力を高めていくことが求められる。本事例の学生は基礎看護学実習で初めて対象者を受け持つため，対象者とのコミュニケーションをとおしてニーズや気持ちを引き出すかかわりができることが目標の一つとなる。学生はコミュニケーションをとることが苦手であったが，教員や実習指導者の助言によって，対象者の心情や思いを引き出すことができていた。また，「家に帰りたい」と発言したAさんの意向を尊重するかかわりの重要性も学ぶことができた。さらに，Aさんの心からの感謝の言葉を伝えられたことで，Aさんにもっと何かしてあげたいと看護ケアの意欲が高まり，援助者としての関係性を築くことができていた。

2）日常生活の情報収集

　Aさんはカテコラミンの持続投与が終了となったが，心不全の悪化はみられず，全身状態は改善傾向にあった。Aさんは独居であるが自宅へ退院することを強く希望し，「家では自分でできることはやらなきゃ」「トイレは自分で行けるようになりたい」「また野菜が作りたい」と発言した。医師や看護師はAさんの希望をかなえるための退院支援を開始しており，内服薬の段階的な自己管理も意欲的に行っている様子やリハビリテーションに積極的に取り組む姿がみられていた。学生は，Aさんの行動や医療スタッフの退院支援の状況を観察し，「自宅退院に向けて自分のことは自分でできるようにすることが必要である」「食事，洗濯，入浴などの日常生活動作や内服薬の管理も含めて考えて支援する必要性がある」ことに気づくことができ，退院後の自宅での日常生活について情報収集し看護援助を行った。このように，対象者の個別性を考慮した看護計画の必要性や，対象者だけでなく対象者をサポートする立場の家族の情報も把握し，援助していくことが必要であると学ぶことができていた。

第Ⅴ章　看護学領域別における地域完結型看護実習の指導事例

3）社会資源の利用

　本事例の課題として，2年生である学生は，疾患に対する知識不足から，Aさんの「また野菜が作りたい」という思いと，退院後の農作業の労作による症状悪化を予測することが困難であったことがあげられる。学生は病院で対象者を受け持つことが初めてであるため，対象者の退院後の生活全体を想像し，疾患と結びつけることは難しい状況である。このため教員は，対象者が病院に入院している「現在」を切り取らず，地域の生活者であることを改めて強調するとともに，退院後に対象者が労作による心不全状態を引き起こすことを防止するためには，地域の専門職にどのようにかかわってもらうことが適切であるか再考できるような導きが必要であったと考える。

　具体的には，ケアマネジャーと協働して現在の社会資源だけでなく，新たに訪問看護を導入することで，バイタルサインの把握や心不全徴候を早期発見してもらう必要はないか，ヘルパーによる買い物の際に食事内容について情報収集する必要はないか，デイサービスの入浴時に体重測定を依頼してAさんの心不全に対する認識を高める必要はないかなど，具体的な職種や場面を学生に提示した。Aさんの心不全による再入院を予防する目的で地域の専門職がかかわることが，Aさんの安全で安心した生活につながるとの理解に結びついたと考える。

　本事例では，学生はAさんの入院前の日常生活をイメージし日常生活援助につなげられたが，Aさんへの指導までは行き着かない状況にある。基礎看護学実習での学生は，症状観察や清潔ケアなどに視点が向けられやすい現状にあり，対象者の再入院を防止するためには，どのような援助が必要であるのかまでは考えを深めることができなかった。

6. 指導ポイント（解説）

　基礎看護学実習では，対象者の療養生活に対する認識や心情を引き出すかかわりをとおして，対象者の意思を尊重する看護援助を学ぶことが実習の目標となっている。本事例では対象者とのコミュニケーションをとおして対象者の心情を理解し，意思を尊重して援助することが重要であることを学ぶことができた。

　学生は，対象者の入院前の生活についてコミュニケーションをとおして情報収集することによって，退院後の対象者の自宅での日常生活を具体的にイメージすることができ，日常生活援助につなげることができた。対象者の入院前や退院後の生活についての情報を分析できることが基礎看護学実習の目標の一つにあげられており，本事例ではこの目標を達成することができた。

　学生が対象者を地域の生活者としてとらえることできるようになるために，教員や実習指導者は意識して指導することが必要である。近年，核家族化が進んでおり，学生は高齢者の日常生活についてイメージすることが難しい現状にある。対象者に切れ目のない看護援助を提供するためには，退院後の対象者の日常生活を考慮した看護援助を行う必要がある。本事例では対象者の退院後の日常生活や生きがいを考

慮した清潔ケアを実施することができた。学生が入院前の対象者の生活を知ることは，対象者の生活や思いを理解することにつながり，退院後の生活を見据えて看護援助を行ううえで非常に有用であった。

文　献

1）厚生労働省（2007）．看護基礎教育の充実に関する検討会報告書．p.1-45.
　　<https://www.mhlw.go.jp/shingi/2007/04/dl/s0420-13.pdf> [2018. November 21]

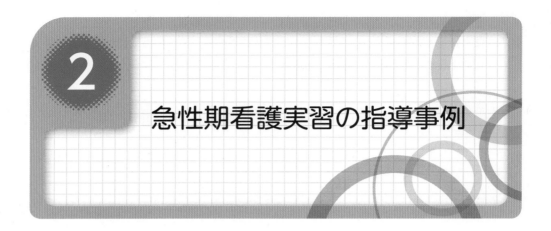

2 急性期看護実習の指導事例

テーマ：周術期にある対象者の退院後の暮らしを見据え，セルフケアを高める看護援助のための指導

1. 指導事例の概要

　学生は，胃部分切除術に伴う機能障害に対するセルフケアが必要な対象者を，術前1日目から術後8日目の計10日間受け持った。急性期にある対象者の身体的・精神的なダイナミックな変化に合わせて，暮らしを見据えた視点を意識したうえで情報収集し，必要な退院支援のアセスメントが行えるよう指導した。

2. 学生が受け持った対象者の特徴

　Bさん，50歳代，男性。胃前庭部がん（T2M0N0, Stage ⅠB）に対し，腹腔鏡下幽門側胃切除術（ビルロートⅠ法）を受けた。Bさんは医薬品関係の研究所に営業職として勤務し，現在は休職している。退院後は早期の復職（退院後2週間）を予定している。病院のある市の近隣の社宅マンションに住んでいる。家族構成は，数年前に妻をがんで亡くし，独居で子どもはいない。社内異動で本県に転居しており，弟が1人いるが県外に居住している。社会福祉サービスの利用はない。

　Bさんは入院2日目に手術を受け，翌日から離床を開始した。術後2日目に水分の経口摂取が始まり，術後4日目から3分粥，5日目に5分粥，6日目に全粥食に食形態を上げていった。術後6日目に栄養士による栄養指導があった。胃切除後症候群の出現もなく，順調な術後経過をたどり，術後8日目に自宅退院となった。

3. 学生の特徴

　学生は3年生で，本実習は2年次の基礎看護学実習以来の実習であり，本急性期・回復期看護実習の前に慢性期・終末期看護実習を終えている。学生は積極的な態度で実習に参加しており，学習意欲は高い。急性期にあるBさんのダイナミックな変化

に戸惑い，どうしてよいかわからないと発言している。学生は現在生じている症状についての観察にとどまり，Bさんの状態をアセスメントし，先を見越した支援を考えることはできていない。

4. 実習指導のプロセス

以下に実習指導のプロセスを時系列に沿って示す。

1）学内オリエンテーション～術前1日目

指導目標は「術前から術後の暮らしを見据えた看護支援の重要性を理解できる」とした。

学生が手術前のBさんとかかわれる時間が短いため，教員は学生に，学内オリエンテーションにおいて，コミュニケーション場面を活用して入院前の生活について情報収集するよう助言し，電子カルテで閲覧できる退院支援関連の書類や記録を提示した。さらに，病棟の退院支援・調整カンファレンスの開催日時を伝え，参加するよう伝えた。学生はこれを受け，翌日の行動計画に「Bさんの生活背景を把握するためコミュニケーションをとる」と記載した。

学生はBさんとコミュニケーションをとり，術前の心境を聴取し，入院前の生活状況について情報収集した。Bさんからは「料理はあまり得意じゃない。スーパーの惣菜や弁当を食べることが多い」「医師から様々なリスクについて説明されて，嫌なことも考える」という発言があった。

実習指導者は，学生がBさんの入院前の生活について聴取できたことを承認した。教員は，収集できた情報が術後にどう生かせるのか考えてみるよう発問した。

2）術直後～術後2日目

指導目標は「手術による身体的・精神的変化をアセスメントし，回復を促す援助ができる」とした。

Bさんは術後創痛を訴えたが，合併症の出現もなく，順調に経過していた。Bさんは「痛み止めが入っていても痛い」と，苦悶の表情で学生に話しかけたが，学生はBさんの術前との違いに驚き，何から観察すればよいのか戸惑っていた。学生は，多数のチューブが挿入されているBさんに近づくことさえためらっていたため，教員が共に状態観察を行った。実習指導者は学生と清潔ケアを実施し，創部やドレーンの観察など，術後合併症の徴候がないか観察した。学生は「手術後は観察することがこんなにたくさんあるんですね」「清潔ケアはできましたが，Bさんにこれからどんな援助が必要なのかがわかりません」と話していたため，実習指導者は，まずはBさんの身体的苦痛を軽減し，順調な回復を促す援助をする時期であると助言した。

3）術後3日目～退院

指導目標は「Bさんの暮らしを見据え，退院に向けた心身の準備を整える援助ができる」とした。

Bさんは術後4日目から食事摂取を開始した。Bさんは，看護師から少量ずつ摂取するよう指導されていたが，「いっぱい食べるなと言われても，加減が難しい」と話

| 第V章 | 看護学領域別における地域完結型看護実習の指導事例 |

し，腹部の不快感を訴えることがあった。学生は，術式や術後合併症に関する事前学習した知識から食事に注意が必要であることは理解していたが，食事の再開はまだ先のことであると考えていた。Bさんが3分粥を食べる姿を見て「もう食事が始まるんですか？」と教員に話した。教員は学生の発言から，Bさんの身体的・精神的な回復に学生の理解が追いついていないと考え，術後の生体反応と回復過程（表2-1の左側）[1]を用いて，Bさんの状況を説明した。表2-1は，対象者の回復過程と学

表2-1 周術期の回復過程と地域完結型看護を意識した実習指導ポイント

時期		回復過程の流れ	生体反応・対象者の様子 ●：主な生体反応，○：患者の様子	学生の状況	地域完結型看護を意識した 実習指導ポイント
術前			○入院・手術に伴う不安の増強	◇初対面の対象者に緊張を抱き，対象者との信頼関係の構築に困難を抱きやすい ◇「生活者」よりも「患者」という側面を強く認識しやすい ◇疾患や術式に関する情報収集に注力しやすい	◆術前のコミュニケーションをとおし，手術前の生活や手術に望む思いなどの情報を収集するように促す ◆対象者の退院支援にかかわる書類や病棟で開催される退院支援・調整カンファレンスなどを紹介し，意識的に閲覧・参加できるようにする
術後	手術による侵襲開始〜術後3，4日	第1相 異化期	●内分泌系，代謝系の変動大 ●循環器系はやや不安定 ●たんぱくの異化亢進，糖新生 ●水・Na貯留，尿量の減少，尿中K・Naの排泄増加 ●高血糖 ●腸蠕動停止，体重減少 ●疼痛，発熱，頻脈 ○気力の低下，周囲への関心低下	◇手術に伴う身体的・心理的な変化をとらえることに精いっぱいになりやすい	◆手術に伴う対象者の身体的・心理的な変化をとらえ，回復を促進することは円滑な退院の前提になることを学生に指導する ◆学生単独で対象者の身体的・心理的な変化をとらえることができないことを理解し，共に観察やアセスメントをする
	術後3，4日〜7日	第2相	●内分泌系，代謝系の変動は正常化 ●循環器系の安定 ●たんぱくの異化は軽減 ●水・Naの尿排泄増加，尿量増加 ●血糖もほぼ正常化 ●腸蠕動回復と排ガス ●体温，脈拍の正常化，疼痛の軽減 ○周囲への関心や活動が徐々に戻るが，体力の回復は不十分	◇手術による身体的・心理的な看護援助に慣れてくる反面，対象者の回復に思考が追いつかず，看護の方向性を見失いやすい	◆対象者が順調な回復過程をたどれているのか学生と共に評価する ◆術前に得た対象者の生活に関する情報と現状との相違点とそれに対する支援の必要性について対象者と話し合うように促す ◆対象者が生活者であることを見失わないように，対象者の退院の見通しを立て，看護の方向性を学生と共有する
	術後1〜数週間	第3相 同化期	●たんぱく合成，代謝系変動の消失 ●バイタルサインの安定，体動時の苦痛軽減，便通の正常化 ○食欲の回復，体力の回復，体動も徐々に活発化	◇入院中の対象者から退院後の対象者のイメージがつきにくい	◆「入院している対象者」から「地域で生活する対象者」へ学生の思考が広がるように，具体的な発問や退院支援の実例を紹介し，指導する ◆外来看護師に向けた看護サマリーへの記載をとおし，対象者の退院後に必要な継続看護について考えるように指導する
	第3相後〜数か月	第4相	●体脂肪の増加，体重の増加 ○体力の回復，体重の増加，日常生活に戻る，社会復帰		↓ 退院もしくは実習期間終了

嶌田理香（2017）．手術療法と周術期看護の基本．赤石恵子（編），新体系看護学全書 経過別成人看護学②周術期看護，メヂカルフレンド社，p.28．を参考に作成

2 ● 急性期看護実習の指導事例

生の状況の両方をみながら地域完結型看護を意識した実習指導のポイントを示した。実習指導者は，術後の食形態を上げる計画を学生と再確認し，食事開始時の注意点を学生にも説明した。

　Bさんは，退院の時期が近づくにつれ，「家でもおかゆを作ったほうがよいのかな。おかゆは作れても，おかずはどうしたら？」「同僚からおいしい店があると聞けば食べに行っていたのに，もう食べに行けないね」など，食事摂取に関する懸念を話すようになった。学生は，教員に「本人もおかゆのことを話していましたし，病院と同じような食事をしていけば問題はないですよね？」と話した。教員は，学生がBさんの退院後の食事について具体的なイメージをもてていないと考え，「だれが調理するのか」「Bさんが食事摂取の注意点を理解しているのか」「職場復帰後に職場で摂る食事内容は何か」「副菜はどう摂ればよいのか」など，Bさんの退院後の生活を想定した発問をした。

　学生は，教員の発問を受け，Bさんの入院前の生活と現在の状態を照らし合わせ，食事摂取に関する説明や指導が必要であることを見出し，「Bさんはもともとスーパーでお惣菜を買っていたので，退院後も自分で作るのは難しいと思いました。おいしいものを食べることを楽しみにしているので，食べ方に注意しながらおいしいものを食べられるような援助が必要だと思います」と話した。教員は，Bさんの暮らしに合わせた援助につながるアセスメントができていることを承認した。実習指導者は学生が栄養指導に参加できるよう調整し，Bさんの個別性を考慮した退院（食事）指導を検討することを提案した。

5. 考察・評価

1）学内オリエンテーション〜術前1日目

　この時期の指導目標を「術前から術後の暮らしを見据えた看護支援の重要性を理解できる」と設定した。学生は，Bさんとの術前からのコミュニケーションをとおし，暮らしを見据えた視点で情報収集を行うことができた。実習開始前に，Bさんの暮らしを理解するためにコミュニケーションが重要であること，退院支援にかかわる書類や病棟で開催される退院支援・調整カンファレンスなどを紹介しておくことは学生のレディネスを高めることにつながると考える。さらに，学生が情報収集できたことを承認し，その情報が術後にどう生かせるのかを発問しておくことも，短い実習期間のなかで対象者の暮らしを理解し，退院後の暮らしにつなげる看護実践を行うためには重要である。

2）術直後〜術後2日目

　この時期の指導目標を「手術による身体的・精神的変化をアセスメントし，回復を促す援助ができる」と設定した。学生は，手術侵襲によるBさんの身体的な変化に戸惑う発言をしており，身体的な観察は行えていたが，アセスメントや援助には至らなかった。そのため，実習指導者と協働し，学生の身体的・精神的な観察およびアセスメントをサポートし，Bさんの身体的苦痛を軽減しながら，順調な回復を促す

171

援助をする時期であることを助言した。入院期間に応じた円滑な療養場所移行のためには，まずは手術に伴う対象者の身体的・精神的な状態が回復していることが前提である。そのため，術後の生体反応と回復過程の傷害期は，学生が対象者の回復を促進する支援ができるよう注力する。

3）術後3日目〜退院

　この時期の指導目標を「Bさんの暮らしを見据え，退院に向けた心身の準備を整える援助ができる」と設定した。学生は，食事摂取再開当初，対象者の回復状況に驚くばかりであった。これは学生が対象者の回復過程をイメージできていないことに起因すると考え，術後の生体反応と回復過程に沿って身体的・精神的変化を指導した。さらに，実習指導者が病棟で実施している食形態を上げる計画や胃がん術後の食事開始時の注意点を説明したことで，対象者が回復期に移行していることの理解につなげた。

　また，学生はBさんが退院後も病院食と同じような食事を摂ればよいのだと安易に考えており，退院後にどのような食生活を送るのかまで考えられていなかった。これは，入院はBさんにとって一時的なものであり，ゆくゆくは元の生活に戻っていくという時間軸のイメージが乏しいためと考える。学生が，「入院しているBさん」から「地域で暮らすBさん」に思考を広げていくために，Bさんの暮らしを見据えた具体的な情報項目について，学生に発問した。発問を繰り返すなかで，学生自身がBさんから得ることができていない情報に気がつくことができ，Bさんと共に退院後の生活について話し合うことができた。

6. 指導ポイント（解説）

　急性期・回復期実習での在宅ケアマインドの指導ポイントは，以下の3つである。

1）対象者が身体的・精神的な回復過程のどの段階にあるのかをとらえ，異常の早期発見に主眼を置く看護実践から暮らしを見据えた看護実践に移行するタイミングを見きわめる

　学生の多くは，周手術期の対象者を看護した経験がなく，学生だけで対象者の身体的・精神的な回復過程をとらえることは難しい。そのため，事例では術後の生体反応と回復過程を用いて，対象者の身体的・精神的な回復の程度を客観的に把握した。対象者が順調な回復過程をたどれているかについて，学生と教員で共通認識をもつことが必要である。その際に，実習指導者の役割は大きく，学生指導の方向性を教員と共有することが重要である。

2）学生が対象者の暮らしを見据えた視点で収集した情報を看護実践につなげる

　学生は，日頃から様々な媒体を利用して学習しているため，情報収集の手段を提示すれば，対象者の暮らしを見据えた視点で情報収集をする能力はもっている。しかし，その情報の活用は病院内での看護援助にとどまり，対象者の暮らしに合わせた形にアレンジしていく力が不足している。したがって，対象者の暮らしに関して具体的に発問することがポイントである。

具体的な発問例は，対象者の仕事内容，勤務形態，居住環境，通院の手段，対象者が退院後にどのように生活したいと考えているか，手術によって入院前と異なる身体的・精神的・社会的な状況，サポート体制の有無などである。本事例の学生は高いコミュニケーション能力をもっていたため情報収集がスムーズにできたが，対象者とのコミュニケーションを苦手とする学生に対しては，教員や実習指導者が会話場面に同席して対象者と学生間の仲介役になり，学生と共に暮らしを見据えた視点で情報収集する機会を意図的につくる。こうした働きかけが，対象者の身体的・精神的な状態が短期間に変化する急性期実習では特に必要である。

学生が対象者から情報を得ることができたら，得られた情報が暮らしを見据えた看護援助につながる重要な情報であると承認する。成果を正しくタイムリーに承認することは，次の意欲につながるといわれており[2]，学生が得た情報を，学生自身で暮らしを見据えた看護援助に応用することも可能である。

また，実習指導者は，これまでに実施した同じ術式や疾患の対象者への退院支援の実例を学生に紹介した。実習指導者が暮らしを見据えた看護実践例を提示することは，経験が不足している学生にとっても知識として蓄積される。

3）学生の学習状況に合わせて，対象者の入院から退院までの経過の見通しを立てる支援をする

急性期・回復期の実習では，学生が手術侵襲に伴うダイナミックな身体的・精神的変化をとらえることに難渋し，回復の速さに看護実践が追いつかず[3]，退院後の生活を見据えた援助を考える頃には対象者が退院してしまうケースが多い。対象者を生活者としてとらえていくためには，教員や実習指導者は，短い入院期間のなかで手術侵襲に伴う身体的・精神的な看護援助に加え，対象者がたどる入院から退院までの経過の見通しを示していくことが重要である。

文　献

1）嶋田理香（2017）．手術療法と周術期看護の基本．赤石惠子（編），新体系看護学全書　経過別成人看護学②周術期看護，メヂカルフレンド社，p.28.

2）勝原裕美子（2014）．人材の育成と活用　論点3：よりよい人間関係をつくるスタッフへのかかわり．手嶋恵（編），看護管理学習テキスト 第4巻 看護における人的資源活用論，第2版，日本看護協会出版会，p.97-102.

3）田中初枝，三ツ井圭子，眞鍋知子，他（2018）．成人看護学実習における学生の学びと看護実践能力の関連．了徳寺大学研究紀要，12：105-115.

第Ⅴ章　看護学領域別における地域完結型看護実習の指導事例

3 慢性期・終末期看護実習の指導事例

テーマ：放射線治療中の独居高齢者が自宅で安全な生活を送るための退院支援

---

1. 指導事例の概要

　　放射線治療中で要介護2の認定を受けている対象者に対して，転倒リスクのアセスメントと対象者の認識を確認するための自宅の見取り図の作成を指導した。照射後のケアについて，家族やデイサービススタッフも含めて教育し，退院後のケアが継続できるようにかかわることの重要性と具体的な方法を指導した。実習指導者は，病棟でも可能なリハビリテーション（以下，リハビリ）方法，対象者の性格をとらえるための視点，対象者の特性を踏まえた患者教育の具体的な方法を指導した。自宅見取り図など学生の実施した結果に対し，病棟看護師の看護にも役立つことを承認し学生の意欲向上を図った。

2. 学生が受け持った対象者の特徴

　　Cさん，80歳代，女性。子宮がんに対する放射線治療中で，受け持ち8日目に治療が終了する予定であった。Cさんは自宅で転倒したことによる歩行障害があり，シルバーカーを使用していた。リハビリ室への移動は歩行器，放射線治療室へは車椅子を利用していた。

　　要介護2の認定を受け，週3回のデイサービスを利用していた。物忘れがあるなど年相応の認知機能の低下がみられた。一人暮らしであったが，友人が集まるなど交友関係は広かった。近所に住む娘が毎日様子を見て食事の準備などをしていた。Cさんは「がんばりたい」と話しているが，積極的にリハビリする姿は見られず，寝ていることも多いため，退院後の生活では筋力低下による転倒のリスクが考えられた。また，放射線性皮膚炎予防のためのセルフケアへの指導が必要であった。

174

3 ● 慢性期・終末期看護実習の指導事例

3. 学生の特徴

　学生は３年生で，介護老人保健施設での老年看護学実習を終えており，デイサービスなどの介護サービスを利用しながら地域に暮らす高齢者のイメージ化はできていた。対象者とは，実習早期から信頼関係を築くことができていた。本実習に向けて，病気と長く付き合う必要がある慢性疾患をもつ対象者が，どのように病気を受け入れ，生活していくのかを学びたいと話していた。

4. 実習指導のプロセス

1）看護計画立案に向けて（受け持ち１〜４日目）

　受け持ち当初，学生はCさんとよく話をしていたが，入院生活や病気についての認識など必要な情報収集ができていなかった。そのため，教員が学生へ「今日は○○のことについてお話を聞いてもいいですか？」など，内容を先に提示する方法があることを伝えた。また，実習指導者が，シャワー介助のときに，介助の方法や声かけの仕方などをロールモデルとして示した。学生は歩行姿勢やどの程度の介助が必要かを観察することができた。

　受け持ち２日目，放射線治療に同行しながら，病気が発見されるまでの経過やそのときの衝撃，Cさんの「簡単には負けられない」という思い，急な入院だったため友人に何も伝えていないことへの気がかりを聴くことができた。

　教員は学生と20分程度面談し，学生の現在までの情報収集と自己学習の程度，看護診断のリストを確認した。学生は，治療による有害事象への看護にしか目が向けられておらず，看護師介助のシャワー浴を退院後はどうするのかなど，退院後の生活を具体的に考えられていなかった。また，放射線治療の終了日は把握していたが，退院予定日までは考えが及んでいなかった。実習指導者は，治療終了日が退院時期であり，早ければ受け持ち９日目に退院となることを学生に伝え，退院を見越した看護計画を立案するよう指導した。

　受け持ち３〜４日目，自宅に帰ってから困ることはないかという具体的な日常生活の視点をもって行動目標を立てるなど，退院を意識したかかわりができるようになった。学生の問いかけにより，自宅の脱衣所の壁やタンスに手すりがついていることや，立ったまま更衣をすることで転倒リスクがあること，蓋が開けにくい小さいペットボトルを好むなど，何らかの手助けが必要であることがわかった。また，照射野の皮膚を「こすらないようにしないとね」と話しながらも清拭時にタオルでゴシゴシこする姿があり，放射線性皮膚炎の予防行動がとれていないことが把握できた。また，自宅でも硬めのナイロンタオルを長年愛用していることがわかった。理学療法士（以下，PT）のリハビリ場面を見学し，リハビリの内容とふらつきなど症状の程度を把握することができた。

　学生，実習指導者，教員で看護計画カンファレンスを行った。その際，実習指導者は，口腔ケアをベッド上ではなく歩行器を使用して洗面台で行うなど，退院に向

175

けたリハビリを看護計画に追加するよう指導した。また，教員は，自宅の廊下の幅はどのくらいか，脱衣所の壁の手すりはすぐ届く距離なのかなど，転倒リスクと関係する情報を学生に問いかけ，不足している情報に気づけるように促した。

2）看護計画立案から実施（受け持ち5〜6日目）

受け持ち5日目，転倒リスクに対する看護計画に沿って歩行リハビリの促しを行ったところ「先生（主治医）に危ないから一人で歩かないように言われている」「退院したら手すりがあるから大丈夫」とリハビリへの誤解と必要性の認識不足が明らかとなった。実習指導者が，医師の安静度は病棟フリーとなっていることを再度確認し，実習指導者の同席のもと，学生はCさんに安静度と歩行の必要性を伝えた。学生は，Cさんの意欲を引き出すためにどのようにかかわればよいか迷っていた。教員が，自宅の見取り図をCさんと一緒に書きながら，自宅での生活と転倒リスクを具体的に話し合うこと，自宅のベッドからトイレまでの距離などを病院に置き換えて「家で○○まで行く練習としてここまで歩きませんか」とリハビリの目的を具体的に伝えることなどを助言した。Cさんは昔ながらの日本家屋に住んでいたため，一般的な日本家屋の構造を先に調べてイメージをしておくように指導した。また，PTに，リハビリ時に病棟で行う際の注意点を聞いてみるよう伝えた。

受け持ち6日目，Cさんに必要性を説明したうえで，一緒に自宅の見取り図を作成しながら，手すりや段差の位置，部屋の広さ，床の構造などを確認した。その際，過去にどのように転倒したのかを話し合うことで，「あのときはこうして転んだんですね。次は気をつけないとね」とCさん自身が気づくことができた。実習指導者は見取り図を見て，「家の構造がわかりやすく，プライマリー看護師にも見せたいぐらいよく書けています。これをもとに転倒リスクのアセスメントができますね」と，学生の看護を承認する言葉をかけた。教員は，学生とCさんが話し合うことでCさんの力を引き出せたことを言語化してフィードバックした。

自宅での居間からトイレまでの距離を想定した具体的な目標を設定することで，「病院ではトイレが近いけれど，家だと距離があるから練習しないとね」と，Cさんのリハビリへの意欲を引き出すことができた。また，ふだん使用しているシルバーカーを自宅に置いてきていたため，歩行器の高さをシルバーカーを想定した少し低い位置に変更するよう実習指導者が提案した。学生は，病棟内を一緒に歩きながら，「目線をもう少し上にできますか」など歩行姿勢について声をかけながら「昨日よりも姿勢がよくなっていますね」などと承認の言葉をかけた。リハビリ時には，学生がPTにリハビリ中の注意点を質問し，「足の上がり具合や目線に注意する」と具体的なアドバイスを受けることができた。

退院後の皮膚のセルフケアについての患者教育用パンフレットの原案を学生が作成したが，文字数が多く，一般的な注意点をすべて網羅する内容になっており個別性に合わせることができていなかった。教員および実習指導者は，パンフレットについて，ふだんの生活でCさん本人に最低限実施してもらいたい内容と，入浴介助を行う家族やデイサービススタッフが理解できればよい内容の2つに分けるよう指導した。

3）看護計画実施から評価・修正（受け持ち7〜9日目）

受け持ち7〜8日目，学生は，皮膚を愛護的に洗うためのセルフケア指導をパンフレットではなく，シャワー浴時に直接実施しながら教育する方法に変更した。そして教員にデモンストレーションを行った後にCさんに実施した。学生はCさんの反応を見ながら上手に行い，退院後は家族やデイサービススタッフなどの見守りや声かけが必要と判断することができた。

また，指導を行った翌日に「体の拭き方は？」などCさんに尋ね，教育内容を正確に答えられるか確認していた。教員は，退院後の見守りや声かけを継続するために，照射野の皮膚へのケア方法を対象者用ではなく家族やデイサービスのスタッフ用に変更し，病院に連絡が必要な晩期有害事象の症状を簡単に追加してはどうかと提案した。また，その際，一般的には家族とデイサービススタッフ間では連絡ノートで情報共有していることを説明し，その連絡ノートに挟める程度の分量にするよう助言した。

受け持ち9日目（退院日）に，教員の同席のもと，家族・デイサービスのスタッフ用のパンフレットを用いて家族（娘）に説明した。その結果，「放射線はおなかに当てているだけじゃないんですね。腰に湿布や使い捨てカイロをよく貼っているので気をつけないといけませんね」と，娘も照射野や注意点について理解不足があったことがわかり，知識の提供ができた。また「デイサービスにも持っていきます」と協力が得られた。教員，実習指導者は，「家族の反応が良好であったのは指導内容が適切だったから」と承認の言葉を学生へ伝えた。また，実習指導者は，介護サービスを利用している場合のケアマネジャーへの看護サマリーの必要性を説明し，ケアの継続性の実現について指導した。

5. 考察・評価

Cさんは，学生の介入により病棟内を3周したり面談室で友人と話をしたりするなど，リハビリ意欲が向上し，行動変容につながった。また，踵部を意識してつくようにするなど歩行姿勢の改善がみられた。放射線性皮膚炎などのセルフケア行動については，退院後も声かけが必要であるが，家族に指導したことで，家族の協力を得ることにつながった。家族からデイサービスにパンフレットを渡してもらうことでケアの継続が期待できる。

また，学生は，促しや指導が必要であったが，見取り図の作成や歩行器の高さの調節など退院後の生活を具体的にイメージした個別性の高いかかわりによって対象者への理解を深めることができた。「見取り図を作りながらCさんと一緒に転倒リスクを考えることで，Cさん自身の対処能力を引き出すことにつながった」と振り返り，対象者のセルフケア能力を高めるための介入方法を理解し実践することができた。PTにリハビリの注意点を尋ねることで，同じ目標に向けた多職種の連携方法を具体的に学ぶことができた。

一方で，学生は患者教育の手段としてパンフレットを作成するものだという先入

観があったため，対象者にとって最も有効な手段を考えることができていなかった。そのため教科書をまとめた画一的なパンフレットを原案として作成してしまった。

6. 指導ポイント（解説）

　本事例では，「在宅ケアマインド」に関する卒業時の到達目標「看護の対象者を『患者』ではなく，地域での『生活者』としてとらえ，施設内看護，外来看護，地域看護，在宅看護を実践できる」ための，自宅での生活を具体的にイメージするための指導と，「一人一人の暮らしや生き方を尊重・理解し，個別性の高い支援を創造し実践できる」ための，個別性に合わせた患者教育に気づくための指導方法の2点に絞って解説する（第Ⅱ章 表1-1，p.21参照）。

1）自宅での生活を具体的にイメージするための指導方法

　地域包括ケアシステムの構築と推進に向けて，看護基礎教育においても対象者を「生活者」としてとらえ，地域包括ケアにおける看護実践を学ぶことが求められている[1]。学生は自宅での生活を表面的に聞くことはできるが，具体性に欠ける場合が多い。本事例でも，学生は促せばすぐに家のなかに手すりがあることなどを聞くことができたが，「手すりがあるから大丈夫」という対象者の言葉をそのままに受け取り，安直に問題がないと判断していた。学生が具体的にイメージできていないことに気づくために，教員からの「手すりはすぐに届く距離なのか」など細かい問いかけが有効であった。

　また，本事例では，自宅がシルバーカーを押して歩けるほどの広さであること，転倒歴があり一人暮らしであることから，自宅に帰った後も転倒リスクが高いことが推測された。家のどこが転倒しやすいのかを，学生と対象者自身が把握する必要があった。そのための手段として，自宅の見取り図を一緒に作りながら，床材や段差，手すり，照明などを学生と対象者が話し合うことが効果的であった。教員が見取り図を提案した当初は，学生の理解を深めることを目的としていたため，対象者の認識にも働きかけられたことは意図を超えた効果であった。訪問看護では，チーム内の情報共有の手段として見取り図を記載することが日常的に行われているが，病院での実習指導においても自宅での生活をイメージさせるために有効であることがわかった。

　一方で，ワンルームマンションで一人暮らしをしている学生が，昔ながらの日本家屋をイメージすることは困難であり，事前に典型的な日本家屋の構造を調べるよう指導する必要があった。このように，学生自身の生活や体験を考慮した指導が重要であることが再認識できた。

2）個別性に合わせた患者教育に気づくための指導方法

　成人教育には，学ぶ必要性の理解，学習者の自己概念，学習者の経験の役割，学習の準備状態，学習への方向づけ，動機づけなどに関する前提がある[2]。本事例では，主にリハビリと皮膚のセルフケアについての患者教育を行っている。

　リハビリでは対象者の必要性の理解と学習への方向づけが必要であったが，学生はどのように行えばよいか苦慮していた。退院が近いこともあり，自宅での居間か

らトイレまでの距離など具体的で実現可能な目標設定を指導することが効果的であった。また，実習指導者が歩行器をシルバーカーを想定した高さに調整するよう指導することで，対象者の個別性を考慮した方法の一例を学生に示すことができた。

皮膚のセルフケアについては，対象者へのアセスメントが不十分であったため，学生は教えたいと思った内容をすべて網羅した画一的なパンフレットを作成してしまい，大幅な修正が必要になった。教員があらかじめ対象者の理解力や社会資源を踏まえて教育内容を考えてみるよう指導できれば，学生の負担が軽減できたと考える。一方で，家族だけでなくデイサービススタッフも想定した教育を行うことができた要因の一つに，学生が老年看護学実習を終えていたことからデイサービスの場面を体験していたことがあげられる。領域別実習で短期間に様々な分野の実習を行うことで学生の経験が蓄積され，より効果的な学習が可能となる。それに加えてデイサービスに持っていくことを想定したパンフレットの分量や内容にするよう指導したことで，家族の協力も得られ，病院と在宅を結ぶチームの一員としての役割を学生が果たすことができ，大変貴重なケースとなった。

文 献

1）大学における看護系人材育成の在り方に関する検討会(2017)．看護学教育モデル・コア・カリキュラム―「学士過程においてコアとなる看護実践能力」の修得を目指した学修目標．2017.
<http://www.mext.go.jp/b_menu/shingi/chousa/koutou/078/gaiyou/__icsFiles/afieldfile/2017/10/31/1397885_1.pdf>[2018. November 30]
2）Knowles M(1980)/堀薫夫，三輪建二(監訳)(2002)．成人教育の現代的実践―ペダゴジーからアンドラゴジーへ．鳳書房，p.33-67.

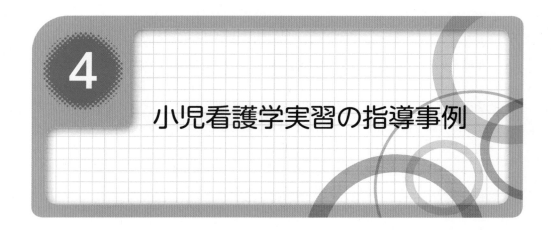

テーマ：長期入院中の小児がんの乳児の退院後の生活をイメージする指導

1. 指導事例の概要

　　学生が受け持ったのは，長期にわたり化学療法を受けている小児がんの乳児であった。全身状態の管理が重要となる急性期にあるため，学生の看護実践も全身状態の観察や転倒転落予防など安全なケアの提供が優先されていたが，現在の状態の理解にとどまらず，一人の人として生活している対象児の理解につなげられるよう，情報収集の視点や子どもと家族へのかかわり方について指導した。治療が優先される時期にあっても，日々のケアや観察を行うだけでなく，育児という視点にも気づけるよう促した。

　　本事例に限らず，実習先の小児病棟で学生が受け持つ対象児は，侵襲の大きい治療を要し，入院期間も長期となっている子どもが多い。そのため，学生は，目の前の対象児の状況だけをとらえがちである。実際に退院に向けて具体的なかかわりができる時期の対象児を受け持つことは少ないが，どのような対象児であっても，入院は通過点であるととらえ，この先の生活まで視野に入れた看護の実践につなげられるよう，カンファレンスでの振り返りを行っている。

2. 学生が受け持った対象児の特徴

　　Dちゃん，8か月，女児。Dちゃんは，新生児期に呼吸障害や筋緊張低下が出現して入院となり脳腫瘍が見つかったが，手術で全摘出ができなかった。中心静脈カテーテル（以下，CVカテーテル）が挿入され，長期にわたる化学療法を受けながら入院していた。学生が受け持った時点で生後8か月になっていた。

　　最近になって，化学療法による治療の合間で状態が落ち着いているときに，外泊が許可され，学生が受け持つまでの間に，週末の外泊を4回経験していた。両親にとって第一子であり，主に母親が付き添っていたが，父親も週に何日かは仕事帰り

4 ● 小児看護学実習の指導事例

に面会に寄り，週末には付き添いを交替することも多かった。

　医師からは，予後についてはややシビアな説明を受けているが，両親は少しでも可能性があるならば，という思いで治療を選択していた。治療の効果を確認しながら，その後の治療計画が決まっていくこと，また，治療の副作用への対応として全身状態を管理しながら，状況に応じて治療計画の変更も生じることから，治療のゴールや退院の時期などの見通しは立っていなかった。

3. 学生の特徴

　学生は３年生で，領域別実習の後半であった。受け持ち対象児を選ぶ際に，自らDちゃんを希望した。学生は，子どもへの声かけなども適切にでき，また，家族との関係形成も上手に行えていた。

4. 実習指導のプロセス

1）導入（受け持ち１〜３日目）

　小児看護学実習において，教員は実習１〜２日目の時期に，対象児の疾患の病態生理および治療について基本的な知識を得ること，バイタルサインの測定や全身状態の観察，清潔ケアなどの看護技術が安全に行えること，学生が対象児と家族との円滑な関係がつくれることを主な目標として指導していた。

　生後８か月のDちゃんが，医療者や学生に対して協力的になるということはないため，バイタルサイン測定やケアを拒否することもあった。乳児は自ら苦痛などを訴えることができないため，学生の観察力が問われた。また，付き添っている家族の親密な空間に入り込んでいくことにためらいを感じる場面も多々あった。以上の点から，教員は学生がまずは対象児とその家族との関係を良好に保つこと，バイタルサインや全身状態をしっかり観察すること，対象児の安全を守ることに取り組めるよう指導した。そのうえで，実習３日目から，小児看護学において重要な視点となる子どもの発達についても目を向けられるように指導していった。学生は，Dちゃんの粗大運動の発達が健常児よりも遅れているように感じ，看護診断の一つとして「成長発達遅延」をあげていたが，その要因を具体的にアセスメントできていない状況であった。

　そこで，学生に対して，以下の３点について発問した。

①病態生理を考慮し，疾患や治療により脳神経がどのように障害されているか。
②対象児と同じ月齢における健常な乳児の粗大運動，微細運動，情緒・社会性，言語の各領域の発達はどのような段階か。
③健常な乳児と比較して，対象児はどこまで達成しているのか。

　これらの点について，学生の自己学習を促すとともに，教科書や参考書を学生と一緒に確認しながら指導した。学生は，脳神経障害による発達への影響や，健常児と比較した場合の遅れの程度について理解することができた。

181

2）子どもと家族を「生活者」としてとらえる

ＤちゃんはCVカテーテルが挿入され，化学療法を受けている状態であった。今後の治療は，化学療法の効果やＤちゃんの全身状態に基づいて決定されていくため，家族と医療チームが，Ｄちゃんの退院の時期をイメージして共有することはできなかった。また，骨髄抑制などの副作用として，感染予防にも細心の注意が必要であるなど，全身状態の管理が重要な急性期にあった。そのため，学生の看護実践も，全身状態の観察や転倒・転落予防など安全なケアの提供が優先された。また，日々血液検査のデータを確認しながら，リスクのアセスメントをすることが求められた。

以上のことは，本実習で学生が取り組まなければならない重要な点であるが，対象児の今の状態の理解にとどまらず，一人の人として生活している対象児の理解につなげたいと考えた。そこで，Ｄちゃんは地域で生活している両親の間に新しい家族の一員として誕生した子どもであり，現在は病院に入院しているが，やがては家族のいる自宅へ帰り，そこで生活をしていく，という流れのなかの一時点として今の入院があるというとらえ方をするように学生に指導した。学生は，その流れで考えることにより，自ずと付き添いの母親との会話のなかでの情報収集が膨らみ，住んでいる家の構造や，学生が受け持つ前に何度か外泊をしたときにＤちゃんがどこで寝たのか，病院では沐浴槽で沐浴をしているが，家ではどうしたのかなどについて聞くことができた。また，母親が自宅でＤちゃんと一緒にどのように過ごしたいと思っているのかについて，発言を引き出すことができた。

これらの情報は，この先退院に向けた指導などを行ううえでも重要となることを学生に説明し，急性期であっても退院後を見据えた看護を考えていくうえで，対象児の生活をとらえるための情報収集は必要であることを指導した。

生活者としての子どもをとらえるうえで，発達支援の視点は重要である。Ｄちゃんは，理学療法士によるリハビリテーション（以下，リハビリ）を受けていた。そこで，まずはリハビリの場面に同席できるように，学生自らがリハビリの時間を確認し，同席について母親に了解を得るように指導した。学生がリハビリを何度か見学し，Ｄちゃんの姿勢や運動発達の状態を理解してきたところで，「1日1回のリハビリの時間だけでなく，ふだんの生活のなかで，遊びながら寝返りを促すようなかかわりもできるのでは」と提案した。学生は，すでに，Ｄちゃんの気に入っている玩具などの情報を母親から得ていたため，Ｄちゃんの機嫌のよいときに，ベッド上で遊びながら，Ｄちゃんの好きな玩具により寝返りを誘う方向に動かすことを試みていた。しかし，リハビリの際には補助をしながら時間をかけて寝返りをしている段階であったため，学生がかかわる際には無理をせず，Ｄちゃんの自らの動きを見守るようにした。また，輸液のルートが引っ張られないように注意することも説明した。さらに，外泊で家に帰ったときに，家族が継続できるように，家族と一緒にＤちゃんの反応を確認することや，周囲の物を片づけるなどの安全な環境づくりも家族と一緒に行うことを指導した。

3）カンファレンスでの振り返り

　実習最終日に，ケースカンファレンスの事例としてDちゃんを取り上げ，学生が実施した看護やDちゃんの退院後を見据えた看護について，グループ内でディスカッションする機会を設けた。主治医に確認したところ，今後の治療方針はまだ確定はできないとのことであり，現時点ではまだ退院の見通しは立っていないが，この先の退院ということを見据えて，どのような看護が必要となるかを話し合ってもらい，そのなかで以下の点に気づけるように導いた。

①感染予防に関して家族への指導が必要であること

　外泊時や退院後に，人ごみに連れて行くのを避けることや，乳児は何でも口に持っていくため環境の保清を十分に行うなど，乳児ならではの留意点について指導する。

②家族が日々の体調の観察を行う必要があること

　入院中は医療者が定期的に状態のチェックをしている。もちろん，付き添いの家族も常に子どもの体調を観察しており，時には医療者よりもよく気づくことがあるが，家ではそれを確認してくれる医療者は存在しない。家族ができるだけ不安なく子どもの健康管理を行えるよう，準備を整える必要がある。

③家での生活の動線などの確認

　病院では付き添いの家族が常時対象児のそばにおり，不在の場合もだれかの目が届く状況になっているが，家に帰れば，母親は家事などで目を離すこともある。対象児をどこに寝かせると家事をしていても目が届くのか，祖父母などの支援は得られるのかなど，家族と共に確認する。

④リハビリの継続と，家庭でできる発達を促すかかわり

　入院中から，遊びのなかにそのときの対象児に合った発達を促す要素を取り入れて，家族と共に実践していくことで，家に帰ってからも継続していくことにつながる。

　このように，「病院と家との違い」に着目し，今，病院で行っている方法が，家でも同じようにできるか考え，暮らしの視点で一つひとつを確認しながら情報収集する必要があること，また違いが生じる場合には，家庭で代替できるものや方法を考える必要があることについて理解を深められるよう助言した。

5. 考察・評価

　本事例は，治療が長期にわたり，退院の見通しは今も立っていない。学生がDちゃんを受け持った際は急性期にあり，目の前で子どもの状態に一喜一憂する家族に対して，「退院後を見据えて」という姿勢を前面に出してかかわると，家族の思いとの行き違いが生じる可能性があった。そこで，退院後を見据えるということよりは，Dちゃんを「生活者」としてとらえることに視点を置いてかかわるよう促した。その結果，学生はDちゃんの入院前や退院後の生活を理解するために，Dちゃんや家族とコミュニケーションを積極的にとれるようになり，良好な関係を形成することにつながった。また，家族がDちゃんとどのように自宅で生活したいかニーズを確認し，そ

こに寄り添うことの重要性を学ぶことができたと考える。

今後の課題として，Dちゃんの住んでいる地域の特性，すなわち，人口構成や居宅周辺の環境をはじめ，利用できる社会資源，土地柄など近隣の雰囲気など，子育て世代の家庭にとってどのような環境であるのかについても情報収集し，地域の特性も踏まえることで，より「その人」の退院後の生活のイメージにつなげることが必要であると考える。

6. 指導ポイント（解説）

本実習における指導ポイントは，以下のとおりである。

- 急性期であっても，対象児の今の状態の理解にとどまらず，生活している一人の人として対象児をとらえる。
- 入院を対象児の生活における通過点ととらえる。
- 暮らしの視点で一つひとつを確認しながら情報収集する。
- 家族の思いを尊重し寄り添う。
- 対象児の発達支援を意識する。
- 他の職種ともかかわりをもって支援する。

母性看護学実習の指導事例

テーマ：切迫早産のため長期療養中で妊娠継続への不安を抱える妊婦の
心理的健康につながった暮らしを見据えた看護

1. 指導事例の概要

　母性看護学実習においては，出産後の母子を受け持つことが多い。出産後の母子は通常，産後1週間前後で退院するため，暮らしを見据えた視点で健康課題が見えやすい特徴がある。しかし本事例は，退院の見通しがついていない長期療養中の妊婦を受け持つなかで，学生自身が暮らしを見据えるとはどういうことか，理解し実践できた事例である。

　切迫早産の長期療養中で妊娠継続の不安を抱え，心理的不健康になる可能性があった妊娠27週の妊婦に対し，学生は当初，出産後の自宅での育児をイメージした介入を考えていた。そのため，学生が入院中の妊婦を生活者ととらえ，妊婦の今の心情と暮らしについて理解できるよう，実習指導者と教員で教授案を共有し指導した。その結果，学生は，おなかの子と家族のために，不安を抱えながら過ごしている妊婦の心情を理解し，心理的健康につながるかかわりをもつことができた。

2. 学生が受け持った対象者の特徴

　Eさん，38歳，女性，既婚。2妊1産（第1子は4年前，子宮内胎児発育不全があり，妊娠36週で，1,945gの女児を経腟分娩）。

　既往歴：うつ病。約10年前に発症，数年間治療し症状は軽快。現在も症状なく通院や内服なし。

　産科合併症：切迫早産。

1）今回の妊娠経過

　自然妊娠。妊娠20週2日で出血，子宮収縮がみられ，自宅近くの診療所に入院し，子宮収縮抑制薬（リトドリン）持続点滴開始。妊娠22週3日で出血，子宮収縮の増強，子宮頸管長20mmと短縮がみられ，総合病院へ搬送となる。入院後，医師が「早産

185

| 第V章 | 看護学領域別における地域完結型看護実習の指導事例 |

となる可能性があり、その場合、まだ週数が早く、児が生存できない可能性もある」と、本人と夫に説明した。その後、妊娠27週の現時点に至るまで、子宮収縮抑制薬（リトドリン）持続点滴、トイレ、シャワー以外はベッド上安静にて経過観察中である。

2）対象者の生活

Eさんは夫、上の子と3人暮らしで、病院から自宅までは車で1時間ほどの距離である。職業は、Eさんは会社員（事務）、夫は公務員。Eさんは上の子について、「自宅近くに住む夫の両親が夫と協力して世話をしてくれ、安心して任せられる」と話している。毎週末に、上の子と夫が面会に訪れ、家族で時間を過ごしている。

Eさんはふだんから口数が少ないが、おなかの子や上の子、家族を思いやる言葉がよくきかれる。医療スタッフや学生にいつも穏やかでていねいな対応をしている。ベッド周囲はきちんと整えられており、小説や映画のDVDが整然と並んでいる。

3）対象者の健康課題

Eさんは安静を守り、自分でできる範囲でセルフケアを行っているが、時折、子宮収縮や性器出血がみられた。その際は不安そうな表情を浮かべており、妊娠継続への不安を抱えていると思われた。しかし、医療スタッフに不安や率直な思いを話すことは少なかった。真面目な性格でうつ病の既往があるEさんは、家族にも遠慮し、不安や率直な思いをため込み、心理的不健康になる可能性があった。そのため、Eさんの現状の受け止めについて確認し、思いに沿った支援を検討する必要があった。

3. 学生の特徴

学生は3年生で、この母性看護学実習が領域別実習の最後の実習である。対象者と視線を合わせ、ていねいに話を聞くことができ、対象者の表情や様子の変化を感じとったり、相手の心情に合わせたコミュニケーションをとることができる。これまでの実習をとおし、学生のなかで自分が大切にしたい看護観が芽生えてきている。

母性看護学実習の外来実習において、妊婦健診や母親学級で妊婦とかかわった経験はあるが、入院中の妊婦と深くかかわる機会は今回が初めてである。母性看護への関心があり、これまでの実習において対象者の退院後の暮らしを見据える必要性を理解し、今回それを実践しようという意気込みが感じられた。

4. 実習指導のプロセス

1）受け持ち1日目（27週1日）

学生はEさんに挨拶し、コミュニケーションをとおして情報収集を試みた。学生は緊張した表情で、自分が得たい情報を自分のペースで質問していた。Eさんが学生の思いを察し、返答している様子がみられた。

教員は、学生がEさんのふだんの姿や人物像をとらえられるように、学生に自然なコミュニケーションや、情報収集についてモデルを示す必要があると考え、学生と共にEさんの病室へ訪室することにした。対象者の身に着けている物やベッド周囲に置かれた物が、対象者の価値観や家族との関係性について情報収集するきっかけ

になる。教員は病室にあるDVDについて触れ，Eさんの好みや気分転換の方法などについて学生の前で，Eさんにさりげなく尋ねた。また，教員がEさんに「かわいいパジャマですね。ご自分で選んだのですか」と尋ねると，Eさんは笑顔で「いえ，夫が選んだんです。すごい柄ですよね。急な入院だったので夫が買ってきてくれました。夫はまめな人で，家のことは一通り自分でやってくれます。洗濯もしてくれていますよ」と答えた。教員は学生と共に夫婦の関係性や，Eさんの入院による家庭の様子，家族のサポート状況など，Eさんのふだんの生活について自然なコミュニケーションのなかで情報を得た。

2）受け持ち2日目（27週2日）

　学生はEさんに，出産後の生活のイメージについて自然な会話の流れで情報収集した。するとEさんから「今はできるだけおなかのなかで赤ちゃんを大きく育てるのが目標。いつ出産になるかと不安になることがある」と思いを表出した。

　学生は実習指導者に，Eさんから得た出産後の生活のイメージなどの情報を報告した。実習指導者は「Eさんは退院後の生活のイメージができていましたか？　今情報収集したほうがいいのはそこですか？」と発問した。この発問の意図は，Eさんが早産への不安を抱えており，今は出産や産後の育児については具体的に考えられる状況ではないことについて，学生に考えさせることであった。しかし，学生は実習指導者からの発問を受け，翌日の行動目標に，より深く出産後の生活やバースプランについて情報収集することをあげた。

　この学生は，これまでの臨地実習での学びから「暮らしを見据える」ということを意識し過ぎて，目の前の優先すべき健康課題を十分に吟味せずに出産し退院してからの暮らしに目を向けなくてはいけないと認識している可能性があった。早産のリスクがあり，先の見通しがつかないなか，不安を抱えて療養しているEさんの身体的・心理的状況について，学生には理解しがたい状況と思われた。教員は実習指導者と指導方針についてディスカッションし，まず，学生が，Eさんの身体面だけでなく，今どんな気持ちで入院生活を過ごしているのかという心理面を理解できるように，指導する方針とした。

　教員は学生とリフレクションの場を設けた。教員は学生に，「Eさんは正期産まで，あと2か月半ほどの入院が必要です。先が見えないなか，出血や子宮収縮など，早産を予期させるようなことがいつも突然起こり，妊娠継続できるか不安を抱いたり，緊張しながら過ごしています。看護師が出産や産後を見据えたアプローチをすることも大切ですが，Eさんにとってのそのタイミングは今ですか？　Eさんの入院中の今の暮らしや残してきた家族の暮らしは？」と問いかけた。

　学生は，教員の問いかけに対し，はっとしたような表情をし，「今は退院後のことではなく，これまでの妊娠経過を振り返り，どんな気持ちで過ごしてきたのか，長期入院の生活の実際や入院にまつわるストレス，また上の子も含め家族のことなど，Eさんの気持ちを聞いていくほうが大切ですね」と自ら支援の方向性を導き出した。

　教員は，学生の考えを承認するとともに学生の強みや看護観をEさんのケアに反映

することを意図し，Eさんとのかかわりにおいて大切にしたいことや，どんな看護をしたいのかについて尋ねた。すると学生は「Eさんの強みや思いを尊重したい」と答えた。教員は，それをそのまま看護実践に生かすよう助言した。

3）受け持ち3日目（27週3日）

　学生がEさんとコミュニケーションをとるなかで，Eさんから「元気な赤ちゃんを産むことが家族への恩返しになる。家族のために元気な子を産まなきゃ」という思いの表出があった。学生は，妊娠継続にプレッシャーを感じているEさんが心理的健康を保てるために，自分にどんな看護ができるのか悩んだ。

　Eさんを理解し，ケアについて協議する機会として学生カンファレンスを開催した。テーマは「長期療養中で，退院の見通しがついていない早産への不安を抱える妊婦に対する支援」であった。実習グループのメンバーと実習指導者，教員が参加した。実習指導者は「Eさんはおなかの子の母親でもあるが上の子の母親でもあり，母親役割の葛藤があるかもしれない。そこにも目を向けてほしい」とコメントした。教員は，Eさんが，これまでの自分のがんばりを実感でき，もし願いどおりの結果にならず早産に至ったとしても，妊娠期間，自分としてできることを十分やり切ったと思えるよう，これまでの妊娠経過の振り返りの支援をすることが，Eさんの心理的健康につながるのではないかと助言した。

　学生は，Eさんがこれまで入院生活をがんばり，母親役割を十分果たせていることを実感できる機会とするために，胎児エコー写真を貼ることができる手作りアルバムを渡すことを提案した。Eさんと一緒に写真を貼りながら，妊娠がわかってから今に至るまでの思いを振り返り，Eさんの強みである母親意識の高さを承認する言葉を伝え，がんばりをねぎらうという看護計画を立てた。

4）受け持ち4日目（27週4日）

　学生が手作りアルバムを渡すと，Eさんは「上の子と一緒に赤ちゃんについて話す機会になる。上の子と一緒に写真を貼りたい」と話し，とても喜んだ。そして学生は，おなかの子のために安静に取り組んでいるEさんの母親意識の高さを承認する言葉を伝え，これまでのがんばりをねぎらった。Eさんは「上の子を小さく産んでしまったので，今回はおなかのなかで赤ちゃんを大きく育てて産んであげたい。とりあえずの目標は妊娠30週で，近い目標を設定してがんばっている。産まれてしまうのではないかという不安はいつもある」など，妊娠がわかったときから今に至るまでの率直な気持ちを表出した。

　Eさんは学生とのかかわりをとおし，受け持ち当初より表情が和らぎ，日々の素朴な不安や，上の子を小さく産んだことの自責感や現在プレッシャーに感じていることなど，率直な心境を学生や医療スタッフにも表出するようになった。

　受け持ち当初，学生はEさんの出産後の暮らしを見据えた視点でケアを実践しようと考えていた。しかし，実習最終日に学生は，学びとして「入院している今もEさんは生活者であり，長期療養中の今の暮らしはどうか，家に残してきた家族の暮らしはどうか，まずはその受け止めについて確認していくことが必要と理解できた」と

述べた。

5. 考察・評価

　本事例の対象者は，妊娠継続に向けて安静に励み，不安の訴えも多くないことから，一見すると健康課題は少ないと思われた。しかし，対象者を生活者ととらえ，ていねいに話を聞くことで，対象理解の視点が広がり，母親役割葛藤を抱えている可能性や，支えてくれている家族のためにとプレッシャーや不安を抱え込み，心理的不健康のリスクがあることが見出された。対象者は学生とのかかわりをきっかけに，思いを表出するようになり，心理的健康を保つ支援につながったと考えられた。教員と実習指導者が協働し指導したことにより，学生が対象者を「生活者」ととらえられるようになった。

　今回の事例では，心理面に焦点を当てた支援が中心であったが，今後の課題として，妊婦の長期安静による筋力低下，血栓症のリスクなど，出産や育児へ影響を及ぼす身体面の健康課題があることを学生に指導していく必要がある。また，切迫早産の妊婦は，一度退院し自宅安静となることもある。自宅で生活するなかで，どのように安静を保つのか，住居環境，家族構成，サポート状況，生活リズムなど暮らしを見据えた視点をもつことが支援するうえで必須であることも教えていく必要がある。

6. 指導ポイント（解説）

　「暮らしを見据える」とは，退院後の支援について考えていくことだけではない。ほかの領域の看護では，一日も早く病気を治し，家に帰ることを対象者も看護師も目指すことが多い。しかし，母性看護学において，切迫早産などの産科異常や合併症妊娠により入院している妊婦の場合は，妊娠の継続が目的であり，退院後の暮らしを見据えるということは，妊娠継続が中断され，出産後を考えることを意味し，時期や状況によっては妊婦にとって心理的負担となることもある。また，妊婦は，児を1日でも長くおなかのなかで大きくしたいと願う一方で，先の見えない入院生活に苦痛を感じ，退院したいが児のことを思うと退院できないなど，母子一体であるからこその複雑な心境を抱いていることも多い。対象者を生活者ととらえ，入院中の妊婦の暮らし，家に残してきた家族の暮らし，それについての思いをていねいに聞いていくことで，本人の真の悩みや不安，ニーズが見えてくる。

　暮らしを見据えた看護を強調すると，真っ先に退院支援を思い浮かべる学生が多い。退院を見据えつつ，対象者が現在置かれている状況を理解して，今必要な看護を提供することや，対象者の性格や生活背景を踏まえて，退院支援を行う適切なタイミングを見きわめてかかわることも，暮らしを見据えた看護につながっていくことを伝える必要がある。

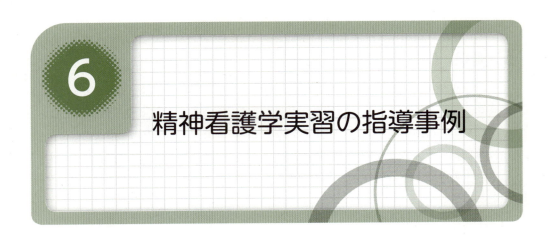

精神看護学実習の指導事例

テーマ：精神障害のある対象者がその人らしい生活を維持し，学生とのかかわりで共に成長することができる指導

1. 指導事例の概要

　　精神科に入院中の対象者には，病院を退院した後に家族から離れてアパートなどで単身生活をする人がいる。精神科の看護では，入院中から退院後の生活を見据え，その人らしい生活を支える支援が求められている。実習中の学生は，目の前の対象者の生活像はイメージできるが，退院後の生活をイメージするのが困難である。本事例では，対象者の協力を得ながら，対象者が自宅で生活するなかで困ることに学生が注目できるように指導した。

2. 学生が受け持った対象者の特徴

　　Fさん，50歳代，男性。青年期に統合失調症を発症し，入退院を繰り返しながら精神科デイケアや作業所などに通っていた。ここ10年ほどは市内のアパートにて単身で生活していた。障害年金を受給し，精神障害者保健福祉手帳を所持している。幻視，幻聴はあるものの，実際に見えているもの，聴こえているものとの区別はできていて，寛解に近い状態であった。当院の外来に通院していたが，内服薬の変更によって幻視や幻聴の症状が増悪し，幻覚症状が強く現れたため，内服薬の調整と休養を目的に自ら希望して入院となった。入院後は，内服薬の副作用により日中の眠気が強く出現している。

　　Fさんは統合失調症の診断を受けてからは，自分なりに病気と付き合いながら単身生活を続けている。「家の盆栽の手入れをしたい」「親父バンドをまた始めて，音楽を楽しみたい」と発言している。Fさんは疾患と付き合いながら，地域活動支援センターに通い，福祉サービスの援助を受けている。

　　教員は，Fさんが10年ほど前に入院したときからかかわりがあり，前回の入院時にも学生の受け持ちをお願いしていた。Fさんは「人に教えるのは役に立っている感じ

がしてやりがいがあるし，楽しい」と話し，学生が来るのを心待ちにしている。

3. 学生の特徴

　学生は３年生で，精神看護学の講義科目はすべて修了している。領域別臨地実習での初めての実習である。これまで精神科の対象者に接したことはなく，「精神科に入院している人はどんな人なのだろう」「何を話せばいいのだろう」など不安な気持ちを話している。受け持ち対象者は，授業で学んだ統合失調症について知りたいという学生自身のもっていた興味や関心に基づいて，学生自らが決めている。

4. 実習指導のプロセス

1）実習開始前の準備

　実習病棟である精神科病棟（開放病棟）は，実習指導者や看護師のほか，医師や薬剤師，臨床心理士，臨床検査技師，精神保健福祉士など，多職種の病棟スタッフが勤務しているが，学生の教育について日頃から協力体制ができている。本実習では，実習指導者と教員が，退院後に在宅生活を目指している，あるいは，病状などの影響で在宅生活を目指すことを一時中断している対象者を選定し，年齢や診断名，入院前や入院後の経過などの情報を学生に伝えたうえで学生自らが受け持ち対象者を決めた。教員は対象者に，実習が始まる前に，自宅での生活の様子や日頃感じていること，困っていることを学生に伝えてほしいと依頼した。

2）対象者の理解とかかわり方

　学生は，統合失調症の対象者が，常に幻覚や妄想に苦しんでいるものと思い込んでいた。しかし，学生は目の前のFさんが日常生活行動を自ら行い，病棟の生活でも困っている様子がないことを観察して，Fさんに対して援助の必要性がないと思い込み，自分は何をしたらよいのか悩んでいた。

　実習指導者や担当看護師の助言によって，対象者には健康な部分が多くあって，病気を抱えていても昼夜問わずに幻覚や妄想に苦しめられているわけではないことに気づき，健康なときにこそ自分が学生としてかかわれるのではないかと考えた。学生がこのように考え始めた後，Fさんが自ら経験してきた幻視や幻聴の内容や，症状が出てくると，仕事だけでなく食事や入浴などの生活行動もできなくなること，今は，現実と症状とが区別できていることを学生に話した。

　学生は，Fさんの話から，他者からはわかりづらい，目に見えない精神症状を抱えて生活することの困難さに気づくことができた。

3）外泊に向けての日常生活の把握

　学生は，医師の記録などから，日中の眠気が強いという情報を得ていた。Fさんも学生に「眠気が強くて昼間何もできない。何とかがんばって起きているけれど，家に帰っても同じだと思うと，退院できなくなりそうで心配だ」と話していた。そこで，学生は，自宅での生活のために，生活リズムの確立を目指し，Fさんとかかわるときは，病室ではなく，食堂など自室以外の場所で過ごすことにした。Fさんと学生は，

食堂などで一緒にテレビを見たり，趣味の話をしたりして過ごしていた。

学生は，情報収集の過程で，受け持ち期間中にFさんが自宅への単独外泊を行うことを知った。学生は，入院している対象者は，家族が迎えに来て家族のもとで外泊するものと思っていたため，単独で外泊するということはどのようなことなのか，精神科の対象者が一人で外出して自宅で過ごしても大丈夫なのか気になった。学生は，Fさんの外泊前日に，自宅での生活の様子について尋ねた。Fさんは，自宅では自炊や外食で食事を摂り，好きな音楽を楽しむためにキーボードを弾くなど，余暇の活動を含めて，自分のことは自分で行い，自分らしく過ごしていることを話してくれた。

4）福祉サービスの利用，外泊時の援助

外泊当日は雨が降っていたため，学生はFさんがどのように自宅に帰るのか気になっていた。Fさんは，ふだんは電車とバスで帰っているが，今回はタクシーで帰ると話したため，学生は交通費が高額になるのではと心配になった。教員は，Fさんと学生との会話に加わり，手帳の有無や市町村によって利用できる福祉サービスが若干異なっていることを話題にあげた。Fさんは，自分が居住している市町村の福祉サービスの一つにタクシー料金の補助があることを学生に説明し，今回はこの補助を使うので自己負担が少なくなることを学生に話した。

学生は，Fさんが外泊する際に，担当看護師が行っている内服薬の説明や緊急時の連絡先や連絡方法の確認，自宅に着いた際に病棟に電話をかけることをFさんに伝えている場面を見学し，Fさんが安全に外泊し，自宅で安心して生活できるための看護師のかかわりを学んだ。

5）自宅生活の援助

外泊から病院に戻ったFさんは，学生に外泊時の様子や気持ちを話した。その後は，Fさんは眠気があっても日中は病室外で過ごすことが多くなり，自分なりの生活リズムを確立していた。病棟内の食堂では，Fさんと学生がスーパーの折り込み広告を見ながら，野菜や冷凍食品の値段の比較をして，一人暮らしでも手軽に作ることのできる料理を教えあったり，一食分の計算をしたりして，自宅での生活をイメージした話題で話すことが多くなった。

Fさんは，外泊の予定を学生の実習時間に合わせて設定していた。実習指導者と教員は，Fさんに自分の都合で外泊の日時を決めてよいことと，学生の都合を優先する必要はないことを伝えたが，Fさんは「学生を支えているという役割意識がもてるし，自分が社会の役に立っているという自信につながっている」と話した。

6）対象者とのかかわりから学んだこと

学生は，退院に向けて体力を回復していけるように，受け持ち対象者の好みや意欲を考慮した計画を立案し実施していた。学生は，「入院している対象者のふだんの生活はなかなかイメージしづらいが，生活を『知ろうとすること』が退院支援では大切なのだと学んだ。病気を抱えて生活するということをイメージするのは対象者にとっても困難であると考え，退院支援についてもっと知りたいと思った」と話した。また，「対象者は病気をもっていて当たり前という先入観をもっていたが，一人の人として興味をもってかかわることが大切だと気づいた」とレポートに記述して

いる。さらに，「対象者と看護学生というより，人生の先輩として学ぶことがたくさんあった」と話している。

5. 考察・評価

精神看護学実習において，学生は受け持ち対象者と関係を築くことやそのかかわりを軸にして対象者への理解を深めていく。本実習では，学生だけでなく，対象者にとっても，自分が他人の役に立ったと実感でき，生活するうえでの自信につながったと考えられ，学生と対象者の両者にとって成長できる機会であったと考えられる。特に学生にとっては，対象者とのかかわりによって，これまでもっていた疾患や疾患を抱えながら生活することについてのイメージを変えることができ，退院支援についてもっと学んでみたいという学生の学習意欲を高めることができた。

外泊という対象者の課題によって，学生は入院治療から地域での治療へとケアの転換の実際を，対象者の生活をとおして学ぶことができたと考えられる。精神科での入院治療を終えた対象者は，地域で一人の生活者として社会資源を活用しながら社会参加を図っていくことが多い。対象者は経済的に大丈夫だろうかという学生の気がかりから，社会資源やサービスを受けながら生活する実像と活用の仕方を知ることができた。

学生は，これまで症状だけに目が行きがちであったが，対象者とのかかわりや対象者から学生への働きかけによって，症状が生活に及ぼす影響や，精神疾患を抱えながら地域で生活している姿をイメージすることができ，必要とされる援助について考えることができた。

6. 指導ポイント（解説）

精神看護学実習は，学生と対象者との対人関係をもとにしてケアが展開されていく。そのなかで学生は，対象者と会話をするといった言語的なコミュニケーション方法や治療的な関係の構築だけでなく，対象者の言葉の裏にある自身の希望や気持ちなどを読みとっていくことも学習していく。

1）学生と対象者が共に成長できるかかわり

本事例では，学生は自宅への退院の目途がついた統合失調症の対象者を受け持った。幻覚や妄想が強く現れている対象者であれば，疾患を抱えて生活している姿や行っている援助の内容が見えやすいが，症状が落ち着いて自分なりの生活を送っている回復期の対象者を前にすると，学生は自分が何をしたらいいのかわからず，不全感を残して実習期間が終了してしまいがちである。学生の実習が対象者の治療の妨げになってはいけないが，実習指導者も教員も，できれば，学生の実習期間中に，学生と対象者の両者にとって良い変化が生じてほしいと思うが，何の変化も起こらずに実習期間が終わってしまうこともある。

本事例の対象者は，教員との間にすでに良好な関係性ができており，人の役に立ちたいという希望をもっていたことや，過去に学生が受け持ちをしていたという強

みがあった。この強みを学生指導に活用することで，学生と対象者の成長へと結びつけることができたといえる。

教員や実習指導者は，学生と受け持ち対象者とのかかわりの場面を観察するだけでなく，時には一緒にかかわることで学生の不安を減らし，学生の気づきを促したり自信をもって対象者とかかわることができるように支えたりすることが大切である。

2）精神科看護におけるかかわり方の原則

精神科の看護では，どのようなケアが正解なのかわからないことが多い。目に見えるような効果や反応がすぐに現れることは少ない。そのため，学生は自分の行動に手ごたえを感じることができず，実習の継続や対象者とのかかわり方に不安を抱きやすい。教員や実習指導者は，観察した対象者のちょっとした変化を言語化して学生に伝えることや，学生の得た情報のとらえ方について助言や軌道修正することも必要になる。

精神科の看護では個別性が求められるが，個別性を考慮するためには，初めに原則を知る必要がある。本事例の学生は，統合失調症に興味をもっていたため，あらかじめかかわり方の原則を理解していた。そのうえで個別性を発揮してかかわることができた。

3）他の職種とのつながり

本事例では触れていないが，精神科の医療では，薬物療法や作業療法，心理療法など様々な治療が行われている。学生は実習中にこうした様々な治療に対象者と共に参加することがある。教員や実習指導者は，学生の対象者への理解を促進するために，参加中の対象者の様子や，学生とのかかわりの場面では見せなかった対象者の姿に気づけるよう，学生に助言するとよい。

また，様々な治療場面や日々の対象者とのかかわりのなかで，医師や看護師だけでなく，作業療法士や臨床心理士，栄養士，精神保健福祉士などの病院外の様々な専門職が対象者を支えていることに気づけるように学生に働きかけていくことも必要になる。精神疾患を抱えながら地域で暮らす人のイメージ化を図るために，場合によっては，学生や受け持ち対象者の暮らす地域において，身近で受けられる精神保健福祉サービスや精神科診療所などの医療機関などを探す課題を学生に課すことも必要になる。実習期間中に，学生と対象者とが共にこれらを探すことができれば，学生と対象者にとって成長の機会になると考える。

7 老人保健施設実習の指導事例

テーマ：移乗場面の観察から対象者の自宅と施設の相違点を見出し，施設退所後の生活を見据えた支援へとつなぐ指導

1. 指導事例の概要

　学生は，対象者の移乗動作を詳細に記録することをとおして，対象者の看護ニーズを見出すことができた。また，家族や施設職員から情報収集し，自宅と施設のベッド，車椅子の配置が異なることが看護ニーズの要因であることを理解した。学生は，退所後の生活を見据え，施設のベッドと車椅子の配置を自宅と同様にしたうえで，移乗動作の獲得を進めるべきであるという看護援助の方向性を導き出すことができた。

　本事例で，学生は対象者を入所前，入所中，退所後と一連の流れのなかでとらえることが支援の方向性を考えるうえで重要であることを理解することができた。

2. 学生が受け持った対象者の特徴

　Gさん，80歳代，女性。骨粗鬆症，腰部圧迫骨折（5年前），軽度認知障害。尿路感染症で1週間入院したことにより，移動に車椅子が必要となった。在宅復帰に向けた機能回復を目指し，2か月間の予定で介護老人保健施設に入所した。

　Gさんは，リハビリテーション（以下，リハビリ）によって，ベッドと車椅子間の移乗動作の安定，ベッドからトイレまでの数メートルの手引き歩行は可能になると評価されている。もともとは社交的な性格であったが，現在は意欲の低下が目立つ。他者に話しかけられれば会話を楽しむが，自分から話しかけることはない。疲労感が強く，食事，リハビリ，レクリエーションなどがなければ，居室に戻り横になりたいと言う。「やりたいことはないですか」と学生が尋ねるが，「ここでやりたいことは特にない。早く家に帰りたい」と答える。

　自宅は持ち家で，Gさんの部屋がある1階はバリアフリーで車椅子やシルバーカーの利用も可能である。息子夫婦（60歳代），孫（30歳代）と同居しており，キーパー

195

ソンの嫁との関係は良好である。家族も在宅復帰を希望している。カルテには家族の要望として「家族皆が仕事をしており日中独居となるので，自分でできることはできる限り自分でできるようになってほしい」との記載があった。Gさんは「家族に迷惑をかけたくないから，リハビリをがんばりたい」と入所を了承した。

3. 学生の特徴

　学生は，6週間の成人看護学実習を終えた3年生。実習の開始当初，カルテを中心に情報を収集し，看護過程は病態と治療を中心とした内容に偏りがちであった。Gさんの実際の姿を観察することや施設職員から話を聞くなど包括的なアセスメント行うよう指導するが，学生は「どのように進めたらよいかわからない」と答えた。教員は，Gさんの言動にどのような意味があるととらえられるのか実際の援助場面を学生と共有しながら指導することと，学生が施設職員とコミュニケーションが図れるよう調整することが必要であると感じた。

4. 実習指導のプロセス

　介護老人保健施設に入所した高齢者への看護として，機能回復に対するケアが中心となることは多い。高齢者の活動性を向上させる過程では，転倒・転落のリスクが伴うことは避けられない。転倒・転落により骨折した場合，臥床生活により活動性が著しく低下し，廃用症候群が進行し，高齢者の身体機能は低下する。そのため，活動性の向上を目指すケアを行ううえでは，対象者の自立と安全の両立に配慮する必要がある。

　本事例で学生は，Gさんが自宅に戻ったとき，自由に1階の居住スペースを移動することができるように，まず「安全にベッドと車椅子間の移乗を行えること」が必要であると考え，看護目標に設定した。

1）介護職員による移乗の様子の見学

　Gさんは，介護職員にベッドに戻るよう促されると，自らベッド柵を持ち，介護職員に腰部を支えてもらいながらゆっくりとベッドへ移っていた。このとき，介護職員は学生に「下肢の動きが不安定で，転倒する可能性が高いので注意してほしい」と伝えた。

2）移乗の様子の記録と移乗場面の看護ニーズ

　当初学生は「移乗は軽介助」と実習記録に記載していた。教員は，対象者が補助具をどのように使い，どのような職員の声かけと共に立ち上がり，どのような介助を受けてベッドと車椅子間の移乗をするのか具体的に記載するよう指導した。学生は工程別に移乗動作をとらえることの必要性を理解し，表7-1のように記録した。

　学生は，移乗の様子を詳細に記録した後，Gさんが身体を右方向に回転させればスムーズに移乗できるのに，なぜわざわざ逆方向に身体を回転させて移乗するのか疑問に思った。

表7-1 対象者の移乗動作に関する学生の記録内容（筆者が一部修正）

> 職員が「ベッドに移りましょう」と伝えると，対象者は自らベッド柵を持ち，腰を浮かそうとする。自力で腰を10cmほど浮かしたところで，職員が腰部を支えると立位をとることができる。体を左方向に200度ほど回転しベッドで端座位をとる。立位の間は，下肢が小刻みに震えている。端座位は保持可能。

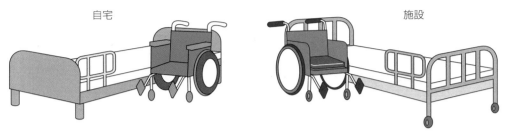

図7-1 自宅と施設におけるベッド・車椅子の配置

3）対象者の行動の理解

学生は初期アセスメントとして，「認知機能が低下しているため効率的な動きが理解できない。身体を右方向に回転させて車椅子からベッドに移るよう誘導する」と記載していた。教員は「なぜGさんがそのような動きをするのか，可能性でもよいので原因をいくつかあげて検討してみませんか。そのために情報を追加収集してはどうですか」と指導した。

教員が学生を伴い職員に状況を尋ねると，「反対に回るように促しても，身体を左方向に回転してベッドに戻ることが多い」との話を聞くことができた。Gさんに理由を聞くと「いつもこうしているから」と答えた。Gさんの話を受けて，教員は「現在の居室のベッドと車椅子の配置と，自宅のベッドと車椅子の配置が違うのではないですか？ Gさんは自宅で過ごしていたときと同じ動きをしている可能性があるので，家族に尋ねてみては」と学生に伝えた。

4）自宅の配置について家族への確認

Gさんの家族が施設に来た際，教員は自宅の様子を学生に話してもらえるよう依頼した。家族は自宅の見取り図を描き，Gさんの自室の様子を学生に説明した。学生は，この説明を受けて施設と自宅のベッドと車椅子の配置が逆であることを確認した（図7-1）。Gさんの「いつもこうしているから」という発言は，自宅におけるベッドと車椅子間の移乗方法をGさんが実施していることを指すのだと学生は理解できた。

5）移乗支援の方向性の再検討

教員は，施設と自宅のベッドと車椅子の配置が異なることを受けて，再度Gさんの入所目的（在宅復帰に向けた機能回復）と家族の要望（自分でできることはできる限り自分でできるようになってほしい）を学生と確認した。自宅での移乗が安全に行えることを目指して，入所中から支援する必要がある。そのためには，Gさんの移乗時の身体を回転させる方向を変更するのではなく，施設のベッドと車椅子の配置を自宅と同様にすることが重要であることを学生と確認した。

第Ⅴ章 看護学領域別における地域完結型看護実習の指導事例

6）配置の変更が可能か相談

教員は，実習指導者に学生から相談があるので，ゆっくり話を聞いてほしいと伝え，時間を調整した。学生は，実習指導者にこれまでの経過と支援の方向性を自分の言葉で伝え，ベッドと車椅子が対象者の自宅と同じ配置になる居室に変更できないか相談した。実習指導者は，学生の話を理解したことと，居室変更の必要性について同意する旨を学生にフィードバックし，同日スタッフカンファレンスの議題にあげ，他職員も含めた場で話し合った。翌日，Gさんの居室が変更されることとなった。

7）変更後の居室で対象者の移乗動作の確認

教員は学生と共に移乗の様子を確認した。学生が声をかけるとGさんは自らベッド柵を持ち，腰を浮かそうとした。学生が腰部を支え立位をとり，体を左方向に90度ほど回転し，ベッドで端座位をとることができた。以前より下肢の振戦も軽減していた。Gさんは「いつもより楽だね」と笑顔で答えた。

5. 考察・評価

居室変更後，Gさんの移乗は以前よりもスムーズになった。それは，自宅で行っていた移乗動作を施設でも行えたことが原因として大きい。Gさんから移乗がいつもより楽だという発言も得られ，ケアに対して満足していることがうかがえた。実習期間中，Gさんは転倒・転落なくベッドと車椅子間の移乗を行うことができた。

最終カンファレンスにおいて学生は，「施設内の対象者の状況だけを考えていた段階では，本当に必要な看護がわからなかった。もし施設の環境に合わせて移乗するよう促していたら，対象者にとって効果的ではない看護を提供していた。入所前，入所中，退所後と対象者を一連の流れのなかでとらえると，入所中の対象者に必要な看護がみえてくることを実感した」と発言した。

6. 指導ポイント（解説）

教員は以前から，入所前，入所中，退所後と一連の流れのなかで対象者をとらえ必要な看護を考えるように指導してきた。しかし，これまではその必要性を学生が十分に理解できるような指導ができているのか懐疑的であった。本事例においては，以下の2点の要因により学生の理解が進んだと考える。

1）1つの場面の理解を深める指導

本事例では対象者の移乗に焦点を絞り，移乗動作を工程別に実習記録に記載するよう学生を指導した。「軽介助」と記載していた段階では，学生は対象者の移乗場面における看護ニーズを見出せなかったが，詳細な記録をとった後，学生は対象者の身体の回転の方向について疑問を感じ，その後の原因を探求することができた。1つの場面を掘り下げることで，対象者の動作の細かな点に学生の目が向けられ，理解が進んだものと考える。

2）関係者との連携

2週間という短い実習期間に，対象者の入所前，入所中，退所後の流れを理解す

ることは学生にとって大きな労力を伴う。特に介護老人保健施設は入所期間が長い利用者も多く，関係者の協力を得て理解を深める必要がある。

　本事例においては，対象者の自宅での様子や退所後のことについて，家族から情報を得ることができた。本事例の家族は，たびたび面会に来所していたので，話を聞くことに困難はなかった。しかし，家族から話を聞くことが困難なケースでは，施設の相談員や受け持ちの看護・介護職員に情報提供を依頼する必要が出てくる。

　対象者の施設内の様子については，看護・介護・リハビリスタッフに話を聞いた。この際留意したことは，教員が施設職員に質問する姿を学生に見せることである。学生のなかには，自分から施設職員に声をかけ質問することが難しいと感じる者もいる。教員が施設職員に話しかける姿を見せることで，自分から話しかけてもよいことや，直接話すとカルテには記載されていない情報を入手できることを知ってもらう。その後，学生は，自ら施設職員に対象者の状況を尋ね，情報収集を進められるようになった。

　実習指導者に支援の方向性や具体的な看護に関して相談することは，学生にとって大きな緊張を伴う。本事例では，教員が実習指導者へ事前に学生の話をゆっくり聞いてもらえるよう依頼し，時間を調整したことで，学生が焦らずに自分の考えを伝えることができた。その結果，実習指導者が学生の思いをくみ，スタッフカンファレンスで相談内容を検討し，対象者の居室を変更することとなった。このように，教員が関係者との連携を調整することも重要である。

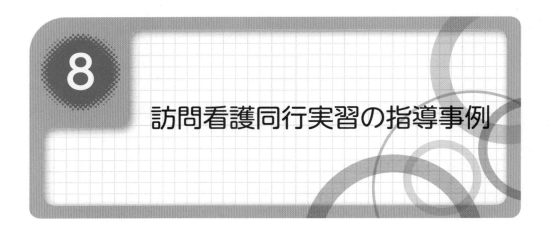

8 訪問看護同行実習の指導事例

テーマ：病院実習に慣れた学生が，対象者を自宅での生活と結びつけて理解し支援するための指導

1. 指導事例の概要

　　病院実習における看護過程の展開やケア実施に慣れた学生に対し，パーキンソン病の対象者の24時間の生活（全介助）にはどのような支援が必要で，それらをだれが行っているのかについての考察を促した。学生が得た対象者と介護者の生活に対する具体的なイメージからアセスメントを再考した。また，実習指導者から便秘解消に向けた腹部温罨法の方法について助言を得て，生活の場にある物品を用いて行った。

2. 学生が受け持った対象者の特徴

　　Hさん，80歳代，男性。20年前にパーキンソン病と診断され，現在はホーン＆ヤール重症度分類5度，要介護5である。筋強剛（固縮）があり，気管切開（24時間低圧持続吸引中），胃瘻造設，おむつを使用している。訪問看護と通所介護を各週3回，訪問診療を月1回，レスパイト入院を月1週利用している。訪問看護時は，吸引，清潔ケア，整容，排便管理，四肢の関節可動域運動を行っている。
　　家族は80歳代の妻，娘夫婦，孫の5人で，発症前は妻と共に農業（野菜の出荷）を営んでいた。Hさんは寝たきりになる前に在宅療養を希望し，妻（実母の介護経験あり）は「私も夫も，家で過ごすのを望んでいます」と述べている。同居の娘は，仕事から帰ってくると吸引やおむつ交換，体位変換などを分担して行う。Hさんとの意思疎通は困難であったが，家族は何をするにもHさんに声をかけながら接している。Hさんは旅行好きだったので，Hさんの部屋にあるテレビは旅番組を付けておくようにしている。

3. 学生の特徴

　学生は3年生で，病院での実習を複数履修済みであり，病院での看護計画立案や看護技術の実施はスムーズであった。学生のコミュニケーション能力や周囲との関係性構築について特に問題はないが，病院とは異なる実習環境への戸惑いや，対象者の自宅訪問時に失礼のない振る舞いができるか心配であると話していた。

4. 実習指導のプロセス

　本実習は，訪問看護ステーションの看護師（以下，同行看護師）と学生が一緒に対象者の自宅を訪問して看護活動を行い，教員は複数の実習施設を巡回しながら学生を指導するというスタイルである。そのため，対象者の自宅では同行看護師が学生を直接指導し，教員は訪問の前後で指導した。実習指導者は，施設のオリエンテーションやカンファレンスに参加し，日々の実習を調整しつつ，同行看護師の一員として学生を指導することもあった。

　学生の実習状況については，教員と実習指導者および同行看護師間で，日々の実習開始前や終了後の時間帯に直接話し合い，行動記録用紙を介するなどして情報共有および情報交換した。また，学生の訪問時の態度などについては，同行看護師にコメント用紙に記載してもらい，それを用いて情報を共有し指導を進めた。

1）実習初日（受け持ち対象者への初回訪問）

　学生はこの日の実習目標に，訪問マナーの実践，看護師のケア実施状況の観察，対象者の自宅での情報収集をあげ，具体的な留意点なども行動計画用紙に記載した。朝，実習開始早々にHさん宅を訪問することになり，実習指導者からHさんについて数分程度の説明を受け，すぐに同行看護師と共に出発した。

　Hさん宅から帰ってきた学生に目標達成状況を尋ねると，訪問マナーの実践と看護師のケア実施状況の観察はできたが，緊張していてHさん宅では話ができず，情報収集はほとんどできなかったと自己評価した。教員は学生に，まずは初回訪問で得られた客観的情報を実習記録に記入すること，訪問看護ステーションにある記録物や同行看護師から話を聞くなどして情報を収集し整理することを提案した。そして，看護計画の立案に向けて不足している情報を明らかにするよう促した。

　同行看護師からのコメント用紙には，学生の訪問マナーは良かったが，緊張のためか学生からの発話はなく，見学時はもう少し近くで見てほしい旨の記載があった。教員はコメント用紙を学生と共に確認し，訪問マナーの良さを褒め，次回訪問に向けての改善策を尋ねた。学生は，1回訪問したので少し慣れたこと，訪問看護ステーションの記録物を見てHさんのことがわかってきたことなどから，積極的にかかわる自信が湧いてきたと述べた。

2）実習3日目（受け持ち対象者への2回目訪問）

　学生は，収集した情報を実習記録に整理した結果，対象者の身体的な状態や意思疎通が困難であること，利用しているサービス状況などについての情報は収集でき

たが，家族に関する情報が不足していることに気がついた。そして，この日の実習目標として，Hさんの妻とコミュニケーションをとり，介護負担などに関して情報収集することをあげた。

　教員は学生の気づいた点を認める言葉をかけ，このほかにもHさんの療養環境やケアの使用物品，個別性に合わせた工夫などの情報も収集すること，その重要性や必要性も確認するように促し，Hさん宅への訪問に送り出した。

　訪問後の同行看護師からのコメント用紙には，学生の訪問マナーは良く，Hさんの妻とのコミュニケーションもとれていたとの記載があった。

3）実習4日目（看護計画立案に関する面談）

　学生はアセスメントを済ませ，看護計画を立案した。以下，PES方式を用いた看護診断で記述する。

　学生は看護診断「P：problem」に不使用性シンドロームをあげた。その関連因子「E：etiology」はパーキンソン病（ホーン＆ヤール重症度分類5度）に続発する神経筋系障害，診断指標「S：signs & symptoms」は皮膚統合性障害リスク状態，便秘，呼吸機能変調，非効果的末梢組織循環リスク状態，感染リスク状態，活動耐性の低下，身体可動性障害などとした。

　学生に介護者に関するアセスメント結果を尋ねると，2回目の訪問時に妻から得た主観的情報や妻の表情，娘の協力状況，レスパイト入院の利用などから，「介護負担は大丈夫そうです。家族はHさんの思いや望みを大切にしてがんばっています」と述べた。

　教員は，看護過程およびアセスメントの方法については学生が理解できていることを認めた。しかし，学生はこれらの情報を，Hさんや家族の生活に結びつけて解釈するまでに至っていない。そこで教員は，Hさんの24時間の生活にはどのような支援が必要で，それらをだれが行っているのか学生に尋ねた。学生は，吸引，おむつ交換，胃瘻からの注入，体位変換などの実施回数と時間などの介護情報と，各種在宅サービスの利用状況を見直し，仕事や家族の生活を支える食事などの家事，睡眠，入浴，休憩などの日常生活をあわせ，Hさんと妻，家族の24時間の生活と疲労度をとらえ直した。その結果，学生は妻と家族のアセスメントの甘さに気づき，「介護者役割緊張リスク状態」を追加した。同時に，妻は介護意欲があり，献身的な介護を行っていることをHさんの強みとして認識した。

　また，学生はHさんの便秘解消に向けた具体策として，腹部温罨法や腸蠕動を刺激する他動運動を行いたいと述べた。教員は温罨法に用いる物品や熱めの湯を，Hさん宅でどのように準備するのかを尋ねたが，学生はそこまで考えておらず，明日までの宿題とした。他動運動の具体的な内容や方法については，訪問看護ステーションの理学療法士に相談することを提案した。

4）実習5日目（看護計画発表カンファレンス）

　学生は理学療法士に相談し，腸蠕動を刺激する他動運動の方法を決めることができた。

温罨法に用いる熱めの湯は，学生が自宅から保温水筒に入れて持参し，それをペットボトルに入れてHさんの腹部に当てるという方法を考えてきた。それを聞いた実習指導者は「Hさんの部屋のストーブ（実習時期は冬季）の上で，いつもやかんのお湯がわいています。そのお湯と清拭使用後のタオルを使えばよいでしょう」と助言した。学生は「訪問した際，ストーブのやかんは気管切開後の加湿目的でわかしていると思い，温罨法に使うことは考えてもみなかった」と納得し，療養環境などに関する情報収集の重要性や，ケアに使える物品の工夫の仕方に気づくことができた。

学生はカンファレンスを踏まえ，温罨法に関する計画を修正した。教員は計画実施に向け，Hさんの療養環境をイメージし，ケア提供時の自分の立ち位置や物品の配置などを十分にイメージしてくることと，安全・安楽・個別性に配慮した実施上の留意点を明日の行動計画に記載してくることを，学生に促した。

5）実習6日目（受け持ち対象者への3回目訪問）

学生は昨日の指導を受けて行動計画を記載し，ケア実施の流れを述べることができた。学生は同行看護師と共にHさん宅を訪問し，腸蠕動を刺激する他動運動と腹部温罨法を行った。

5. 考察・評価

学生は実習初日早々にHさん宅を訪問することになり，訪問マナーの実践や緊張感のため，情報収集に集中することができなかった。看護診断では，今までの実習経験を生かして疾病に起因する看護診断はスムーズに行えたが，介護者に関するアセスメントではHさんや妻，家族の生活を結びつけた情報の解釈が不十分で，指導を要した。腹部温罨法に用いる物品については，実習指導者からの助言を得て，3回目の訪問時にHさん宅の物品を活用して行うことができた。他動運動については，他職種との連携を経験した。

学生はこのような経過を経て，疾患だけでなく対象者と家族の生活を結びつけて理解し，在宅看護学実習での一連の看護過程を展開することができた。

6. 指導ポイント（解説）

病院実習に慣れた学生への今回の指導を振り返り，そこから得られた4つの指導ポイントを紹介する。

1）訪問に向けた学生の準備とスケジュールの調整

学生が在宅看護学実習の期間中に受け持ち対象者の自宅を訪問する回数は，2回が41％，3回が31％，4回以上が25％[1]であり，他領域の実習と比較すると学生が対象者に接する回数は少なく，時間も短い。そのため，継続した援助や対象者・家族との関係性を築く学習が深められない[2]。そこで，教員や実習指導者は機会を逃さず学生が訪問できるよう，実習を進めがちである。

病院実習では，学生は事前に受け持ち対象者の病名や病状などを調べ，カルテなどである程度の情報を得てから対象者とコミュニケーションをとるのが一般的であ

る。本事例の学生のように，事前の情報収集が不十分で，実習施設に慣れていない，訪問への心構えも不十分なタイミングでの訪問は，緊張感を高めてしまう。教員は，学生の在宅看護学実習への切り替えを促進するようなオリエンテーションや，受け持つ対象者情報の事前伝達，ゆとりのある実習初日の訪問スケジュールに調整するなどに努め，学生が力を十分発揮できるよう支援する。

2）訪問マナーの実践と，学生のレディネスに応じた実習目標・内容の設定

在宅看護学実習は，一般に教員から直接的指導が受けられない状況で対象者の生活の場に入り，対象者や家族に受け入れてもらって行われる。教員が学生の生活体験の乏しさを感じた問題行動や場面として，「他者に対する配慮や思いやりの乏しさ」「コミュニケーション能力の乏しさ」「生活技術の乏しさ」「清潔，不潔感覚の乏しさ」[3]があげられている。このような傾向にある学生が，初回の訪問で受け入れてもらうために身だしなみを整え，挨拶や訪問マナーを適切に行うことは，思いのほか大きな課題であり，緊張感も高まりやすい。教員はこのような学生の傾向を理解し，学生のレディネスに応じて，特に初回訪問時に実習目標や内容を盛り込み過ぎないよう指導し，学生が対象者と関係を構築し，生活の場に入ることに慣れることができるよう努める。

3）対象者・介護者の生活を時系列に沿ってとらえる

学生は，看護過程展開の経験をある程度積むと，主観的情報と客観的情報をつなぎ合わせて対象者を身体的・精神的・社会的側面から立体的にとらえることができるようになる。しかし，収集した情報から過去や未来を推察し，立体的に考察することは難しいようである。訪問する時間はほんの一時であり，対象者は様々なサービスを利用しながら24時間のほとんどを家族の介護によって過ごしている。訪問で得られた情報から看護師のいない時間の生活をイメージし，対象者に対する支援を構築しなければならない。24時間の生活を時系列に沿って具体的に考えることを促すと，学生でも対象者や介護者の生活をイメージしやすくなる。

4）対象者の生活に合わせたケア実施のための情報共有

病院ではベッドや療養環境は一律に整えられ，ケアに適した物品が潤沢かつ清潔に準備されている。このような実習環境に慣れた学生や教員は，ふだんの日常生活のなかからケアに活用できる物品を見つけたり，工夫するアイディアを出したりするのが難しいこともある。学生が対象者の自宅において生活や状況に合ったケアが実施できるよう，実習指導者や同行看護師と情報を共有・交換し，共に学生指導にあたることが望まれる。

文　献

1）牛久保美津子，横山詞果，川尻洋美，他（2012）．群馬大学の在宅看護学実習における学生の体験内容と実習指導課題．群馬保健学研究，33：9-18.

2）竹口和江，中尾八重子，山谷麻由美，他（2013）．在宅看護論実習の現状と課題―統合分野の観点から．長崎県立大学看護栄養学部紀要，12：71-78.

3）川田智美，木村由美子，木暮深雪，他（2005）．看護教員が学生の生活体験の乏しさを感じた実習場面．群馬保健学紀要，26：133-140.

9 地域看護学実習の指導事例

> テーマ：高齢者が住み慣れた地域で生活を続けるための「自助・互助・共助・公助」について学生の理解を深め，地域を対象とした看護活動の実施方法を習得するための指導

1. 指導事例の概要

　　地域看護学実習は，各大学のカリキュラムのなかで，様々な方法で展開されている。本項では，住み慣れた地域で高齢者が生活を続けるための「自助・互助・共助・公助」について学生の理解を深め，地域を対象とした看護活動の実施方法習得を目指した地域看護学実習を紹介する。地域完結型看護の実践力を養うために，個人・世帯を対象とした支援と，集団・地域を対象とした看護活動それぞれの指導をどのように行うかについて事例をあげて述べる。

2. 学生が受け持った対象（地域）の特徴

　　事前に地区役員と相談し，S市T地区に居住する70歳以上の高齢者を対象に，学生2名のペアによる家庭訪問を1組当たり5〜6件実施し，高齢者のいる世帯への支援をとおして得られた情報をもとに健康課題を分析した。

　　S市T地区は人口約8,000人，高齢化率約30％の住宅地である。T地区は7つの町丁より構成されており，1町丁2名の学生が担当し，計14名の学生でT地区全体を受け持つという体制をとった。

3. 学生の特徴

　　基礎看護学実習や領域別（成人，高齢者，精神，母性，小児，在宅領域）実習を終了した4年生。

4. 実習指導のプロセス

1）地域の情報の分析（実習1～2日目）

　学生は，実習1～2日目に地域情報を分析した。「集団・地域」をとらえるために，S市の行政計画，統計資料，地図などから，S市およびT地区の環境や健康に関する情報を読みとり整理した。さらに，S市の健康課題の概況やS市の保健福祉行政体制について，S市保健師から説明を受ける機会を設けた。T地区の概況および住民組織の体制，町づくりの方向性および課題については，T地区役員から説明を受ける機会を設けた。

2）地域把握計画および家庭訪問計画の立案

　地域情報の整理を踏まえ，さらに収集が必要な情報について，地域把握計画および家庭訪問計画を立案した。

　学生は，T地区の課題として，「閉じこもり高齢者の増加」「地域住民の関係づくりの維持・向上」「ADLの拡大」「生活習慣病の増加」「糖尿病予備軍の増加」を読みとっていた。ここから，さらに課題を掘り下げて分析するために必要な情報収集項目を設定した。共通する情報収集項目に加え，対象者の年齢や性別，家族構成，同居家族の有無などの事前情報をもとに，対象者の個別性に合わせた内容を加味し，個別の訪問計画を立案した。

　具体的な情報収集項目を設定する際，当初，上記課題に関連する内容に限局した項目となっており，対象者の健康生活の全体像を把握できる項目になっていなかった。これは，学生たちに，家庭訪問は「個人・家族」への援助の手段であると同時に地域の情報を得る手段であることの認識が不足していることが原因と思われた。

　そこで，「閉じこもり高齢者の増加」という地区の課題を分析するための情報収集項目の一つとして「外出頻度：毎日外出しているか」があげられていたため，外出が少なかった場合，身体状況や生活の困り事，趣味や生きがいなどの状況によって介護サービスの紹介などが必要になることを例として示し，今回の訪問の主目的は地域の健康課題を把握するためのものであるが，その場で支援の必要性を判断し，必要性に応じてその場でできる支援を提供することが看護職者の行う家庭訪問の特質であることを再認識するよう促した。そして，支援の必要性の判断と提供を通じて地域住民個々の状況を詳細にとらえることが，その地域における閉じこもりの要因や解決策を考えるうえで重要な情報になることを説明した。

　訪問活動における情報収集は，「集団・地域」の健康課題を検討するために「個」からどのような情報を収集したらよいかという視点と，対象者の自宅で展開する「個・家族」の支援に必要な情報をどのように収集するかという2つの視点があり，この2つの視点から情報収集項目を設定するよう指導した。すると，「外出頻度」の項目に，外出手段や外出回数が少ない人に対する理由の聴取が追加され，「既往・現病歴」「困っていること」「趣味・生きがい」などの項目も加えられた。

3）家庭訪問の実施および訪問後の教員への報告，振り返り（実習3〜5日目）

　学生は，実習3〜5日目に2名1組で対象者の自宅を1回訪問し，自分たちで考えた情報収集項目に沿って，聞き取りや観察を行った。教員や実習指導者は同行せず，学生のみの訪問となるため，教員は，家庭訪問終了後に学生から報告を聞き，一緒に振り返りを行った。以下，80歳代後半，女性，一人暮らしの高齢者に対する訪問後の振り返りの指導の様子を示す。

（1）家庭訪問の報告

　振り返りでは，最初に，どういう家庭訪問であったか報告するよう促し，適宜，健康状態，受療状況，日常生活状況，近隣住民との交流，室内環境，健康で気をつけていることや価値観について，家庭訪問でとらえられたことを具体的に質問し確認した。

　健康状態については，血圧が高値であること，HbA1cや尿蛋白の検査値に異常があること，逆流性食道炎などの既往について報告した。さらに，膝痛があるが歩行は手押し車で可能であり，椅子につかまり膝の痛みを軽減していることや，以前転倒したがここ1年は転倒しておらず「転んでしまうとダメになるみたいだから，転ばないようにしないといけない」と考えていることを報告した。神経内科および整形外科に通院中であり，薬の効能や注意事項は自分で読んで理解し，ケースに入れて自己管理していること，健診と予防接種は受診予定であること，タクシーや友人の送迎で受診していることなど，受療状況についても具体的にとらえていた。

　日常生活や近隣住民との交流状況として，要支援1であるが，家事は自立しており，近隣住民に買物を頼んだり，夕食を一緒に食べたりすることがある。今回訪問中も，民生委員や近隣住民など3名の来客があったことを報告した。また，地域の介護予防体操の集まりに参加しており，体操で知り合った人の話し相手になり頼られていることや，娘が週1回帰ってくること，孫夫婦が車で様々な場所に連れていってくれることなど，別居家族との関係についても情報を得ていた。室内環境について，人が通る空間は整頓されているが，部屋の隅に物が置かれているなど，学生自身が観察し，課題だと感じたことを報告した。

　このような報告に対し，教員は，初めて会った対象者に対し円滑にコミュニケーションをとれていたこと，また，1時間程度の訪問で，対象者の話をよく聞きながら，必要な情報を引き出すことができているという教員の判断を伝えた。

　その一方で，学生が最初に促されて報告した内容は，実習1〜2日目に分析した地域の健康課題と関連した情報に集中していたため，地域の健康課題分析のための情報収集項目だけにとらわれず，対象理解と個別支援の視点で得てきた情報を振り返ってみるよう促した。

　すると，高血圧だと薬とグレープフルーツの組み合わせが悪いため，好物だったが今は食べないようにしていること，食事前に牛乳を飲むと血圧が下がると聞いて実践していること，ヨーグルトを食べるとくさいおならが治ると聞き実践していることなど，対象者が健康に気をつけていることと，その根底にある対象者の価値観に

関連した情報が得られた。また，対象者は学生に「夫が東京オリンピックを見て亡くなったから，次のオリンピックを見てから迎えに来るよう夫に言っている」「夫にいつも感謝しています」「みんなによくしてもらっていて幸せ者です」と語っていたことが追加で報告された。

（2）対象者のアセスメント

続いて，収集した情報から対象者をどのようにアセスメントしたか尋ねたところ，学生は「健康状態を現状維持できるよう支援する必要がある」「身の回りの家事を自分で行えており，地域の人々との交流や援助もあるため，維持できるよう見守る」と，現状がどうであったか，今必要なことは何か，問題はないかという視点のみで答えた。教員は，学生にQOLやウェルネスの視点をもってもらうことを意図し，「対象者は今後どのように暮らせるとよいと思うか」と発問した。また，そのためにどのような支援や体制が必要になるのかを，個人，家族，地域それぞれの視点で考えてみるよう促した。あわせて，急な健康状態の悪化や災害時などの体制にも視点を向けるよう助言した。

すると，学生から「健康行動について，対象者の主体的な行動を尊重し，現状維持できるよう観察・支援する」「テレビなどから得た情報で健康を害するものがないか注意する」「室内の物の配置を観察し，屋内での転倒を防止するよう支援する」「健康状態の悪化があっても，家族や近隣住民がすぐに気づくことのできる状態であるため，このような交流が維持できるよう見守り，支援していく」など，対象者に必要な支援に関する具体的な発言が引き出された。

さらに，この対象者の情報から地域全体のアセスメントへと学生が考察できるよう，教員が学生に「この訪問から考えられる地域に必要な支援や体制は何か」と問いかけた。すると，「既存の教室や集まりを活用することで身体機能の維持を図ることができる。これらの地域資源を活用することで，住民同士の交流をより活発にすることができると思う」や，「地域に一人での外出が困難な独居高齢者がいた場合，この対象者のように，訪問してくれる人がいることで地域との交流が図られ，困り事が生じた場合もすぐに気づかれやすくなる。このような『互助』を促進していく必要がある」との気づきがあった。さらに，「骨折や寝たきりを防ぐため，高齢者の転倒予防の対策を地域全体で行う必要があるのではないか」と，地域の健康課題について思いついたことを述べた。これらの内容は，まだ1事例の状況であるため，ほかの世帯の状況や統計データ，報告書などと照らし合わせて，検討を続けていくよう促した。

対象者のアセスメントに関する学生の発言から，学生が「高齢者＝支援を受ける人」とのとらえ方でアセスメントしている様子がうかがわれた。そこで，「支援を受けながらも自らが他者の支援者となる人も地域にはたくさんいる。この対象者も，近隣住民から頼りにされている。このような『支援者』が地域にたくさんいることにどのような意味があるか，また支援者となることが本人にとってどのような利点，問題があるか」を考えるよう促した。すると，学生は「地域住民が，それぞれの立

場で地域に対しできることを実施していくことが大切」との理解を示した。

（3）学生の実施した支援の確認と助言

　本実習では，家庭訪問は1世帯1回であるため，学生が実施した支援に対する指導として，どのような支援ができたかを共に振り返った。また，次回支援するとしたらどのような時期，機会に，どのような手段を用いてどのような支援を行うかを考えるよう指導した。

　学生は，自分たちが実施した支援内容として，以下の5点をあげた。

①HbA1cの意味と正常値を説明した。

②介護予防基本チェックリストを実施し，今後，経年変化をみるよう助言した。

③おなかの調子が悪いことに対し，腹部を「の」の字になで，温かくするとよいと助言した。

④のどのつかえに対し，パタカラ体操を教え，対象者がすでに実施している口腔体操と併せて食事前に行うことを提案した。

⑤「痛み止めを飲みすぎないほうがいいか」という質問に対し，用量どおりに服用することと，医師に相談することを伝えた。

　そして，対象者が行っている健康法と，内服に関する対象者の質問に対し，どのように判断・返答したらよいか迷ったと報告した。

　教員は，学生のかかわりを認めたうえで，以下のように自身の考えを伝えた。学生の指導した内容から，学生は，どこに問題があるのか，改善点はあるかを見出し，その問題を解決し，生活状態を改善するための具体的な情報提供や提案をすることに意識が向いていたと思われた。そのため，知識の提供だけでなく，対象者のこれまでの暮らし方について価値を認めることや，住民主体の暮らしを保障するために住民自身の力を引き出し，それを見守る支援も大切であることを伝えた。対象者が行っている健康法については，健康に関する正しい情報を伝えることは大切であるが，対象者が長年続けている健康行動は，その人にとって危険なことでなければ，否定せず経過をみるのでよいことを伝えた。一方，服薬など医療やサービスに関することは多職種・他機関がかかわっているため，他機関からどのように指示されているか確認し，実際に他機関に問い合わせるなどして，対象者が混乱しないように支援の方向性を統一することが大切であると伝えた。

　以上の点を伝えた後に，訪問時に実施すればよかったと考えた支援内容について，学生の考えを述べるよう促した。学生からは「対象者が今一人で生活できていることや健康について気をつけていることを認める声かけを積極的にする」「痛みの度合いや頻度，困り具合について尋ね，痛み止めを服用している原因を探る」があげられた。

4）地域の健康課題の分析と地域看護活動計画の立案（実習6日目）

　実習6日目に，家庭訪問で得られた情報を全員分集約し，資料分析の結果とあわせて地域の健康課題の分析を進めた。その結果，地域でのかかわりが少ないと外出の機会が減り，身体機能が低下して要介護状態になるおそれがあることと，自分の

第V章　看護学領域別における地域完結型看護実習の指導事例

身の回りのことをするためには身体機能の維持が必要であることが重要な課題としてあげられた。

5）地区役員への聞き取り（実習7日目）

実習7日目に，地域の健康課題の分析を踏まえ，地区役員から民生委員による独居高齢者の家庭訪問，車の送迎ボランティア，転入者への訪問活動，地区内で行われる活動への参加の呼びかけなど，様々な活動が行われていることを聞き，「互助」「共助」についての学びを深めた。また，地区役員は，学生の考えた健康課題の存在を実感していることを語った。

6）地区役員とのコミュニティミーティングの実施（実習8〜10日目）

実習8〜9日目に，地区役員への聞き取りを踏まえ，既存の社会資源を活用する方策や，S市保健師の立場からどんなタイミングでどのようにかかわればよいかを検討し，健康課題と必要な支援について修正を加え，これをもとに実習10日目にコミュニティミーティングを企画し，実施した。

地域の健康課題として，健康状態が悪化し支援が必要となったときに助け合えるよう，地域でのかかわりを強化すること，高齢者が今後も自分で日常生活を送れるよう身体機能の維持の必要性があることを地区役員と保健師に報告し，これをもとに意見交換を行った。

地区役員からは，「地域の実情に合わせた活動でないと実施が困難」など，実際的な意見があげられた。このミーティングにより，地域で助け合う「互助」は大切であるが，地区役員の過度な負担にならないよう見守り，看護師と住民がパートナーとして協働していくことの重要性や，まずは住民一人ひとりが自分で健康管理できるよう「自助」の認識を高めることの重要性について，学生の理解が深まった。

5. 考察・評価

地域看護活動は，地域住民に対し，世帯を単位とした支援を提供するとともに地域の情報を収集し，そこから地域の健康課題を分析し，地域の課題への対応策として地域看護活動計画を立案し，実施するものである。このような地域看護活動の理解や実践力を高めるために実施する実習において，高齢者が住み慣れた地域で今後も生活を続けるための「自助・互助・共助・公助」に関する理解を深められるようにするためには，個別・世帯支援の展開プロセスと集団・地域を対象とした看護活動の展開プロセスが相互に影響し合うことをどれだけ具体的に学生が理解できるようにするかが重要である。

地域の健康課題は，地域住民それぞれが抱える健康課題が集積したものととらえることができる。また，個別支援を積み重ねることで，地域の情報が徐々に蓄積され，地域の理解を深めることができる。一方，集団・地域全体を視野に入れた看護活動として行われた保健医療福祉のしくみや体制の改善を利用し，個人の健康生活の向上を図ることができる。このような，地域看護活動の重層的なつながりを学生が理解できるようにするには，考えるきっかけとなる体験ができるよう，実習指導者だけ

でなく，実習にかかわる地域住民に事前に実習の目的や目標を理解してもらい，地区の概要の説明や訪問事例の選定・日時調整，コミュニティミーティングへの参加など，実習過程全体に継続的にかかわりが得られたことが大きいと考える。このような住民および実習自治体の保健福祉介護分野の看護職員の協力体制によって，学生は具体的かつ豊富な実習体験を得ることができていた。この体験を地域完結型看護の視点から解釈し，その後の実習での学生個々の行動計画に具体的に反映させられるよう，教員や実習指導者が意図的に指導することが必要であった。

6. 指導ポイント（解説）

本事例における具体的な指導のポイントを，「個人・世帯」への支援と「集団・地域」を対象とした看護活動に分け，以下に述べる。

1）「個人・世帯」への支援に関する指導方法のポイント

家庭訪問終了後の聞き取りにおいては，対象者が「どこに」「どのように」「どう

表9-1 「個人・世帯」への支援に関する指導方法のポイント

- 訪問計画の確認や実施後の支援確認の際，対象者個人だけでなく，同居家族や，必要に応じて別居家族も支援対象となることを確認する
- 問題解決型の思考だけでなく，QOLやウェルネスの視点をもってアセスメントし，対象者が今後どのような生活を送れるとよいかという視点で目標を具体的に思い描くよう促す
- 地域住民や保健医療福祉関係者と対象者との関係をとらえ，そこから，これらの人々とのかかわりがそれぞれの健康生活にどのような影響を及ぼしているかを，現在および今後を予測してアセスメントするよう促す
- 対象者個人および世帯でのセルフケアを重視しつつ，「自助」で解決が困難な課題や限界があることを「互助」「共助」「公助」で補えているかを確認するよう促す
- 対象者を，支援の受け手としてだけでなく，ほかの住民への支援者や行政の保健福祉活動の協力者など，地域のなかで役割をもって生活している側面はないか，学生と共に確認する。地域のなかで役割をもっていることが，その人の健康生活にどのような影響を与えているかアセスメントするよう促す

表9-2 「集団・地域」を対象とした看護活動に関する指導方法のポイント

- 地域住民が共通する健康課題を抱えていないか確認するために，地域住民個々の情報を集計するよう促す。どのように集計すれば地域の課題が浮き彫りになるかを情報収集開始前の段階で考えておき，そこから情報収集項目を設定する
- 個別支援を振り返るなかで，個人や家族が抱える健康課題への対応のうち，地域で取り組むことが必要な対策や社会資源の整備が必要なことがないかを考えられるようにする
- 個人・家族の抱える健康課題から考えた，地域で取り組むことが必要な対策や社会資源の整備について，本当に地域の健康課題といえるのかを検討するために，ほかの事例やデータと照らし合わせてみるよう促す
- 個々人の健康生活の実態や地域の健康生活に影響を及ぼすような要因について，地域環境，保健医療福祉制度，地域住民に共通する価値観などの視点から考えるよう促す
- 住民自身の主体的な問題解決を目指すために，地域看護活動の各段階において地域住民や関係者との協働関係をつくり，さらに維持・発展させる経験ができるよう実習条件を整える
例①情報収集の段階：住民と共に実態調査を行う機会を設定する
　②ニーズ分析，目標設定，計画立案の段階：住民と話し合いながら行う機会を設定する
　　住民が実施主体となる活動や協働者として含まれる活動の計画を検討する
　③評価の段階：住民と共に評価を行う機会を計画するよう指導する

やって」「どのような頻度で」など具体的な様子を尋ねることをとおして，高齢者の日常生活の様子や行動範囲，身体能力などのアセスメントを行えるよう促している。本事例では，学生は，「集団・地域」の情報収集および実践を意識し過ぎて，家庭訪問で「個人・世帯」の支援を行う際に必要な情報収集やアセスメントが抜けることがあった。地域で生活する個人・世帯への支援方法について学生の理解を深めるうえで，表9-1の指導がポイントとなった。

2）「集団・地域」を対象とした看護活動に関する指導方法のポイント

本実習では，高齢者人口約2,400人のJ地区の健康課題を，約30世帯への訪問活動で得られた情報をもとに分析を進めた。学生のなかには，個々の健康課題からどのように考えていけば地域全体の健康課題を思考することができるのか思いつかない者や，個人もしくは少人数の情報から考えたことが本当に集団・地域全体に当てはまるのか疑問を感じる者もいる。そこで，表9-2のような教員の働きかけがポイントとなった。

10 指導事例の総括

　本章で紹介している9つの指導事例は，第Ⅳ章の地域完結型看護の実習指導の要素抽出のデータ源の1部となっている。この指導事例は，教員が，学生と学生の受け持ち対象者と実習指導者との相互作用のなかで，地域完結型看護を意識して行った実習指導に焦点を当て，それを実習の時間的流れに沿って，指導上の意図や考えを加えながら記述したものである。地域完結型看護を実習指導するにあたって，教員には見本や道しるべとなるものがない。対象者の地域や在宅での生活を見据えるということがどういうことなのか，良い意味でも悪い意味でも，ほかの教員がどのように指導を行っているのかを知ることは自分の実習指導のプラスになる。本章で紹介した指導事例では，実習指導の「見える化」を行ったといえる。

Ⅰ 指導事例の内訳と内容

　9つの指導事例の内訳は，2年次の基礎看護学実習から1事例，3年次の急性期看護，慢性期・終末期看護，小児看護学，母性看護学，精神看護学から各1事例である。いずれも群馬大学医学部附属病院（以下，附属病院）での実習である。加えて，3年次の老人介護保健施設での実習，訪問看護ステーションでの訪問看護同行実習，4年次の地域看護学実習から各1事例を取り上げた。各看護学専門領域の実習には，当然のことながら，それぞれの実習目的と実習目標が設定されている。それらに「在宅ケアマインドの到達目標」（第Ⅱ章1，p.18参照）を領域横断的実習目標として全看護領域が組み入れることで，地域完結型看護を基軸に据えた実習に取り組んだ（図10-1）。今後にカリキュラムが改正されても，こうした実習のあり方は必要なことである。

　群馬大学（以下，本学）の看護教員は，群馬一丸で育てる地域完結型看護リーダー事業で取り組んできた看護基礎教育改革や，新設した現任教育（大学院コースと履修証明プログラム）において，学生たちと共に，自分自身の在宅ケアマインドを培い地域完結型看護を学んできた。実習指導を担うにあたって，特に重要と考える現任教育の1科目「地域完結型看護実習指導論」の授業（概要は，第Ⅱ章6，p.58参照）

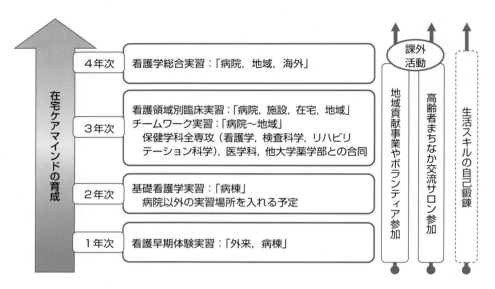

図10-1 地域完結型看護をベースにした4年間の主な実習の流れ（2019年度時点）
「　」内は実習場所を示す。群馬大学では，1年生から在宅ケアマインドの養成に取り組み，すべての看護学専門領域が地域完結型看護をベースにした実習を行うとともに地域での課外活動への参加を勧めている。

には，実習指導を担当するほぼ全教員が座学はもとより，グループワークにも参加し研鑽を積んできた。また，若手の教員の多くは，学生時代に在宅看護論を履修している。うち数名は，訪問看護師としての職歴がある。母性看護の事例は，母性看護専門看護師（certified nurse specialist：CNS）の資格を有する教員によるものである。基礎看護学分野，成人看護学分野，精神看護学分野の教員は，在宅看護学実習の指導を担ったこともあり，病院と地域の両方の場での実習指導経験を有している。

一方，実習場所の多くを提供する附属病院も，病院看護師の在宅ケアマインドの養成に努めてきた（詳細は，第Ⅱ章7，p.58参照）。附属病院と看護教員の協働により，「地域完結型看護を実践することが当たり前であるという風土づくり」に努め，そのなかで，学生の実習を指導してきた。とはいえ，高度急性期病院であり，在院日数が短縮されるなか，医療モデルの考え方から生活モデルへの転換や切れ目のない医療やケアの提供といった点では，課題は山積みである。「地域完結型看護を実践しているつもりでいたが，気がつけば病院完結型看護であった」という声もよく耳にする。長年，病院完結型看護を実践してきた習慣はなかなか抜けない。一人ひとりが意識し続けていくとともに，仲間同士で互いに実践を語り合い，評価し合うことなどが必要である。

10 ● 指導事例の総括

Ⅱ 指導の特徴

1. 生活場面を把握するための情報収集に関する指導

　どの指導事例でも共通していえることの1つは，生活の様々な側面とその細部を知ることを促す情報収集に関する具体的な指導である。人の生活を理解するためには，多角的な見方が必要である。人生経験や生活スキルが不足している学生が，他者，特に高齢者の生活をイメージ化できるようになるには，既定の情報収集項目を参考にして，対象者に合わせたさらに細かい情報収集ができるような具体的な指導が必要である。教員は惜しみなく気づいた点を学生に示唆している。

　具体的に生活を知ることができれば，個別性のある支援につながる。情報収集および，情報収集するための手段であるコミュニケーションは特に重要である。教員は，学生が自ら気づけるように働きかけ，共に考え，反応を見ながらというスタンスで，学生の主体性を尊重しながら在宅ケアマインドを具現化する力を養っている。

2. 医学モデルから生活モデルへと支援の重点を移行するタイミングを見きわめた指導

　2つ目は，適切なタイミングを見計らうということである。地域生活を見据えて看護するということは，対象者と出会ったときから始まる。体位変換をしなければ褥瘡ができるのと同じで，退院後を見据えて看護を行わなければ，退院後に問題が生じることは避けられないからである。教員は，学生のレディネスと対象者の状況の変化の両方をアセスメントし，いつから，どのように地域での生活へと目を向けさせたらよいかといったタイミングを見計らって学生を指導している。それは，医学モデルから生活モデルへと支援の重点を移行するタイミングの見きわめである。特に，急性期看護と母性看護学の指導事例ではタイミングの重要性が強調されている。

Ⅲ 課題は「つなぐ看護」の実践

　地域完結型看護を学ぶには，学生も教員も実習指導者も，対象者の退院後の実際の生活状況を把握し，入院中の看護や学生指導を振り返ることができれば理想である。できれば，1人の対象者に病院内とそれ以外の療養の場といった複数の場所でかかわれる実習が組めれば理想的である。つまり，点と点を線でつなぐ体験ができるような実習ということである。ごく一部の学生は実習施設の協力によって実現できているが，現実的に考えて，退院後を追跡できる実習を組むことは難しい。本実習指導例では，実習中および実習直後の学生の反応をみて，実習指導を評価している。即時的な評価ではあるが，成果があったことが示されている。

215

地域完結型看護は，対象者に関係するすべての療養場所の看護師がつながらないと実現できない。1看護教育機関や1病院，在宅支援者だけががんばっても，地域完結型看護の実現は不可能である。第Ⅰ章で示したように，対象者が病状や状況に合わせて療養場所を移行するかぎり，対象者が次の療養場所に移動した場合に何が困るのかを考え，医療やケア，対象者の思いをつないでいく看護実践が重要である。一人ひとりの看護師が地域に目を向け，次の療養場所への架け橋になる。それは，医療の場に生活の視座をどれだけ増やした看護実践が行えるかという看護の挑戦である。そのための実習指導の質向上を目指し，今後も模索を続けていくことが重要である。

第VI章
地域完結型看護実習の課題と対策

第Ⅵ章　地域完結型看護実習の課題と対策

1 地域完結型看護を基軸にした実習の課題

　群馬一丸で育てる地域完結型看護リーダー事業（以下，本GP）＊では，地域完結型看護を基軸にした実習を推進する臨床実習指導者（以下，実習指導者）やリーダーを大学院博士前期課程で育成するとともに，学部教育では対象者を地域で「生活する人」ととらえ，病院看護だけでなく，地域や在宅の視点に立った教育を行ってきた。本章では，本GPでの成果を踏まえ地域完結型看護を基軸にした実習の課題について述べる。

Ⅰ 地域完結型看護への意識改革と実践

　地域完結型医療・ケアを実践するためには，まず，地域完結型医療を担う看護を行うという意識づけを高める必要がある。そのうえで，学生，看護教員，看護師の立場から実習に取り組むことが重要である。以下に，それぞれの意識や看護実践の変化を本GPの調査結果を踏まえて述べる。

1. 学生の変化

　本GPによる教育を，1年間受けた卒業生（A群）と3年間受けた卒業生（B群）の「在宅ケアマインド」を比較した[1]。調査内容は「地域での暮らしを見据えた看護」についての「理解度15項目」「実践度12項目」で，それぞれ4段階のリッカート尺度で回答を求めた。その結果，理解度，実践度すべての項目において「できる」と回答した割合は，3年間の積み上げ方式による教育を受けたB群のほうが高かった。

　B群で「できる」が50％に達しなかった理解項目は6項目で，特に在宅療養支援および支援体制整備についての理解，外来受診者の生活を考慮した看護の特徴の理解などであった。最も高かったのは多職種と協働する必要性の理解で，90％を超えていた。実践度項目では12項目すべてで「できる」が50％に達しなかった。特に，

＊本事業は，2016年度　文部科学省GP「課題解決型高度医療人材養成プログラム」に，群馬大学大学院保健学研究科が申請し，全国66件の申請の中から選ばれた事業である。文部科学省は，各大学・短期大学・高等専門学校などが実施する教育改革の取り組みのなかから「優れた取り組み（GP：Good Practice）」を選び，支援するなどし，大学教育改革を進めている。

地域で暮らす人々の社会生活および家族生活，地域の生活環境などに即した看護実践，その人の暮らしや生き方を尊重した個別性の高い看護実践などが低かった。

　これらの結果から，在宅ケアマインドを促進する教育は一定の効果はあったと考える。今後は，在宅ケアマインドに対する意識づけを高める教育を継続するとともに，実践度を向上させるための実習指導方法の開発が必要である。

2. 教員の変化

　教員を対象とした在宅ケアマインドを強化する教育に関する意識変化の調査[2]では，在宅ケアの重要性の再認識，地域・在宅という言葉の意識化，病院看護師の意識改革の必要性などでより肯定的な変化がみられた。しかし，すべての項目で前回調査と同様，意識や実施状況において肯定的な回答が70 ～ 90％を占め，在宅ケアマインドについて高い意識をもち教育を行っていることがわかった。

　また，看護学FD（faculty development）として行われたグループワークでは，教員に起こった意識変化として，病院完結型から地域完結型への意識のシフト，人々の暮らしは地域にあるという意識の高まり，在宅や生活者の視点でより意識的，習慣的に取り組めるようになったなどがあがった。意識の変化が教育にどのように反映されたかでは，在宅医療や訪問看護，看取りについてのニュースやテレビを意識して見るようになった，入院は一時点に過ぎず対象者の入院前後の生活について意識的，具体的に指導するようになった，講義のなかで学生に在宅療養をイメージできる伝え方（本の朗読や実際の写真）を工夫するようになったなどがあがった。さらに実習では，在宅ケアマインドや生活を見据えたという視点が根づいてきて，看護師が情報収集していないことを学生が生活の視点で情報収集できるようになったなど，実習上の手応えも実感していた。

　このように，教員は従来からもっていた「在宅ケアマインド」を意識のなかでより顕在化させることによって，教育方法を工夫し実践につなげていた。今後は，実習場面において自分の教授方法が学生の意識や行動にどのような変化をもたらしたのかを詳細に検討し，教員間で共有するとともに学生にフィードバックすることが必要である。

3. 看護師の在宅を見据えた看護活動の変化

　本GP開始前[3]と最終年度[4]に，群馬県内の病院看護職を対象に「在宅を見据えた看護活動に関する実態調査」を行った。在宅を見据えた看護活動のうち，開始前では，入院前の生活状況の把握，本人・家族の希望の把握，サマリーへの記載の実施率は50％を超えていた。しかし，住宅環境の把握，社会資源の活用，障害認定や介護認定の評価・相談，在宅で継続できるケア方法の工夫，多職種連携などの実施率は30％未満であった。前回調査に比べ25項目中23項目で実施率が上昇したが，居住環境の把握，社会資源の活用などの実施率が低い傾向は同様であった。

　看護師の在宅を見据えた看護活動の実施頻度は上昇しているものの，よく実施す

るが50％に満たない項目が76％（19/25項目）あり，さらなる活動促進が望まれる。在宅ケアマインドを推進するには，多職種はもちろん同職種間の連携が不可欠であり，顔の見える関係性を構築することが必要である。訪問看護の同行訪問を経験した病棟看護師の退院支援に対する認識の分析結果では，訪問経験によって病棟看護師が入院早期から積極的に退院支援にかかわるように態度が変化した[5]ことが明らかになっている。看護基礎教育との協働という視点からは，今後，学生の受け持ち事例をとおして，在宅を見据えた看護活動の必要性と実践についてのカンファレンスを意図的に行い，在宅ケアマインドや具体的な実践について相互で刺激し合うことも重要である。

Ⅱ 在宅ケアマインドの育成を実践につなげる

　地域完結型医療・ケアを推進する看護実習を進めていくには，どのようにすればよいのだろうか。どんなに意識づけされても実践が伴わなければ意味がない。ここでは実践につなげるための方策について述べる。

1. 生活スキルを上げ実践することで生活者としての対象理解を促す

　本GPでは，教員がとらえた本学学生の特徴をもとに検討したコミュニケーションスキル，礼儀・マナースキル，家事・暮らしスキル，健康管理スキル，問題解決スキルを学生に提示し，自己学習を促している[6]（第Ⅱ章の表5-1，p.55を参照）。
　看護は対象者との相互作用のなかでケアを展開していく。そのため，コミュニケーションをはじめとする生活スキルの習得は看護実践の基本となる。学生は，環境，食事，対人関係などの日常生活経験を看護の視点をもって学び，自分の生活と双方向に作用させ，看護の役割を意味づけていた[7]。つまり，生活援助技術の学びを自分の生活スキルと関連づけることで，看護の役割をより具体的にとらえることができることを示している。したがって，自分の生活や生活スキルを考えることは，対象者の生活への興味や関心につながり，生活者としての対象理解を促すために有用といえる。

2. 対象者を時間軸でとらえ生活者としてのイメージ化を促す

　私たちの行動はイメージに影響されるといっても過言ではない。必要性を指摘されても，状況が具体的にイメージできないと，何をどのようにすればよいのかわからないこともある。筆者は成人急性期看護実習を担当しているが，手術や麻酔による侵襲で痛みを訴え，自分ではほとんど動くことができない対象者を前にして，的確に血圧測定ができる学生は多くはないと実感している。さらに，術後1日，2日とめまぐるしく変化する対象者に学生の思考過程は追いついていかない。このような状況のなかで，生活者としてのイメージ化を促すためには，時間軸を意識して対象者をとらえることが重要である。対象者が入院前はどのような生活を送っていたの

か，入院や治療によってどのような変化が生じたのか，退院後はどのような役割を担って生活を送るのかを見きわめるには，入院して治療を受ける対象者といった「点」ではなく，生活者として連続した「線」としてとらえ，生活者としてのイメージ化を促す必要がある。

3. 在宅ケアマインドに即した看護実践を可視化し共有する

　在宅ケアマインドに即した看護実践を可視化し共有する方法として開発したのが「在宅ケアマインド養成に向けた実習指導事例記述シート」である（第Ⅳ章の図1-1，p.127参照）。在宅ケアマインド養成のための指導経過について，学生の実践に対して教員および実習指導者のかかわりを記述することで，指導の振り返りや改善点を明らかにして次回の実習指導に生かすことができる。また，学生の反応と変化については，具体的にフィードバックすることで学生の在宅ケアマインドを高めることも可能である。

　また，この記述シートをとおして，教員や実習指導者が行っている在宅ケアマインドを志向した実践を客観的に評価したり，教員と実習指導者双方の考え方を把握し，意見交換することもできる。これを繰り返し，在宅ケアマインドを促す効果的な内容を検討し指導要素を蓄積することは，指導スキルの向上にもつながる。このように，実際の指導場面の「見える化」により教員相互が情報を共有することで，在宅ケアマインドを育成するための共通指導ツールとしての活用が期待できる。

文　献

1）群馬大学大学院保健学研究科（2018）．課題解決型高度実践人材養成プログラム．群馬一丸で育てる地域完結型看護リーダー事業報告書．p.12-16.
2）前掲書1），p.37-38.
3）近藤浩子，牛久保美津子，吉田亨，他（2016）．群馬県内病院看護職の在宅を見据えた看護活動に関する実態調査．The Kitakanto Medical Journal，66（1）：31-35.
4）前掲書1），p.32-35.
5）松原みゆき，森山薫（2015）．訪問看護の同行訪問を経験した病棟看護師の退院支援に対する認識の変化．日本赤十字広島看護大学紀要，15：11-19.
6）群馬大学大学院保健学研究科（2016）．課題解決型高度実践人材養成プログラム．群馬一丸で育てる地域完結型看護リーダー中間報告書．p.12-13.
7）須藤みつ子，平川美和子（2018）．看護学生が日常生活経験と看護についての学びから看護についての考えを形成していくプロセス— 一人暮らしを始めた学生のインタビューより．保健科学研究，9（1）：19-27.

第Ⅵ章　地域完結型看護実習の課題と対策

2 地域完結型看護を 基軸にした実習の対策 Q&A

Q1 学生が実習中に受け持ち患者の家族に会う機会が少ないのですが，どうしたらよいでしょうか？

A1　患者の家族が同居している場合には，家族が患者の入院までどのように生活してきたのかをよく知っており，どのような生活が入院をもたらした原因（疾患や負傷など）に影響しているのか推測する手がかりをもっているかもしれません。また，患者が自宅へ退院するのであれば，患者がどのような点に留意して生活したらよいのか，これまでの生活をどのように変えるべきか，療養上の困難は何かなど，家族は患者が自分らしい生活と療養とを両立させるために重要な役割を演じる人たちです。また，遠方にいる家族の場合には，患者の退院後の生活にどのように関与できるのか確認することが必要となります。このように，家族から得られる情報は重要です。患者の自宅でのふだんの生活や退院した場合の受け入れ状況などの情報を得ることは，退院に向けての準備にもつながるため，患者の家族に会う機会は，看護のために重要な意味があります。

　また，患者にとって家族との面会は精神的な支えになり，早く家族と一緒に生活したい，あるいは自由に行き来できるようになりたいと退院に向けての励みにもなります。

◇家族の面会状況を確認する

　現在では，仕事が忙しい，小さな子どもや介護の必要な家族がいる，自身が高齢のため一人で外出できない，遠方に住んでいるなどの事情を抱えた家族が増え，学生が実習を行っている時間帯に面会に来られず，学生が直接家族に会うことができないという状況は珍しくありません。その場合は，家族の面会状況や，なぜ日中には来られないのかをまず確認しましょう。主に夜間や休日に面会しているかもしれません。家族が訪問している時間帯に勤務していた看護師から情報を得ることも方法の一つです。

◇学生の目的を確認する

　学生が患者の家族に会いたいと考えるのであればその目的を尋ね，病棟の看護師

とのショートカンファレンスでその説明をします。必要性が病棟看護師に理解してもらえれば，患者の家族についての情報が得られるかもしれません。

家族に会う機会がないから会えなくてもよいと考えるのではなく，少しでも家族からの情報を得る努力をすることが大切です。

Q2 独居者や家族介護力が低い患者さんには，どう対応したらよいですか？

独居者は，退院後は自宅で一人で生活のすべてを担うことになりますが，身体機能に制限がある，体力がないなどによって，入院前にできていたことが退院後にできなくなっていることがあります。家族と同居していても，家族介護力が低く，退院後に家族による十分な介護が期待できない場合もあります。家族介護力が低いと判断される理由は，家族が仕事などで実質的に介護できない，介護する気がない，介護の知識がないなど，いくつか考えられます。

◇患者の意向を確認する

患者本人が自分で対応できなくても退院後に自宅に戻りたいと考えているのか，退院後はどのような生活をしたいと望んでいるのかをまず確認することです。家族の介護が期待できないからと，本人の意思に反して施設への移動を計画することは，望ましくありません。どのようにしたら自宅で生活したいという本人の望みをかなえられるかを検討することです。

◇社会資源を検討する

地域の社会資源には様々なものがあるので，活用できるものがないか検討します。民生委員の職務は，住民の生活状態を必要に応じて把握し，援助を必要とする者が能力に応じて自立した日常生活を営めるように，福祉サービスを適切に利用するための情報提供や援助を行うことです（民生委員法第14条）[1]。要介護認定を受けている患者なら，介護支援専門員（以下，ケアマネジャー）に連絡し，退院後の生活の仕方について相談してもよいでしょう。

また，多くの自治体では独居高齢者への支援を行っています。たとえば，IT（information technology：情報技術）を活用して見守りや安否確認をし，異変があれば家族や近所の人などに連絡がいくようにしている自治体もあります[2]。

◇地域，近隣住民とのつながりをもつ

地域には様々なNPO（非営利民間組織）があり，ボランティアが活動しています。自宅内でのことは自分でできても，外の所定の場所にゴミを出すことが困難な人もいますが，ゴミを出すだけのボランティアが活動している地域もあります。地域住民とのつながりをもつことは，単に生活の利便のためだけではありません。人とのつながりは，生きる支えにもなります。

独居高齢者が必ずしも孤独に暮らしているわけではありません。地域で活発に交流している人もいます。看護師には，患者が地域とつながる力が維持できるように

第Ⅵ章　地域完結型看護実習の課題と対策

整えることが求められます。なお，何でも支援すると自立度が低くなることにつながるので，患者自身がもつ力を過小評価せず，最大限に活用することを考えましょう。

Q3 退院後の生活をイメージする必要性はわかるのですが，学生は現場での緊張が強く，目の前のケアで手いっぱいでそこまで余裕がありません。

A3
入院中の患者が，地域で安心して療養生活を送れるよう支援するためには，その人の退院後の生活をイメージできることが重要です。退院後の生活のイメージというと，学生は難しくとらえてしまうかもしれません。入院患者は，学生自身や学生の家族と同様に，もともと地域で暮らしている人です。学生が患者に関心をもち，退院後により良い生活を送ってもらいたいと考えているならば，その人が今までどのような生活を送ってきて，退院後はどのような暮らしを望んでいるのかなどについてのコミュニケーションは自然にとれるようになります。

◇退院後の生活をイメージすることの意味を理解する

退院後の生活をイメージして入院中の看護を考えるということは，バイタルサインの測定や体位変換と同様，重要な看護であると認識できるよう学生にかかわる必要があります。体位変換が必要な人に体位変換をしなければ褥瘡を起こすように，退院後をイメージして必要な看護を提供し，地域支援につなげなければ，再入院を引き起こします。本人にとっても病院にとっても，医療費の観点からも大きな問題です。

入院期間の短縮化に伴い，学生には，実習開始の早い段階から受け持ち患者の退院後の生活を見据えた看護が求められます。しかし，臨地実習の場において，学生は緊張しやすい状態にあります。もし，学生の緊張が強く，目の前のケアで手いっぱいの場合や患者とのコミュニケーションが困難な場合には，学生と共にケアを行いながら，患者の退院後の生活をイメージできるように支援していきます。

◇患者，家族の状況など情報収集する

たとえば，壮年期で舌がん切除後の患者の退院後の生活をイメージするためには，入院前はだれが食事を作っていたのか，退院後はだれが食事を作るのか，仕事の内容や仕事はいつまで休職できるのかなどを情報収集する必要があります。また，高齢で人工肛門造設術を受けた患者の場合，在宅ではだれが人工肛門の管理をするのか，近所にサポートしてくれる人はいるのか，自宅に戻ってからの一番の不安は何かなど，患者だけでなく家族の状況や思いなどを情報収集する必要があります。このように，患者の退院後の生活を具体的にイメージすることや，退院後の問題を予測することの重要性が伝わるよう指導します。

「看護学生は，実習の場に参加し，臨床において実際に看護活動を行う看護師が示す行動や態度を観察し，学生自身の解釈でその行動や態度に内在する価値や意味を見出すことにより，ロールモデル行動として認識する」[3] といわれています。看護教

員や看護師の行う看護活動は，学生の看護観に影響を及ぼすため，看護教員や看護師が，看護活動において患者のその人らしい療養生活を支えるという姿勢や態度を示していくことが重要です。

臨地実習を終了した学生は，その学びの一つとして，患者の「自宅での生活の仕方をより具体的にイメージしようとするかかわり方」を認識できるようになることが報告されています[4]。患者の退院後の生活をイメージできるように教育していくことは，退院を見据えることのできる看護師の輩出につながっていくと考えます。

訪問看護実習の前に病院実習がある場合，退院後の生活をイメージして病院実習するのが難しいです。臨地実習の順番はどうしたらよいですか？

訪問看護実習では，自宅で介護を受ける患者が実習の対象となります。一般家庭では，病院と異なり医療処置や看護，あるいは介護に使われる物品が異なり，空間も狭くなります。生活の場が病院同様にベッドであったとしても，自宅のベッドが電動式でなかったり，布団を敷いて寝ていたりするかもしれません。入院患者が退院後に自宅での生活を問題なく送り，病状を悪化させることなく生活できるように，入院中に退院後の生活をイメージして患者にかかわり指導することが必要です。

しかし，実習を受ける学生は多いため，学生全員がいっせいに訪問看護実習をして，その後，病院実習をするということは現実的に不可能です。そのため，学生を数人ずつのグループに分けて，それぞれのグループが急性期や慢性期の病棟，あるいは小児科や精神科病棟などに分かれて実習し，順次実習をする（ローテーションする）という方法が一般に行われています。その場合，訪問看護実習を先に体験する学生もいれば，病院実習が先になる学生もいることになります。

訪問看護実習が先になる場合，退院後の生活を見据えて患者とかかわることができますが，一方で患者の把握や看護技術の修得が進んでいない段階のため，患者への看護体験としては不十分になりがちです。逆に，病院実習が先になり訪問看護実習を体験していない場合には，ある程度看護過程の展開ができ看護技術が上達していますが，患者の自宅の状況やそのなかでどのように生活するのかイメージすることが難しいかもしれません。つまり，訪問看護実習が先であっても病院実習が先であっても一長一短があります。

◇**実習の体験を振り返り，その後の実習に生かす**

いずれの実習が先であっても，その実習がその前に体験した実習における体験とどう関連しているのか，前の体験をどう生かすのか十分に振り返り，その後の実習にどうつながるのか考えられることがポイントとなります。教員は，学生がその意味づけを理解できるように働きかけましょう。

可能であれば，病院実習が始まる前にローテーションを組んで，訪問看護実習を見学する機会を1日でもつくると，病院実習に生かすことができるでしょう。

第Ⅵ章 地域完結型看護実習の課題と対策

学生は，退院支援カンファレンスに参加したほうがよいでしょうか？

退院支援とは，「個々の患者・家族の状況に応じて，適切な退院先の確保，退院後の療養生活の安定のため，病院において"患者・家族が主体"となり，適切なケアプランをつくることを"多職種が関与"して支援するプロセス」[5)]とされています。

退院支援には，病棟看護師，主治医のほか，リハビリテーションスタッフ，薬剤師，栄養士，訪問看護師，ケアマネジャー，保健師，地域包括ケアセンターの職員，退院調整看護師，ソーシャルワーカーなど多くの職種がかかわります。また，「病室で行う病棟看護師，主治医，ソーシャルワーカー，ケアマネジャー，訪問看護師による退院調整会議に参加することによって，看護学生は，連携の実際・重要性を学ぶことができる」[6)]と報告されています。学生は，退院支援カンファレンスによって多職種連携の重要性を学ぶことができるといえます。

◇退院支援カンファレンスの参加後に，学んだことを共に振り返る

退院支援における多職種カンファレンスでは，「個々の患者の退院支援のプロセスに応じて，①退院支援の方針検討のためのカンファレンス，②患者・家族の意思決定支援のためのカンファレンス，③退院前合同カンファレンス（在宅療養の具体的な準備）」[7)]が開催されます。学生は退院支援カンファレンスに参加することによって，受け持ち患者の退院後に予測される問題，退院先や退院支援の方針，患者や家族に対する意思決定への支援，在宅療養の準備などを学ぶこともできます。退院支援カンファレンス参加後は，学生に，受け持ち患者の退院支援の方針，各専門職の役割，看護師の役割などを確認し，学んだことを共に振り返るとよいでしょう。そして，学生として援助できることを学生と共に考えていきます。

Q6 外来での実習を組み込んだほうがいいですか？

A6 近年，平均在院日数が大幅に短縮され，それに伴い，退院した患者は自宅で療養しながら，定期的に外来診療を受けることになります。病院実習では，学生は主に病棟で実習を行いますが，外来での実習を体験すると，入院前の患者がどのような状態なのか，退院後の患者がどのような生活をしているのかという実際を知る機会になります。そのため，外来での実習を組み込むことにはメリットがあります。

しかし，現在の外来は，医師の診療の際に必ず看護師が補助しているわけではなく，看護師が患者に接する場面はそれ以外のことが多くなっています。一般病院では看護師の配置基準は3：1ですが，外来では30：1となっており，短時間に多くの患者が出入りするなかで看護師は勤務しています。通常，学生が実習するような大

規模な病院の場合，多くの外来受診患者の事務処理（医療事務職員が行うこともある），医療処置，予約なしに救急で来院する患者の対応などに追われ，時には救急処置が必要な場合もあり，常にざわついたなかで業務が進んでいます。

◇臨床の現場は，見学するだけでも勉強になる

　外来では看護師数が少なく，短時間で多くの患者の対応をするため，学生が実習に来ても看護師がていねいに実習指導を行うことは望めません。そのため，学生は外来の隅で職員の邪魔にならないように立って見学することが多くなり，実習の場としてはあまり適さないといえるかもしれません。しかし，限られた短い時間のなかで，看護師は患者が入院中に指導したことを実施しているかどうかや，在宅での生活状況などについて効率よく確認しています。外来にはベテランの看護師が勤務していることが多く，短時間のやりとりで患者の状態を把握する様子は参考になるでしょう。また，患者が外来に来た際の様子や服装などから，入院中はわからなかった患者の日常や経済状況を学生は垣間見ることができます。このように，外来での実習は必ずしも行う必要はありませんが，組み込んでも学べる点はあります。

　最近では看護専門外来や助産師外来を設けている病院があり，そこでは医師による診療とは別に，看護職員による指導や相談対応業務が行われているので，学生にとっては患者の生活を見据えた看護とはどういうことであるか理解する機会になります。なお，群馬大学医学部附属病院では，がん看護外来，リンパ浮腫外来，母乳外来，糖尿病療養相談，フットケア外来，リラクセーション外来など14の看護専門外来があり，看護教員も相談業務に対応しています[8]。

Q7 退院調整室での実習を組み込んだほうがいいですか？

　退院調整とは，「患者の自己決定を実現するために，患者・家族の意向をふまえて，環境・人・物・経済的問題などを社会保障制度や社会資源につなぐなどのマネジメントの過程」[9]とされています。退院調整部門は，病院によって，地域医療連携室，患者支援センターなど名称が異なりますが，学生の退院調整部門における実習の効果については，いくつか報告されています。

◇地域医療連携室での実習で，退院調整の重要性を学ぶ

　学生は，地域医療連携室の実習によって，「連携の大切さ・家族へのかかわり・退院後の生活に視点をあてる」[10]ことや，退院調整看護師のシャドーイングなどの退院支援の実習によって，「退院を前にした患者・家族の心情，看護師の基本姿勢，多職種連携の実際」[11]を学習できたと報告されています。学生は，地域医療連携室での実習を経験することによって，退院調整の必要性や多職種との連携を理解し，退院後の生活を見据えることの重要性を学ぶことができるといえます。また，「看護基礎教育の時期から退院計画・退院調整の学習強化を行うことは，ケアマネジメントや調整の学習につながる」[12]ため，退院調整について学習することは，病棟看護師とし

て就職した際に生かすことができると考えます。

◇**退院調整看護師などによる講義を取り入れる**

　退院調整部門と一般病棟の看護師との連携を図るうえでも，退院調整室の業務について，学生が知る機会を得ることは大切です。しかし，退院調整会議の開催は直前までわからないため，学生の実習時間中に組み込むことが難しく，また全員の学生が経験できるとは限りません。そこで，退院調整看護師などによる講義を取り入れていくことも有効と考えます。

Q8　地域のサービス担当者会議に，学生を参加させるほうがよいですか？

A8　サービス担当者会議は，ケアマネジャーが主体となって開催されますが，その参加者は，利用者とその家族，各サービス担当者（診療所医師，訪問看護師，訪問介護事業所スタッフ，福祉用具貸与事業者，市の福祉担当者など）によって構成されます。会議の主な目的は，「①利用者やその家族の生活全体およびその課題を共通認識すること，②地域の公的サービス・インフォーマルサービスなどの情報共有をし，その役割を理解すること，③利用者の課題，その利用者の生活機能向上の目標，支援の方針，支援計画などを協議すること，④介護予防ケアプランにおけるサービス事業者等の役割を相互に理解すること」[13]とされています。

◇**サービス担当者会議の参加で連携のあり方を学ぶ**

　サービス担当者会議の参加者は，情報共有や意見交換をとおして，利用者にとってより良いプランの内容を検討していきます。学生がサービス担当者会議に参加することは，ケアプランの作成のプロセスやケアマネジャーをはじめとする各専門職の役割や連携の重要性，社会資源の活用などについて学ぶことができると考えます。また，学生が参加できた場合は，看護職としてケアマネジャーとの連携のあり方について振り返ることも大切です。

◇**ケアマネジャーによる講義を取り入れる**

　サービス担当者会議の開催時期などにより，学生が参加することは難しいのが現状です。ケアマネジャーによる講義を取り入れていくことも，学生が地域でのサービス担当者会議の意義を学ぶうえで有効と考えます。

Q9　地域包括支援センターでの実習は必要ですか？

A9　地域包括支援センターは，「地域住民の心身の健康の保持および生活の安定のために必要な援助を行うことにより，その保健医療の向上及び福祉の増進を包括的に支援することを目的とする施設」と定義されていま

す（介護保険法第115条）。地域包括支援センターでは，保健師，社会福祉士，主任ケアマネジャーがチームで活動しますが，「その基本機能は，介護予防ケアマネジメント，総合相談支援・権利擁護，包括的・継続的ケアマネジメント支援，さらに地域の総合的・重層的なサービスネットワークの構築である」[14]とされています。

◇地域包括支援センターの実習で役割の重要性を学ぶ

地域包括支援センターでの実習を経験した学生からは，「保健師・社会福祉士・主任介護支援専門員3職種の専門性を活かした包括的な支援の重要性」[15]「多職種・地域との連携の重要性」[6), 15]「予防的視点の必要性」[15]を学んだと報告されています。学生は地域包括支援センターでの実習を経験することによって，その役割の重要性を学ぶことができるといえます。

◇地域包括支援センターの専門職による講義を取り入れる

地域包括支援センターでの実習に学生全員が参加することは難しいのが現状ですが，地域包括支援センターの専門職による講義は，学生が地域包括支援センターの役割を理解するうえで有効と考えます。

多様な実習場所として，具体的にはどんな場を開拓するとよいですか？

厚生労働省は，高齢者が住み慣れた地域で，自分らしい暮らしを人生の最期まで続けられるように，地域包括ケアシステムの構築を推進しています[16]。自分らしい暮らしを続けるためには，自宅で暮らしながら訪問看護・介護を受けるか，あるいは必要に応じて病院以外での施設を利用できることが必要とされます。

◇地域密着型サービス提供事業所・施設での実習

従来の学生の実習は，主に病院や訪問看護ステーションで行われてきました。それに加えて，老年看護学の実習として介護老人保健施設（老健）やデイケア施設などでの実習を行っている看護教育機関もあります。訪問看護やデイケアは，住み慣れた場所である自宅での暮らしが基盤となります。また，高齢者や家族の状態によっては，デイケアだけでなく，家族が一時的に介護できない場合のショートステイを利用することも必要になります。

小規模多機能型居宅介護は，認知症高齢者や要介護高齢者が，住み慣れた地域でいつまでも生活できるように設けられた地域密着型介護保険サービスの一つで，デイサービス，訪問，ショートステイを1か所の事業者が提供するものです。ここでの実習は，高齢者の住み慣れた場所での暮らしの継続だけでなく，家族へのレスパイトケアに関する学びを深めることができます。また，小規模多機能型居宅介護に訪問看護を組み合わせた複合型サービスとして看護小規模多機能型居宅介護があり，このサービスを提供する事業所での実習も開拓するに値するでしょう。

地域密着型サービスを提供する事業所での実習は，住み慣れた地域で自分らしい

暮らしを続けるためには，どのようなサービスがあれば可能かを理解する助けとなります。

要支援2以上の認定を受けている認知症高齢者が，専門スタッフの支援を受けて生活しているグループホームでの実習は，住み慣れた地域での暮らしを続けるための方策を学ぶ場になります。

◇地域包括ケア病棟での実習

地域での生活ではありませんが，急性期病棟での治療を終えた患者が介護施設や在宅での療養がまだできない場合に転院できる病棟として，地域包括ケア病棟があります。在宅介護につなげるための病棟での実習は，地域での生活を送るためにどのような条件が整えられるべきか考えることができます。

以上のように，自分らしい暮らしをどのように支えていくかを学ぶ場は様々であり，今後の開拓が求められます。

文　献

1）厚生労働省：民生委員法.
　　<https://www.mhlw.go.jp/bunya/seikatsuhogo/minseiiin01/02a.html>[2018. December 17]
2）ソルクシーズ：知って得する高齢者安否確認情報マガジン 安否確認LABO.
　　<https://www.imairumo.com/anpi/article/20170327b.html>[2018. December 17]
3）三尾亜喜代，曽田陽子，小松万喜子（2014）．看護学生が認識する看護師の看護職者としてのロールモデル行動とその理由．日本看護学教育学会誌，23（3）：31-45.
4）小野裕子，要田郁美（2007）．看護学生が考える病棟においての退院にむけた援助の特徴と課題その1―学生による病棟からの継続看護の実践．日本看護学会論文集 看護総合，38：493-495.
5）戸村ひかり（2017）．退院支援・退院調整．河原加代子（編），系統看護学講座 統合分野 在宅看護論，第5版，医学書院，p.57-58.
6）北村眞弓，金田嘉清（2014）．「地域包括ケア中核センター」との連携による実習―地域へのまなざしをもつ看護師育成を目指して．看護展望，39（5）：456-460.
7）前掲書5），p.61.
8）群馬大学医学部附属病院看護部．看護専門外来.
　　<http://nurse.dept.showa.gunma-u.ac.jp/outpatient/outpatient>[2018. December 17]
9）宇都宮宏子（2014）．病院で行う在宅療養移行支援―退院支援・退院調整・外来支援．宇都宮宏子，山田雅子（編），看護がつながる在宅療養移行支援―病院・在宅の患者像別看護ケアのマネジメント，日本看護協会出版会，p.11.
10）八ツ橋のぞみ（2009）．在宅看護論実習に地域医療連携室の実習を取り入れて―学生の学びから，継続看護の学習を考える．日本看護学会論文集 地域看護，40：139-141.
11）西崎未和，尾崎章子，其田貴美枝，他（2015）．看護基礎教育における退院支援実習の学習成果．日本在宅看護学会誌，3（2）：74-83.
12）峰村淳子，吉田久美子，丸山美知子，他（2008）．病院看護師の在宅支援の看護の実態をふまえた「在宅看護論」看護基礎教育のあり方．日本看護学会論文集 看護教育，39：112-114.
13）厚生労働省（2009）．サービス担当者会議の位置づけと目的.
　　<https://www.mhlw.go.jp/shingi/2009/03/dl/s0313-4a_0002.pdf>[2018. December 5]
14）福井小紀子（2017）．在宅看護にかかわる法令・制度．河原加代子（編），系統看護学講座 統合分野 在宅看護論，第5版，医学書院，p.79.
15）荒木晴美（2012）．地域の特色を生かした在宅看護学実習の紹介―訪問看護ステーション・富山型デイサービス・訪問入浴・地域包括支援センターでの展開の実際．看護教育，53（9）：759-765.
16）厚生労働省．地域包括ケアシステム.
　　<https://www.mhlw.go.jp/stf/seisakunitsuite/bunya/hukushi_kaigo/kaigo_koureisha/chiiki-houkatsu/>[2018. December 17]

地域完結型看護をめざした看護教育　地域包括ケア時代の実習指導

2019年6月3日　第1版第1刷発行　　　　　　　　　　　定価（本体3,000円＋税）

編　著　　牛久保美津子 ©　　　　　　　　　　　　　　　　　　　＜検印省略＞

発行者　　小倉　啓史

発行所　　株式会社
　　　　　メヂカルフレンド社

〒102-0073　東京都千代田区九段北3丁目2番4号
麹町郵便局私書箱48号　電話（03）3264-6611　振替00100-0-114708
http://www.medical-friend.co.jp

Printed in Japan　落丁・乱丁本はお取り替えいたします　　　　印刷／（株）太平印刷社　製本／（有）井上製本所
ISBN978-4-8392-1640-5　C3047　　　　　　　　　　　　　　　　　　　　　　　　104027-145

　　本書の無断複写は，著作権法上での例外を除き，禁じられています．
　　本書の複写に関する許諾権は，㈱メヂカルフレンド社が保有していますので，複写される場合はそのつど
　事前に小社（編集部直通 TEL 03-3264-6615）の許諾を得てください．